南京中醫藥大學圖書館藏未刊中醫稿抄本精粹

傷科、外科、藥物卷

總主編／李文林　張　雲

主編／程　茜　房玉玲

主審／曾　莉

上海科學技術出版社

圖書在版編目（CIP）數據

南京中醫藥大學圖書館藏未刊中醫稿抄本精粹. 傷科、外科、藥物卷 / 李文林, 張雲總主編 ; 程茜, 房玉玲主編. -- 上海 : 上海科學技術出版社, 2025. 4. -- ISBN 978-7-5478-7058-7

Ⅰ. R2-52

中國國家版本館 CIP 數據核字第 2025LV1337 號

本書由國家古籍整理出版專項經費資助出版

南京中醫藥大學圖書館藏未刊中醫稿抄本精粹 ·
傷科、外科、藥物卷

主編　程　茜　房玉玲

上海世紀出版（集團）有限公司
上 海 科 學 技 術 出 版 社　出版、發行
（上海市閔行區號景路 159 弄 A 座 9F－10F）
郵政編碼 201101　www. sstp. cn
山東韵杰文化科技有限公司印刷
開本　八八九×一一九四　十六開　印張　五十一
字數　七五〇千字
二〇二五年四月第一版　二〇二五年四月第一次印刷
ISBN 978－7－5478－7058－7 / R・3212
定價：六六〇元

内容提要

本册爲《南京中醫藥大學圖書館藏未刊中醫稿抄本精粹·傷科、外科、藥物卷》，包括《全生保命秘書》《秘傳打損撲傷奇方》《跌打總論》《瘍醫雅言》《癰疽禁方録》《瘍科補苴》《合藥總簿》七個分册。《全生保命秘書》選録少林寺派武術傷科内容，指出全身要穴、不可打命穴，從穴位、臟腑、部位、程度等角度提出傷科診斷法，總結了損傷危重證候及辨穴施治、用藥法、外傷方等。《秘傳打損撲傷奇方》收録了跌打損傷、接骨金槍方，并附有病症無治圖、跌打全身針圖、五臟六腑打傷圖等。《跌打總論》論述了跌撲治法、金瘡槍刀傷論治法、破傷風論治法等，選録了二十七種嶺南地區草藥的藥名、别名、性味和主治，羅列了多種跌打損傷的内服、外用藥方的組成、製法和用法。《瘍醫雅言》收録了《靈樞》《諸病源候論》《千金翼方》諸書有關癰疽瘡瘍的論述，彙集癰疽用方二十九首，收録外科九大類病的證治，每類分述古、釋義、集方、附藥諸項。《癰疽禁方録》記録了治療外科癰疽病證的各種秘驗方劑，包括薄藥方、貼藥方、丹藥方、丸藥方、散藥方、治喉痹方等，介紹了這些方劑的適應證、組成、用法。《瘍科補苴》爲瘍科專著，論述了先賢對癰疽外證的認識，癰疽外證的發病機制、刀針治療，并舉例臨床病案二十餘則。《合藥總簿》爲一本驗方合集，作者詳盡記録了收集驗方的主治、組成、用法、出處，并留有方解批注。

叢書編委會

本書編委會

主編

程茜　房玉玲

編委（按姓氏筆畫排序）

卞正　李群　房玉玲

程茜　趙英如　劉小兵

叢書前言

中醫藥抄本是中國傳統文化中頗有價值的遺産，藴含着歷代醫家諸多精闢的學術理論與豐富的臨證經驗，是中醫藥古籍整理研究的一個重要方面。尤其是其中的臨床各科與醫案部分，每每具有獨到的理論啓迪與臨床見解，有助於拓展治療的思路，豐富治療的方法，具有深入整理研究的價值。對中醫抄本進行整理研究，不僅具有保存中醫古籍精華、弘揚中醫學術、促進臨床發展的作用，而且具有搶救祖國傳統文化遺産的特殊意義。

南京中醫藥大學圖書館創建於一九五四年，歷經江蘇省中醫進修學校圖書室、江蘇新醫學院圖書館分館、南京中醫學院圖書館、南京中醫藥大學敬文圖書館等不同發展階段，是全國中醫院校中首批唯一被中華人民共和國國務院及文化部命名的「全國古籍重點保護單位」，也是江蘇省政府命名的「江蘇省古籍重點保護單位」。圖書館收藏有古籍四千六百部，四万一千册；善本古籍四百六十部，三千五百册。其中中醫藥古籍四千一百部，中醫藥古籍品種約占全國現存中醫藥古籍品種的百分之四十，其中三十三部古籍分别入選國家、江蘇省珍貴古籍名録。

圖書館也珍藏有不少抄本古籍，雖比不上中國中醫科學院圖書館與上海中醫藥大學圖書館的館藏古籍，但是也蔚爲大觀。其中如《傷寒直指》爲漢張機述，晋王叔和撰，金成無己注，清强健補，爲清乾隆二十四年己卯（一七五九）强健抄本。該書版本價值、藝術價值與學術價值并存。强健，原名行健，字順之，號易窗。史載其人「精繪，工篆隸，尤擅長醫學」。該書爲作者原稿本，僅見方志記載，未曾刊行。該書書寫精良，字體端秀，序末和書末均印有多枚陰陽文鈐記：「易西道人」「致和書屋」「易西書。」全書收録諸家《傷寒論》

解析及作者本人研究心得，是研究《傷寒論》一部彙纂性專著，對《傷寒論》研究具有重要的參考價值。該書由吉文輝、王大妹先生點校後被收入上海科學技術出版社出版的「中醫古籍抄本精選」叢書中。

圖書館還藏有中醫學史上著名的醫案專著《續名醫類案》。該書爲清乾隆三十九年（一七七四）魏之琇稿本。該書爲集古代醫案大成之作，博取歷代醫書及史傳、地方志、文集中所載醫家治案，補江瓘《名醫類案》之不足。全書三十六卷按疾病分爲三百四十五門，選擇醫案五千八百多則。每舉一病，常刊數家案例，以不同角度鑒别病症，以便示人以法。該書爲作者手稿本，以稿紙謄寫，每册首頁均有作者陰陽文鈐印。該稿本尚未分卷，書内有作者眉批增删及改動。

此外，上海中醫藥大學圖書館曾與南京中醫藥大學圖書館深度合作，選取兩館有價值的珍稀抄本共五十三種，對其進行精點精校，由段逸山與吉文輝先生總主編，組編了「中醫珍稀抄本精選」。抄本年代以清代爲主，在内容上注重選擇臨床各科和臨床醫案類，突出該套叢書的實用性、學術性和可讀性。不少抄本在理論與實踐上都有獨特的見解和經驗。該套叢書由上海科學技術出版社於二〇〇四年出版，獲得了不錯的讀者反響。該套叢書於二〇一九年再版，目前也已售罄。

二〇二二年四月，中共中央辦公廳　國務院辦公廳印發《關於推進新時代古籍工作的意見》指出：「促進古籍有效利用。統籌好古籍文物屬性與文獻屬性的關係，各級各類古籍存藏機構在加强古籍保護的基礎上，提升利用效率。」爲了響應國家的號召，延續我館前輩所做的工作，將我館收藏的古籍不再束之高閣，使更多的學者來研究與利用我館的古籍，推動中醫藥學術的進一步發展，我們與上海科學技術出版社再次合作，共同策劃了這套「南京中醫藥大學圖書館藏未刊中醫稿抄本精粹」叢書。本套叢書將南京中醫藥大學圖書館藏未刊抄本進行分類影印、撰寫提要、編制目録。入選標準如下：一是一九一一年以前抄録的，古代未見或少見刻本，現代未曾影印或點校出版的稿抄本古籍；二是具有較高的學術價值與實用價值，在理論與實踐上有獨特的見解和經驗；三是内容完整、版式清楚、謄抄書法雋美的善本。初步選定稿抄本二十九種，除《女科真傳要旨》是明抄本外，其餘均爲清抄本。按照内容分爲傷寒、診法卷，傷科、外科、藥物卷，針灸、喉科、眼科卷，兒科卷，婦科、醫案、醫方卷，共五卷。

本套叢書有如下特色。

一是反映了江蘇地方醫學流派的學術思想與臨證經驗。如《女科真傳要旨》爲宋代名醫薛將仕撰，目前僅存抄本。此書著者乃昆山鄭氏女科第一世祖。鄭氏女科代代相傳，迄今已經經歷了二十九代，近八百年，是全國較爲罕見的世醫。源遠流長，學術繽紛，名揚華夏。據薛將仕《女科真傳要旨》自序所考，該書成書於南宋末年。該抄本爲明抄本，字體頗有明代吴門書派的韵味。薛將仕著有《坤元是保》《女科萬金方》及《女科真傳要旨》。其中《坤元是保》《女科萬金方》均已出版。

《醫學要覽》是江蘇武進名醫法徵麟的著作抄本，爲清康乾年間所抄。此書抄寫工整，字體娟秀精美。又如《瘍科補苴》由清代沙石安輯，成書於清光緒三年（一八七七），曾經付梓。是本抄録者不詳，部分章節有墨筆句讀，偶見雙行夾注或行間小字批注，抄寫極爲工整，品相甚佳。書册前鈐有「沙載陽」篆字朱方。沙石安爲沙載陽之先曾伯祖。此書爲沙氏後人所捐贈。沙家先世爲武進縣孟河鎮（今屬江蘇省常州市新北區）人，自祖父沙九成徙居丹徒大港鎮（今屬江蘇省鎮江市鎮江新區大港街道）。以醫術聞世。祖孫六代行醫，世有「大港沙派」之謂。書玉得家傳，益精醫術，擅内、外、咽喉各科，尤以治温病見長，聲震大江南北。

又如《尤氏喉科》。該書作者尤存隱，江蘇無錫人，生卒年不詳，清代喉科醫學專家。其醫事活動，大約在清康乾（一六六二—一七九五）年間。尤存隱世代爲醫，尤以喉科遠近聞名。其祖父尤仲仁，字依之，爲明代醫家，尤以喉科聞名遐邇。明嘉靖至清康乾年間，尤氏醫名揚於無錫、蘇州等地，患者皆聞而往之。尤氏喉科臨證經驗豐富，醫術益精，并將其經驗彙集成書，代代相傳，其書内容，不斷得到充實。至尤存隱時，其書漸趨完善，其又結合平生臨證經驗，整理完稿。此書傳至無錫沈金鰲、常熟陳石泉等人之手，使尤氏秘方流傳四方，以至於傳抄者衆多。

二是對醫學史料的研究具有較高的參考價值。本套叢書拓展了中國醫學史内史的研究範疇。如《尤氏喉科》書中鈐印二枚，書皮處鈐印爲「恩湛一字允若」，卷首處鈐印爲「允若顧恩湛」。是書曾爲民國醫家顧允若所收藏。顧允若，名恩湛，民國時期江蘇吴縣（今屬江蘇蘇州）之名醫，編有《顧氏醫徑讀本》。顧允若幼承家學，十六歲開業行醫。顧允若爲七子山顧（蘇州）醫學世家的傳人。顧允若一九二五年遷至蘇州富郎中巷，亦以「七子山顧」懸牌、題廬。《尤氏喉科》被名醫收藏，説明該書頗具診療特色，才會被名醫珍視。

又如《痘疹折衷》，該書作者爲明代秦昌遇，江蘇華亭（今屬上海松江）人。首爲夏東步康熙八年（一六六九）序文，次爲凡例，無目録。卷首題「雲間夏之升（東步）訂，天都陳維坤（子厚）閲」。全書朱墨圈點句讀。夏東步爲上海松江人，陳維坤爲康熙年間安徽歙縣人，曾重訂《傷寒五法》。説明當時各地醫家之間有密切的交流。該書在康熙年間，已從上海傳抄入安徽一帶。

又如《合藥總簿》，抄録者疑爲清代著名吴縣醫家楊淵。書中驗方出處，記録詳盡，如「王蔭蘭授」「陳莘田處抄來」「何書田」「陳莘田先生日用諸方」「竹棠夫人傳於公館」「章泰宇傳」等。陳莘田爲清道咸間吴縣（今屬江蘇蘇州）人氏，世居長洲（今屬江蘇蘇州）楓橋，通内外科，以瘍科名世，名重一時，著有《陳莘田外科方案》。何書田（一七七四—一八三七），清代江蘇青浦（今屬上海青浦）人。其先祖從宋代開始，累世業醫。何氏先習儒，工詩文，後繼承祖業懸壺濟世，家學淵源，技益精進，爲當時江蘇名醫之冠。由此書可以管窺當時作者與上海、蘇州當地名醫有諸多交流與學術探討。該書也從側面反映了當時醫家的診療經驗、思路與用藥。

三是本套叢書收録了不少傷寒時疫（包括兒科痘疹、痧疹等傳染病在内）抄本，對現今流行病及疫病診治具有重要的參考價值。如《傷寒傳變大略》以舌苔爲主綫，簡述不同舌苔特徵所代表的傷寒傳變情況，并列方藥。該書列有白苔、白厚苔、舌尖紅苔淡黄、苔白滑尖淡紅、邊白中黄根灰、邊黄中白等共計二十五種舌苔情況。强調據舌論證，對舌診辨析，頗多闡發。又如《疫病證治大略》分列宜汗大略、宜吐大略、宜下大略、宜清大略、宜温補大略五篇，就如何用汗、吐、下、清、温五法對治疫病的不同症狀，以及注意事項進行了一一論述。分門别類，一目了然。遣方用藥之間，頗見作者臨床功力。自古以來，呼吸道傳染性疾病在兒童中高發。本套叢書中還收録有不少兒科痘疹的著作，如《救偏瑣言》《痘疹折衷》《痘科正宗驗方》《痘疹簡易良書》《曹氏痘疹準則》等，對診療兒科疾病有重要的參考價值。

四是本套叢書幾乎每本書除了醫論外，均附有驗方。如《合藥總簿》，既有名家經典方藥，也有未見文獻記載的私家秘方心得。該書摘録的内容，以驗方爲主，如《瘍科心得集》便要用方、《廣筆記》方、《醫方擇要》方、葉案既效方、重抄沈氏秘傳方等。從書籍的批注可以看出，作者是一名經驗豐富的臨床醫生，并時常將摘録驗方用於實踐。作者在摘録原文之際，留下大量批注，多爲方解，及對此方療效的評價。

又如《世醫湯竹林傳女科方》抄録了婦人之症一百有十治法及七十二方。《癰疽禁方録》中記録了治療外科癰疽病證的各種秘驗方劑的適應證與組成、用法，根據用藥劑型又分爲薄藥方、貼藥方、丹藥方、丸藥方、散藥方、治喉痹方六部分。

中醫藥古籍抄本研究具有重要的學術價值，許多未經刊刻的稿本和某些僅通過抄本形式流傳的文獻，正是藉抄本這種特殊的文獻形式得以保存和流傳。本套叢書的出版，旨在將沉埋多年的中醫藥瑰寶呈現給廣大讀者，以引起人們對中醫古籍抄本的重視，并展開更爲深入的研究。本套叢書可供中醫藥專業工作者、中醫藥院校師生、古代文獻與傳統文化工作者及其愛好者閲讀研究，也可供各地圖書館與相關專業圖書館作爲收藏。

編者謹識

二〇二四年十二月

叢書凡例

一、本叢書遴選南京中醫藥大學圖書館館藏珍稀未刊抄本二十九種。入選標準如下：一是一九一一年以前抄録的，古代未見或少見刻本，現代未曾影印或點校出版的稿抄本古籍；二是具有較高的學術價值與實用價值，在理論與實踐上有獨特的見解和經驗；三是内容完整、版式清楚、謄抄書法雋美的善本。

二、提要。置於正文之前。介紹書稿版本信息、作者與全書内容，注重闡述其在理論與臨床上的特點。

三、本叢書所收諸書之名，一般以扉頁或卷首名稱爲準。若書名過長，且原有簡稱，則以簡稱爲本次影印的正書名。爲方便當代讀者所需，各子目原書前無論有無目録，今均據其正文重新編製目録。

（一）凡正文與原書目録不同處，原則上以正文爲準，但遇訛、脱、衍、倒之文，或漫漶處，則據原書目録改正，不另出注。

（二）凡古今字、通假字、異體字，徑改爲規範繁體字，不另出注。

（三）凡原書有文無題者，如有必要，則擬一名冠於其前，外加括弧以區别之。

（四）目録中各卷次之前的書名一律省略，徑標以卷次。

四、原書錯簡、脱葉，均在目録中予以注明，錯簡者予以訂正。原書存在的文字缺損訛誤，本次影印爲保存古籍原貌，一律不加修正，版面僅作去污修髒等無關文字内容的處理。

叢書總目

傷寒、診法卷

傷科、外科、藥物卷

針灸、喉科、眼科卷

兒科卷

婦科、醫案、醫方卷

傷科、外科、藥物卷

目録

全生保命秘書

〔清〕程打虎／撰

提要

《全生保命秘書》，清程打虎撰，金鵝書屋沈芝才抄。書寬十三點二厘米，書高二十四點四厘米，半葉九行，行二十五字。清光緒二十六年（一九〇〇）庚子抄本。南京中醫藥大學圖書館藏。一册。書號：未二／七一。

作者程打虎，清代武術家，安徽休寧人。精槍法，馳突無敵，曾教授馮班之子馮行貞槍法。練功習武，難免受傷，因此衍生出武術傷科。起初這些傷科技法僅在武僧之間傳用，後因佛教徒行醫救世，習武之餘兼傷科郎中，少林傷科至明清發展形成少林傷科學派。

全書不分卷，無目次，多選録少林寺派武術傷科專著，可分五部分。其一「曾氏秘傳」「五臟屬四時訣」「九緊要處不可打訣」幾部分輯録自清黄太璉録《起死回生跌打損傷秘授》之《秘授傷損神書》《人身不可打處總論》等篇，繪圖説明全身要穴，并以歌訣指出人身二十處命穴不可打。

其二「驗凶症訣」部分采自清趙廷海《救傷秘旨·總論》中「五臟之竅」學説。少林傷科十分重視診斷，對穴位、臟腑、部位、程度、生死的判斷，均系統總結出一定規律。五臟絶症只提供診斷方法，但對骨傷科疾病的診斷及預後判斷均有重要的參考價值。

其三「各穴引經藥及死期遲速即刻救法」部分采自日本吉利禪師編撰的《傷科要略·仁字上》中《計讀穴道》篇，致傷穴位治法采自清江考卿《江氏傷科方書》。指出二十九個大穴位爲致命之處，總結了損傷後危重證候及辨穴施治用藥法。

其四「凡受傷調治及死期遲速之訣」采自明劉伯温《劉伯温先生跌打損傷秘方》、徐宗顯《跌打損傷應驗良方》《少林寺跌打内外傷秘方》等書，先描述辨臟腑施治，對不同的臟腑受傷，投以不同的方劑。其後載跌打損傷要穴與治療方藥。

其五「内傷科醫藥驗方」注明「明師陳長元編輯、沈芝才抄」，一部分采自《跌打損傷應驗良方》中《曾氏秘傳内傷神效方》篇，以摘録内傷方爲主，也有刀傷、箭傷、竹木刺傷等外傷方。另有刑傷、杖傷、刎頸等自撰外傷方。方劑種類涉及湯、膏、丹、丸、散多種。（趙英如撰）

目録

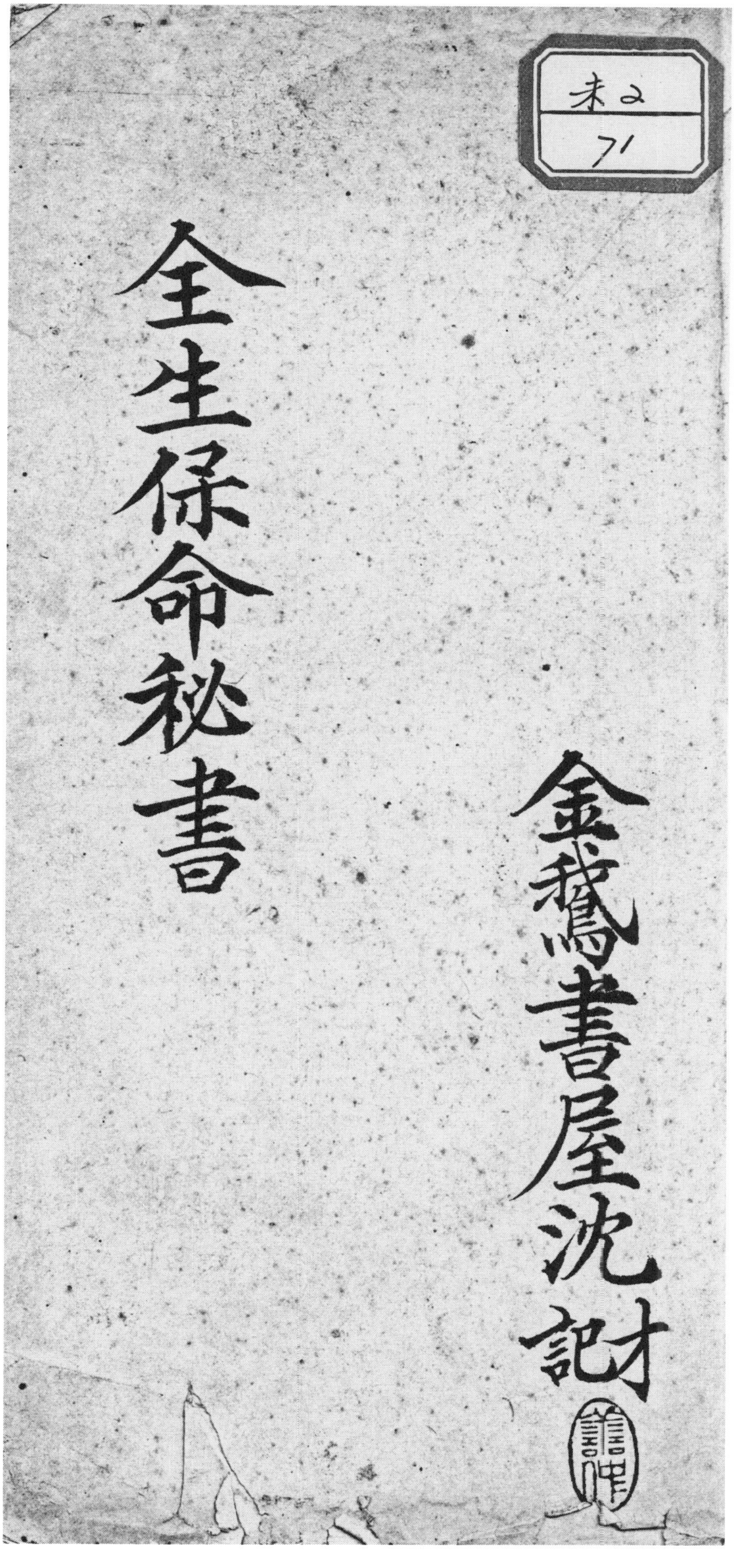

全生保命秘書

金鷲書屋沈才記

曾氏秘傳

凡人跌打撲損諸傷男人傷上部易治傷下部難治以氣上升故也女人傷下部易治傷上部難治以血下降故也凡傷先驗何處按宜受之淺深及其時、之遠近男人氣從左歸女子氣從右歸陰陽、之理明矣予謂千方易得一效難

求以方之不難耳是集既了臟腑又辨兆數之遲速百發百中有起死回生之功不比世人之依稀彷彿得一失九以口相傳少補裨益

詩曰

此術妙通仙　千金定不傳
任君拳毒打　決不對玄泉

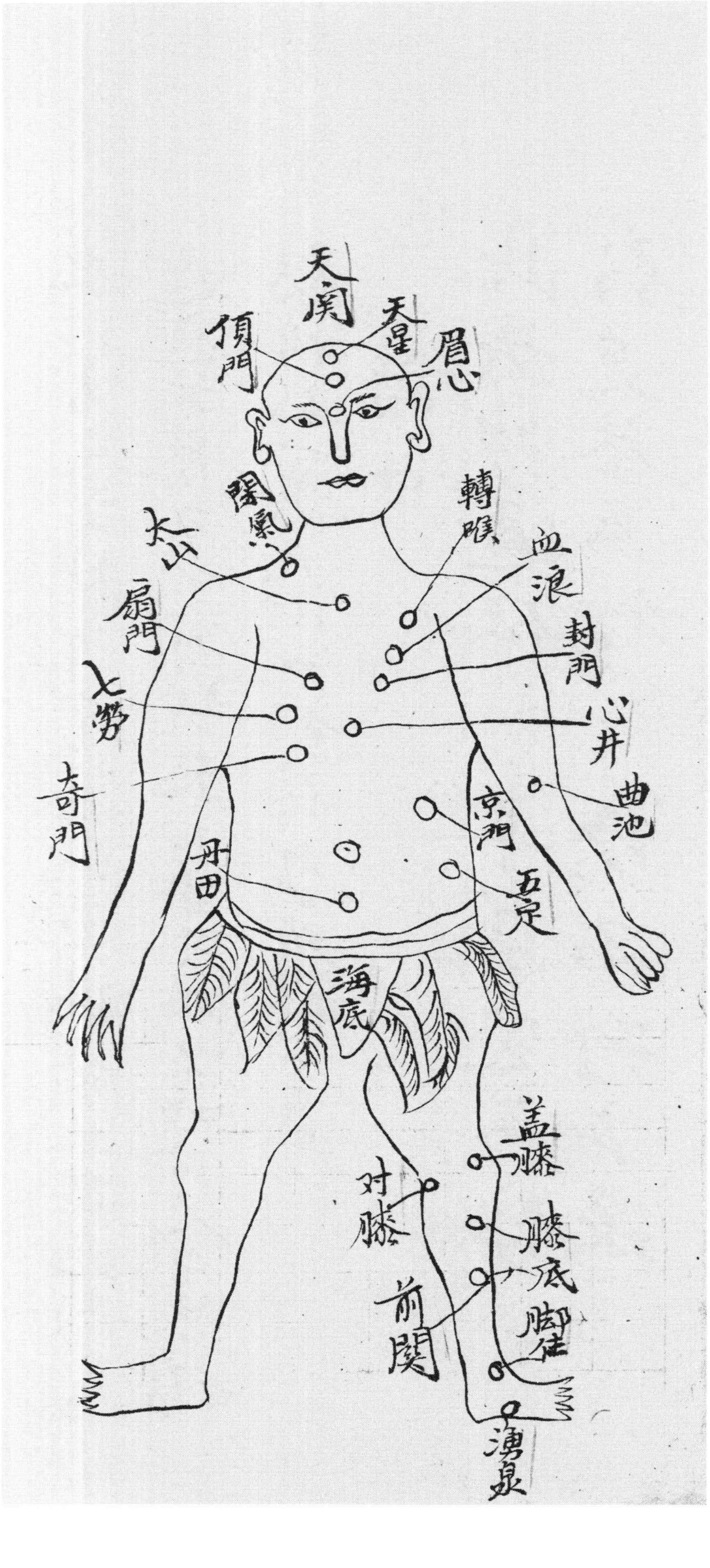
天関
天星
頂門
眉心
閉氣
太山
轉喉
血浪
扇門
封門
七努
心井
奇門
曲池
京門
丹田
五定
海底
蓋膝
対膝
膝底
脚健
前関
湧泉

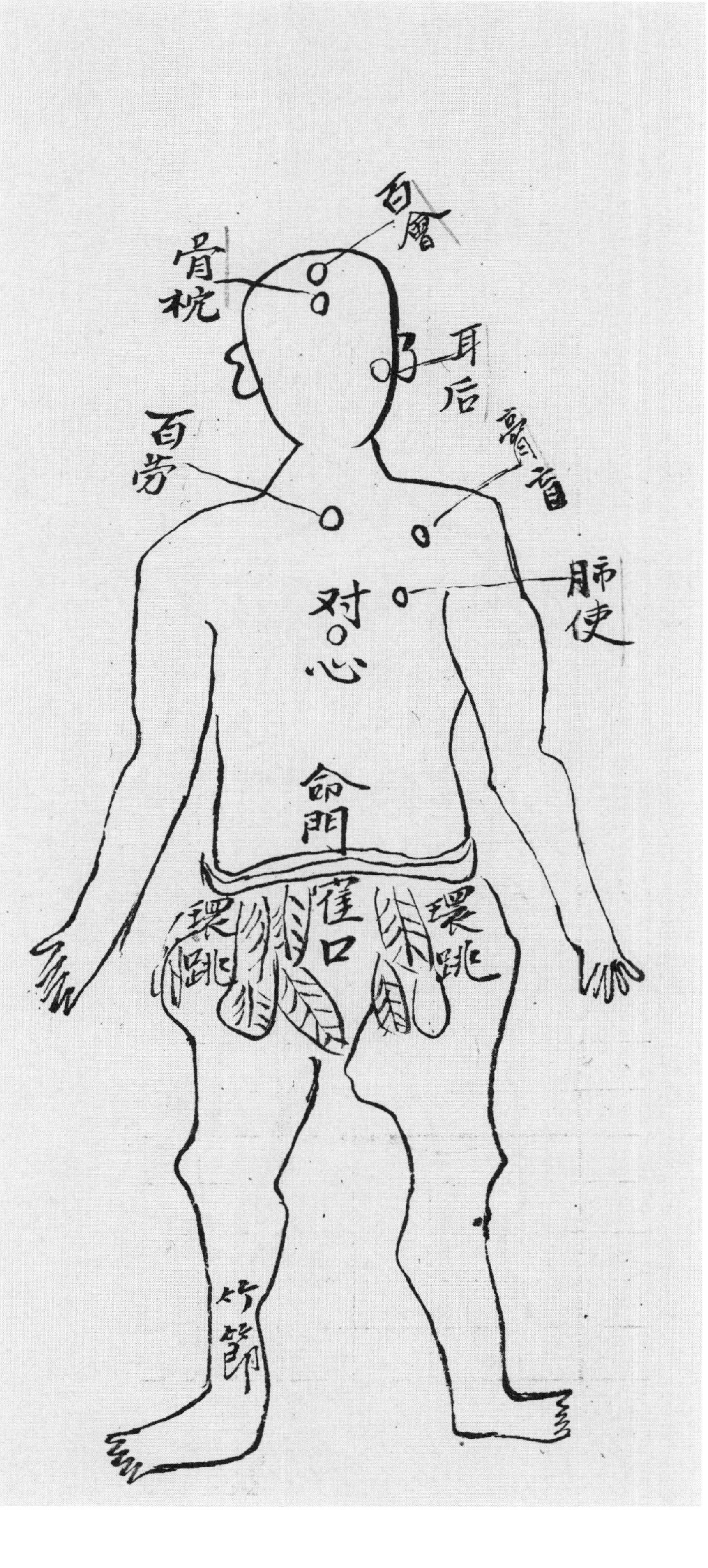
百會
骨梡
耳后
百劳
膏肓
肺使
对心
命門
雈口
環跳
環跳
竹節

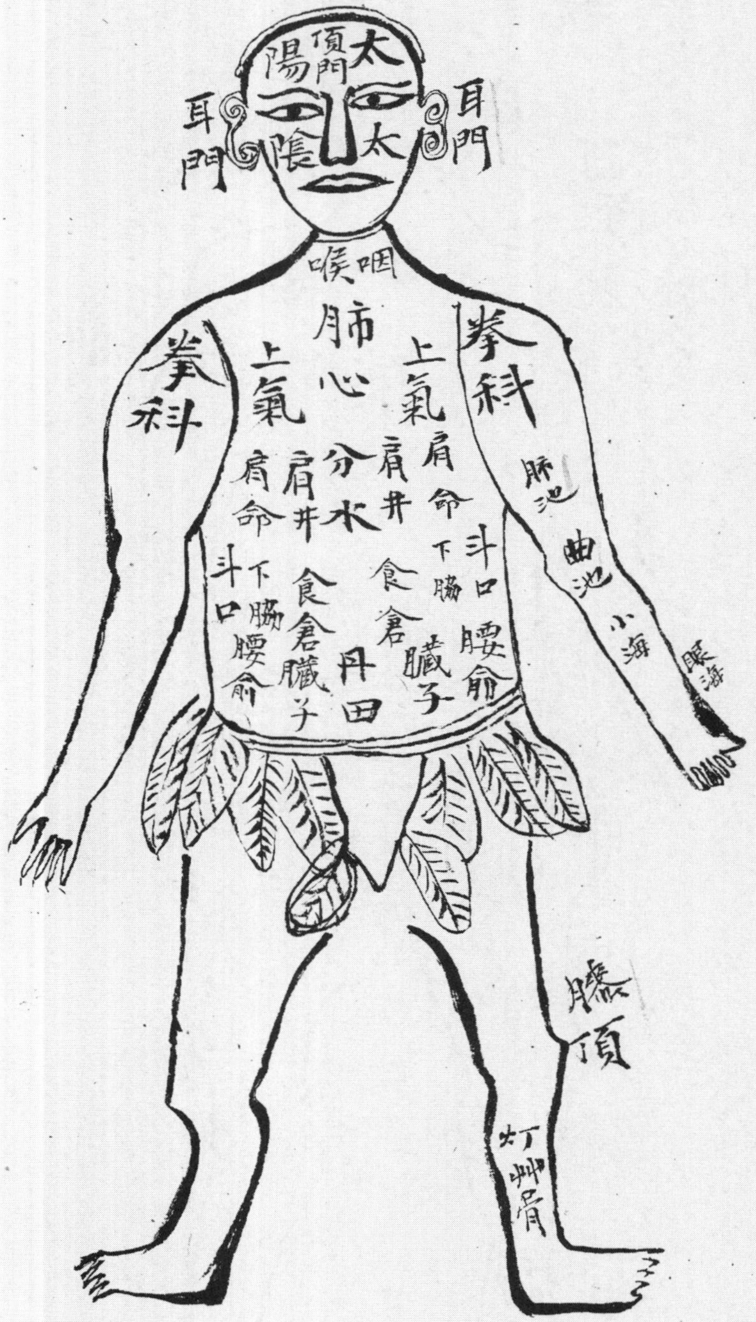
太陽
頂門
太陰
耳門
耳門
咽喉
肺
心
上氣
上氣
拳科
拳科
肩命
肩井
分水
肩井
肩命
斗口
下脇
食倉
下脇
斗口
腰命
臟子
丹田
臟子
腰命
肺池
曲池
小海
膝頂

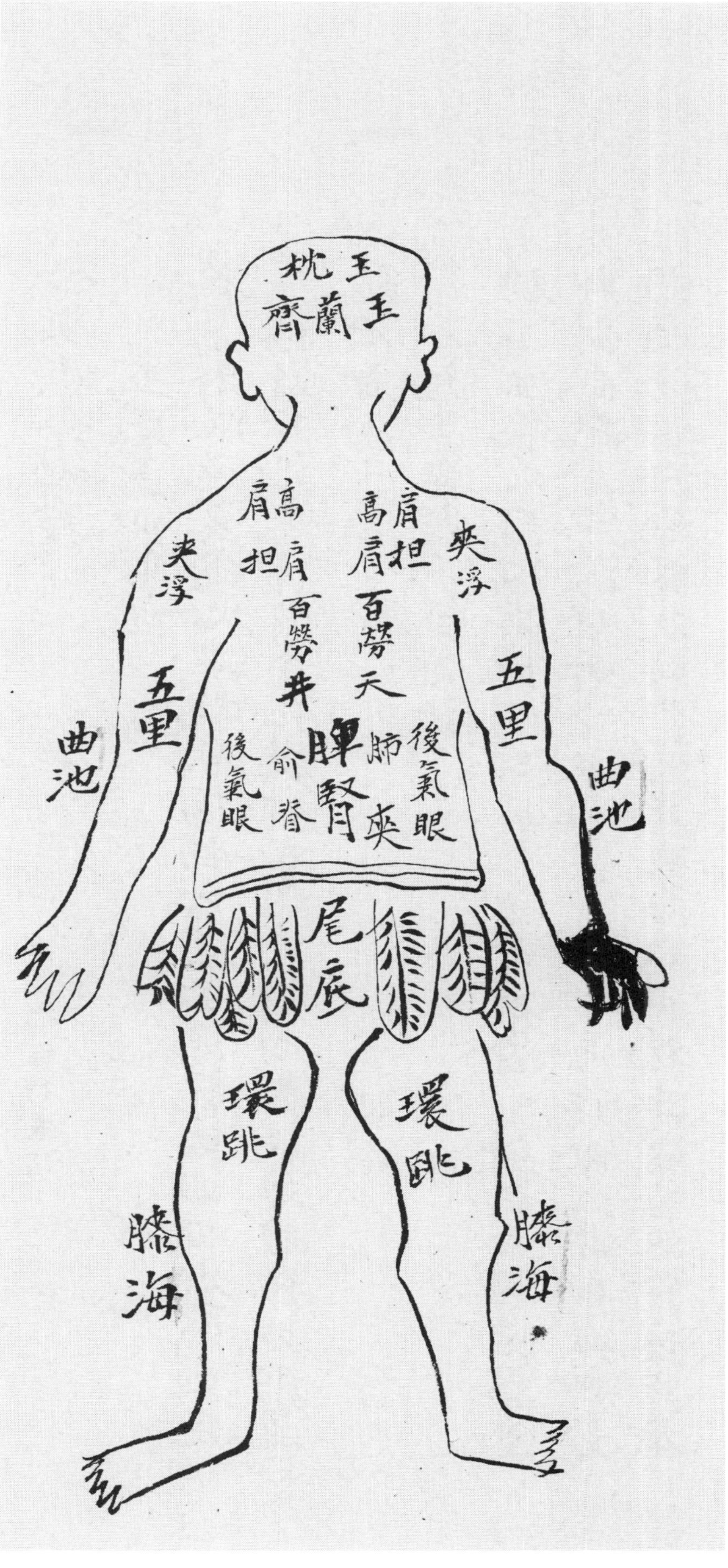
玉枕
玉蘭
齊
肩高
高肩
肩担
肩担
夾浮
夾浮
百勞
百勞
井
天
五里
五里
曲池
曲池
後氣眼
俞脊
脾腎
肺夾
後氣眼
尾底
環跳
環跳
膝海
膝海

海陽程打虎傳

全生保命秘書

五臟屬四時訣

春傷肝必死夏傷心無救秋傷肺必危冬傷腎必凶四季傷必死
傷肩背死遠傷前者死促傷左則氣促面黄而浮腫傷右則氣
緩面白而少血

九緊要處不可打訣

脇下生毛處前心與後心肺底拳休着肺俞一般行血海若拳重
即刻命歸陰四灣燈𦙶骨命門與腎經切忌𣴎命穴丹田與食倉
咽門分水穴氣眼及腰俞天井夾脊穴玉枕玉蘭齊太陽休點戳

鐘鼓莫齊鳴講明　如此話方得保安寧

瓊漿倒流　太陽點戳即死無救也

鐘鼓齐鳴　両耳門齐打之即死也

咽喉關閉　頤下用手叉住之即死也

血海潮昇　脇下生毛處打之即死也

氣暈中關　氣眼打之見凶即死也

血迷心竅　起手打中胃脘即死也

輕者血食相裏於倉胞三年後發反胃

燈艸骨　雖斷不傷命

肺底穴　打即咳嗽吐血

津命穴　打之即出糞

肺葉　打折見出　肺底以下三穴傷而不醫久則不能牵重物

腰俞穴　打即發笑而死

腎經穴　與上同傷輕者咳嗽吐血

命門穴　打之咳嗽吐血

百勞穴　與上同

海底穴　傷而小便不能行者出久必死

汁口穴　打則吸氣作痛雖出不死

二

分水穴　　打則飲食不下凶而不死若打開之即死
藏子穴　　傷之毒攻腸内即死
玉枕穴　　打破則死腦後是也
世人謂半年傷是肺底氣眼二穴若一穴受傷過年死

驗凶症訣

舌乃心苗眼為肝竅唇是脾閞鼻由脚肺耳係腎門又開竅於心
金木水火土相生審明五臟之受傷鼻孔反上鼻黑色肺經絶也
鼻目定睛非吉死瞳神中陷死之凶肝木絶也兩耳俱聾黑色吊
起腎水絶也舌尖黑色芒刺苔胎心火絶也嘴唇反起出血痰壅

脾土絶世皆不治之症頭為諸陽顖為髓海故顖重於頭但頭
破腫大名破頭風用松球五枚酒一大碗煎服厚被蓋好發汗即愈

三

各穴引經藥及死期遲速即刻救法

胸前為華蓋穴　引藥枳实錢 良姜八分 若發者十月死

背後第七脊肺底穴　引藥百部八分 桑皮末 番掠打中九日死鼻出血者則死

左乳上三分上氣海穴　引藥沉香末 官桂八分 裡金鎗打中三十二天寒冷而亡

左乳下三分正氣海穴　引藥青皮末 乳香三錢 冲拳打中十二日死

右乳上三分上血海穴　引藥鬱金三錢 沉香末 外金鎗打中十六日吐血而死

右乳下三分正血海穴　引藥鬱金錢 劉寄奴錢 劈拳打中十八日吐血而死

乳右邊四分血海穴　引藥生灵脂三錢 炒蒲黄三錢 直拳掠打三十六日下血而死

乳下兩傍三分屬心肺肝三經共名一計害三傑　引藥石菖蒲錢 紅枳壳錢 側拳打中七日而死

心口打中名黑虎偷心　引藥肉桂錢　丁香分　重者拳四七氣絕

心口上三分霍肺穴　引藥桂枝八分　貝母錢　救法在肺下劈拳打醒　若醒者至二十日死

心口下三分偏左一分名翻肚　引藥紅豆蔻分　木香分　以冲天砲掠打中一日死

膀為氣海　引藥杏仁錢　延胡錢　踹膝頭打中念八日死

臍下三分丹田精海穴　引藥木通錢　三稜錢　打中十九日死

心下三分分水穴　引藥蓬术錢　生大黄二錢　三稜分　踢中大小便不通　若不服藥一百六十四日而死

臍下三寸關元穴　引藥車前子錢　青皮錢　打中五日死

左膀毛中氣海穴門　引藥五茄皮錢　川羌活錢　打中八日死

右膀毛中血海門　引藥細柴胡錢　當歸分　點中五日死

四

左脇下軟骨稍章門穴　引藥、苏木〤 歸尾〤　打中一百五十四日而死
右脇下軟骨稍地門穴　引藥、红花〤 丹皮〤　打中八十日死
左右脇下一分血囊穴　引藥、蒲黄〤 韭菜子〤　打中四十日死
頭頂心九宫穴　引藥、羌活〤 蒼耳子〤　打中輕者耳聾頭重　重者兩日即死
兩耳下半分空處聽聰穴　引藥、川芎〤 北細辛〤　點中念四日死
脊第七節兩傍下一分百骨穴　引藥、杜仲三 骨碎補三　打中則吐血痰十四月死
百骨穴下一分泛氣海穴　引藥、補骨脂〤 烏藥〤　打中立死
左腰眼中腎經穴　引藥、紅花〤 桃仁〤　打中三日死其人笑
右腰眼中命門穴　引藥、前胡〤 桃仁〤　打中日半死

脊盡處一分海底穴
兩小腿中鶴口穴
足心湧泉穴

引京 生大黃錢 朴硝五 點中七日死
引京 牛膝五 苡仁五 打中一年死
引京 木爪五 打中十四月死

共二十九穴緊要之處

凡引經藥及加減諸品須要配好不可多少其傷自退矣

藥性解

赤芍　破血療腸週身煩疼發熱亦解

紅花　多用破血少用活血調經

延胡索　最能通經絡消小便之瘀疼

骨碎補　去皮毛能治宿傷

蘇木　能去骨肉之瘀傷止疼

青皮　快膈除膨通小便下氣甚速

木香　易攻易散能助各藥之力久服散精

威灵仙　通週身氣脈

歸尾　破瘀血而潤腸胃
香附子　理氣凝瘀調和經絡
桃仁　破瘀血兼治腰疼去皮尖用
三稜　破積聚及血塊氣滯
蓬朮　行大腸之瘀血能速能達
烏藥　能治冷順氣消痰
五灵脂　去兩脇血氣刺痛
廣木香　順週身氣

以上十六味為增減合前各穴

六

引經之品則不失乎治傷之道矣

凡藥與食所忌訣

心忌苦　肝忌辛　脾苦甘　肺忌醎　腎忌酸

忌補藥太過　則傷藥不行　忌生冷油麵蛋臟發酒茶酸醋毒物

凡受傷調治及死期遲速之訣

傷背　五臟俱繫於背雖凶而緩主百日後死　服小續命湯

次服通聖散　次和中丸久服自愈　以下各穴所例之方必

次第服之始傷盡去否則恐未能絕根也

傷胸　胸乃血之處　服流氣飲(傷)　次通聖散　次和中丸
傷肝　面色紅紫兩眼多紅身熱主七日死　服流傷飲
　次小續命湯　次和中丸
傷心　面黑主咳嗽迷悶遍身發熱胸高浮起主三四日死
　服護心養元湯　次大續命湯　次和中丸
傷肺　鼻白氣喘聲啞主七日死　服活血湯　次小續湯
　次和中丸
傷腎　耳角俱黑耳聾面起浮光白色常有笑容腫如弓狀主七
日死　服小續命湯　次流傷飲　次大續命湯

傷心口　面有青氣微吐血噓吸大痛身体欠動主三七日死

與傷心先後同治

傷食肚　心下發熱高腫飲食不進噓吸氣喘而大痛身熱眼閉

口鼻皆發黑主三七日死　服大續命湯　次七厘散　次和中丸

傷腹　氣急作痛口有酸水　服流傷飲　次小續命湯

次中續命湯　次和中丸

傷小腹　小便不通作痛口乾面腫發熱　服流傷飲

次大續命湯　次和中丸

傷腸　去紅後便急面赤氣滯主半月死　服流傷飲

次小續命湯　次中續命湯　服活血湯

傷兩脇、氣喘大痛着蓆便如刀刺面白氣虛、

次小續命湯　次和中丸

傷男女小便、即時氣升心迷面黑手冷百日死、服護心養元湯

次大續命湯　次降氣活血湯

傷血海、氣喘即痛前腎濇滯有死血停住限九十日死

服活血湯　次流傷飲　次藥經方

又斷死症訣

痰多死　失枕死　糞黑死　口臭死　眼白唇吊死、斜視氣响死、

八

喘急胸高死　飲食不進死　耳鼻赤色後雖危服藥徑为妙

大續命湯方

桔梗八分　乳香一錢　没藥八分　桃仁一錢　肉桂八分　山查八分

麥芽八分　當歸（頭）二錢　蘇木六分　山甲（炙）一錢　紅花八分　通草八分

丹皮八分　香附（童便）二錢　陳皮六分　烏藥八分　甘草六分　酒水煎服

中續命湯方

歸尾一錢　赤芍八分　紅花八分　桃仁一錢　丹皮八分　蘇木八分

烏藥六分　莪术（炒）六分　神麴（炒）六分　麥芽（炒）六分　陳皮六分　肉桂六分

赤芍（炒）六分　柴胡八分　山甲（炒）一錢　江殼六分　没藥八分　乳香（大熱者不宜用）八分　酒水煎服

小續命湯方

山查尺下 麥芽尺下 當歸三酒洗 赤芍八下 蒼朮尔 山甲炙八下 紅花尺下

通草尺下 丹皮尺下 香附童便尺下 陳皮尔 烏藥尺下 甘草尔 酒水煎服

護心養元湯方

歸尾五 紅花五 川芎五 赤芍五 桃仁五 香附童便五 柴胡尺下 青皮尺下

甘草尔 陳皮尔 蒼朮尔 杜仲鹽水五 連翹尔 牛膝尔 獨活尔 紅花尔

木香尔 大黃熱者不可用 水煎服

降氣活血湯方

九 五茄皮五 紅花八下 蒼朮八下 肉桂尺下 杏仁八下 當歸五酒洗 牛膝尔

丹皮一錢 京芎一錢 桃仁二錢 香附一錢 烏藥八分 水煎童便冲服

流傷飲方

劉寄奴三錢 甲姜五分 元胡五分 水煎童便冲服

和中丸

當歸一錢 紅花五分 桔梗五分 京芎五分 山查一錢五分 陳皮八分 香附八分 童便引

丹皮八分 麥芽八分 青皮六分 赤芍三錢 蒼朮三錢 山甲一錢 半夏八分

乳香三錢 沒藥三錢 甘草三錢 通草五分 為末蜜丸 空心酒服三錢

通聖散

通草五分 赤芍一錢 蒼朮一錢 甘草八分 麥芽五分 紅花六分 香附五分 童便引

山查个歸尾錢　丹皮个烏藥錢甲片錢胡麁朱涇水同煎

七仙散

大黄　肉桂　生地　黄連　當歸　熟地錢五

凡跌打重傷者用褥子靠起燒沉香在鼻邊以降其氣如遍身皆有用陳酒洗浴以和其氣血再用黄蘇皮灰与老酒送下如傷在背胸血海氣眼脇腹心口食肚丹田皆可膏藥貼愈餘傷用葱頭打爛炒熱蘇布包緊縛傷處然後貼之忌糯米食生冷油膩鴨蛋等物

普救方

治一切跌打傷吐血勞傷心疼諸症

十

陳倉米一升巴豆四十九粒同炒黄色去巴豆

蒼朮分厚朴（姜汁）牲山査肉當帰朱木通朱蓬朮（煨）朱

三稜朱江虎朱相必為丸

天闕穴　在眉心穴上六寸與濇（湧）泉穴通屬脾肺二經

红花　當歸　寄奴　赤芍　陳皮　蘇木　川斷　川芎

灵仙　乳香　烏藥　茄皮

傷輕者頭上浮腫其勢反重原方治之膏藥貼在穴内自愈傷重者穴内惟有一塊反不壅脹其勢似輕其血一阻週身之血不通傷血即入脾經一二日遍身皮上如刀刺之狀六七日轉入肺經肺

即腫脹十日後肺漸瘀至十五日难死烱內醫治俱用原方將膏藥貼湧泉穴約半日其血流通即愈打破者以桑皮煎湯抹淨不可惹頭髮在內用掺藥玉紅膏收之煎藥原方加申姜

百會穴　在天門下穴二寸屬心脾二經

當歸　紅花　乞花　灵仙　枳殼　烏藥　赤芍

陳皮　茄皮　澤蘭

傷輕者將膏藥貼穴內煎藥仍用原方傷重者傷血即入心經眼脹頭疼口發譫語第三日轉入脾經遍身紫腫原方三稜莪朮不可用破血藥第七日走入心經則無救矣若打破出血似噴不止用

十二

、回生湯止之摻用玉紅膏貼之隨用附子肉桂等末散之

天星穴　在髮際之間

澤蘭　紅花　歸尾　川芎　三稜　桃仁　川斷　烏藥

陳皮　蓬朮　茄皮　申姜　赤芍　蘇木　姜黃　紫蘇

看傷之輕重以此方隨宜加減用之若打破血出不止急用回生

湯止之用象皮煎湯抹淨摻藥玉紅膏蓋之

眉心穴　在兩眉中間（又眉中）屬心肺二經

澤蘭　紅花　歸尾　草決明　烏藥　陳皮　与花

續斷　三稜　蓬朮

傷損不論輕重雖破其勢甚平然一百二十日眼清肓

耳後穴離耳際一寸三分屬心經

川芎　红花　當歸　薑黄　澤蘭　茄皮　烏藥

蓬朮　三稜　肉桂　碎補　陳皮

傷輕者七日内耳流血死傷重者三日七竅流血死其藥宜重劑

若傷重者二三分者不醫際必發毒左為夭疽右為鋭毒先用元

方清理

天星眉心耳後三穴出毒之際用十全大補湯其毒由損傷發者

色紫黑不由損傷發者色红白竟用腫毒藥治之毒出之際亦用

十二

十全大補湯

骨枕穴　在天關下四寸二分屬心肺二經
傷重者三日内頭臚發脹而死甚者爆碎而死傷六七分者滿頭
脹痛用原方治之三四分者不醫後發毒名為玉枕疽其初起色
白及有膿反紅切忌不可用刀針須用巴豆半粒搗爛安膏上貼
之半刻自穿但膿不肯出將火罐拔之有鮮血流出可救無則再
用火罐有血便止無者不治之症可救者出毒之後先用八珍湯
數剂後用十全大補湯膿黄者心經發膿白者肺金發

百勞穴　在頭下第二塊脊骨上

寄奴　紅花　當帰　姜黄　烏药　茄皮　川断
川芎　赤芍　猴姜　陳皮　銀花
傷重者發腫其首渾身俱不能動用原方膏药上刺数孔貼之傷
経不醫豬入臟腑入心経嘔血甚多將梨十斤藕節十斤同搗爛
水煎成膏入白糖霜攪匀每晨服一鐘自愈
入肝経渾身發熱不能行動兩目昏花口齒出血先將熱血方服
数剂後用清涼药入脾経身似炮皮發瘋病用童子鴨一只乳搗
去毛腸不可染水將蛇一条入鴨肚内蒸熟去蛇淡食鴨肉即愈
入肺経似痰火無痰微有紫血嘔（嘔）出傷時即刻悶死微有氣息救

十三

法在百勞穴內用艾火灸之以纏為度不可重灸重則頭要爆開纏時元方加桔梗先服回生湯十劑後用六味地黄丸自愈入腎經似痰症腎水阻滯故也先用元方四劑後服六味地黄丸

膏肓穴 在蓋身骨斜重至肩六寸百勞穴平量至肩五寸屬肝肺二經

防風 赤芍 當歸 紅花 姜黄 灵仙 銀花

陳皮 桔梗 肉桂 烏藥 宋切

此穴平素負重肩挑俱不能傷倘受傷手臂不能舉動如脫樣須用膏藥兩張一貼穴內一貼脇下煎劑元方加升麻

肺使穴 在百勞穴下依蓋身骨內斜重至下六寸屬心肺肝三經

紅花　當歸　姜黄　三稜　蓬术　肉桂

陳皮　烏葯　与花　灵仙　赤芍　茄皮

傷時不疼不腫渾身發癢者無救三日必死疼痛者可救用原方

重者加桃仁歸尾七八日加苏木

章門穴　在乳頭下一寸三分屬腎肺二經

、紅花　當歸　申姜　烏葯　陳皮　灵仙　姜黄

寄奴　茄皮　三稜　蓬术　赤芍　肉桂

傷重者三日死輕者二十一日死当日用元方次日加半夏第三日

以葱姜搗爛鋪傷處用火熨七次原方去三稜蓬术加歸尾桃仁

十四

破血為主若仍痛去破血药用大黄自愈

奇門穴・在脇下七寸九分屬肝肺心经

红花　當帰　續斷　澤蘭　赤芍　烏药　申姜

陳皮　五加　茄皮　姜黄　灵仙　三稜　蓬朮

傷重者五日死轻者九日死隔二三日用元方隔四五日原方去三稜蓬朮看人禀質厚者可加桂附薄者附子换苏木若痛腫又潘（任）加破血药破仍痛用葱姜照煎前服之七次再加升麻之药服之

京門穴　在奇門下三寸二分屬肝心二经

歸尾　元胡　红花　續斷　灵仙　赤芍　茄皮　申姜

陳皮　烏药　澤蘭
傷重者半日死輕者三日死當日即醫原方外加破血之药二三日
醫者元方加大黄下之
泰山穴　在離梳骨下四寸七分属心肺二经
紅花　續斷　当帰　赤芍　元胡　烏药　澤蘭
陳皮　秦艽　丹參　茯神　遠志
傷重者即時發喘十一日死輕者不喘念八日死當日用原方二
三日原方加破血药後後治之外将葱姜照前熨之三四次痛稍
退以服養血行血药即愈

轉喉穴　在梳子骨尖上横量至左右边一寸再量下一寸屬心經

红花　烏葯　藿〃　當歸　金斛　姜黄　陳皮

茄皮　丹参　丹皮　赤芍　川斷

傷處如刀刺有時痛有時不痛重者七日喉閉而死治法當用葱

姜照前熨數次煎藥元方稍鬆可治不鬆加肉桂石蚕即愈輕者

不曾治必喉痛〃时用清凉治之

閉氣穴　在梳子骨尖頭上横量至右边一寸屬心經

澤蘭　枳壳　红花　烏葯　生地　丹参　丹皮

陳皮　木通　赤芍　續斷　木〃

傷重者即刻悶倒週时内用元方易治过期難治先將只壳煎湯磨欝金沉香木香汁服之渣進原方仍照前葱姜搗塗及火熨法

心井穴　在心窩潭内軟骨上屬五臟

木香　半夏　澤蘭　红花　當歸　陳皮

与花　烏藥　赤芍　肉桂

傷時不論輕重惟積血皆重〻者三日死輕者七日死倶原方加品皮照前樣熨之極輕者不畱傷血積入[redacted]臟腑渣必發出

傷入心经則成心痛用心痛法治之

傷入肝经渾身發毒瘡用赤壳子煎王红膏搽

傷入脾経成痢疼以枳壳炙藥 山查糖炒 煎濃将沙糖冲服

傷入肺経成痰火用苏子 菜菔子菠菜子去壳研 白茄子各

共為末放飯鍋上蒸红滴入 糖肉候冷白湯送下每日一服數次日

即愈一切遠年皆妙

傷入腎経成白濁用白芨各 白芷貝母 黄花地丁各

研為細末每服各大酒送下即愈夢遺滑精皆妙

封門穴 在左乳头横量至胸前一寸八分属心経如在右之扇門穴

木通 當歸 赤芍 澤蘭 陈皮 延胡索

红花 肉桂 申姜 藿香 烏药 秦艽

傷重者五日死輕者四十九日死期內醫治不妨俱用元方若呼氣痛吸稍氣上下痛者加苏木 生地引

扇門穴 在右乳尖樣量至[redacted]胸前一寸六分屬肝經此在左之封門穴

澤蘭 紅花 当歸 茄皮 赤芍 烏药 陈皮

川斷 灵仙 姜黄

傷重者渾身發熱氣短口齒皆焦黑發臭者七日死舌頭必爛不爛者用元方[redacted]若爛加門冬 萆薢 射干 元参 立愈重者四十九日喉閉塞飲食不能進而死

背上亦有封門穴扇門穴二穴俱在肺使穴下二寸六分

十七

血浪穴　在乳[redacted]兴直量至上二寸屬腎經
紅花　寄奴　歸尾　陳皮　赤芍　姜黃
烏藥　与花　茄皮　川斷　申姜
傷重者浮脹輕者但痛不脹俱只十日死重者加桃仁蘇木或入
大黃經則元方

五定穴　在京門穴下二寸五分屬肝脾二經
當歸　紅花　澤蘭　赤芍　茄皮　烏葯
申姜　与花　陳皮　蓬朮　三稜　桂枝
傷重者立發寒熱三次即愈（死）一次者照前煎之原方去三稜蓬朮

桂枝加肉桂艸烏二次除肉桂草烏加大黄神麯三次者去大黄
神麯加桃仁桂枝升麻其血稍鬆去上三味仍用大黄下之輕者
只用原方可矣熨法用葱白生姜之黄搗爛炒熱敷患處上蓋粗
紙將熨斗慢火熨之熱則少停再熨再止七次行血消毒而腫去

七勞穴　在脇下一寸二分屬肝經

赤芍　澤蘭　當歸　烏藥　茄皮　申姜　陳皮
姜黄　肉桂　靈仙　紅花

傷重者七竅流血輕者發狂傷左邊則右臂不能動傷右邊亦然
重者原方治之不退去靈仙加三稜川芎朮、附延胡索輕者原方

加桔梗苏木再發者苏木可也觀法照前七孔流血二日死初流時四生湯止之後之原方治之

丹田穴　在臍下一寸二分屬腎经

紅花　当帰　澤蘭　川断　灵仙　赤芍　木通

澤瀉　烏药　陳皮　猪苓　姜黄

傷處痛如刀刺積血甚重小便不通本方治之過九日不救

命門穴　在对心穴下八寸要看人長短爲度屬心肝腎三经

帰尾　杜仲　紅花　澤蘭　赤芍　川断

茄皮　烏药　姜黄　陳皮　申姜　肉桂

傷重者九日死原方治之即愈輕者不服藥湯必死發毒名腎癰先去其傷血湯用腫毒藥托之稍鬆易治不鬆難治必腎水耗盡而死

此屬穴雖屬三經以第一經心為主次傍肝經次傍腎經也

鶴口穴一在脊骨盡處屬肝腎二經

歸尾　寄奴　紅花　赤芍　陳皮　木瓜　川斷
茄皮　靈仙　烏藥　澤蘭　申薑

傷重者立時軟攤不痛甚凶須灸百勞穴三壯湯用原方治之不醫五日死痛者不醫為次然必發毒名鶴口疽黃芪湯治之若出不亦

十九

毒氣入内臟不救

海底穴　在糞門前一寸二分陰囊後八分屬心經

紅花　當歸　澤蘭　川斷　靈仙　赤芍　猪苓

澤瀉　乳香　沒藥　申姜　木通

傷重處腫積血甚重小便龜頭腫脹用与返不進又寸離龜頭一寸以艾火一壯燒之将絲取出一寸再燒一壯再取出一寸如是者四次拔出与与絲小便即出用原方治之

寰跳穴　在大腿上骱屬肝脾二經

歸尾　与花　川斷　生地　申姜　茄皮　陳皮　紅花

木瓜、 石斛 烏药、 牛膝
傷重者不能行動發痛異常腿足皆縮先服元方一劑后熨九次
再服原方即愈若或特輕不醫後發貼骨癰外先園另药内進黄
芪托裏數劑待毒出用瓜附承氣湯次与白朮湯

盖骨穴　在盖骨上一寸屬脾经
延胡　丹皮　赤当　川断　红花　与花　申姜
牛七　烏药　茄皮　苍术　归尾
傷重者立刻坐倒腿不伸直筋縮瘦痛元方加升麻一劑即去升麻
加桃仁归尾破血為主數劑便愈

廿

對膝穴　在腿灣上八分屬心经

紅花　當歸　草薢　澤蘭　牛七　茄皮　申姜

石薢　川斷　烏藥　陳皮　灵仙

傷重者遍身發腫過時死即刻就當用本方加蘇木桃仁輕者三

日[redacted]嚼碎吞頭而死期內用前方再加升麻桂枝照前法服之

膝底穴　在膝蓋骨下一寸屬肝腎二经

紅花　烏藥　歸尾　申姜　木瓜　陈皮　川斷

牛膝　茄皮　赤芍　肉桂　紅花

傷重者元方治之輕者去肉桂　損破者亦用元方除破血藥若損不

至亟曰循不留名破傷風及一百二十日或爛腿及二百日受愈傷毒與血上行入陽関穴内正穴發者無救穴在右發名腎俞發左逕可治發右逕即死用鶴口腫毒方治之

此行當在前扇門穴下背上亦有封門扇門二穴在肺使穴下二寸六分

前関穴　在膝蓋下九寸二分屬心經

紅花　當歸　烏藥　陳皮　半夏　骨碎補

川芎　肉桂　澤蘭　茄皮　赤芍　丹皮

傷重者三日内不腫不痛三日後其色變紫内已作膿用元方治

之傷散則膿自清七八分傷者反腫痛以活血藥治之傷左用左藥右傷右用右方二三分傷者不自知覺雖則傷自愈但傷血上行攻心主百有不十日後中焦必生痿背痛久乃始現形色似臙脂現形後反不痛皆傷內血內凝之故治法先投內傷藥一二剎破血為主後用腫毒藥愈後若業小腿不能行動終成度（廢）人惜哉

竹節穴　在小腿肚子上膝灣下九寸九分屬五臟

歸尾　澤蘭　紅花　赤芍　陳皮　良花　川斷

牛七　木瓜　灵仙　烏藥　丹皮

十分傷重本方治之傷輕不留病五種　傷入心經痴呆

發症不省人事　傷入肝胆遍身處處發腫　傷入肺經頂門發
毒名佛頂珠色赤者為傷毒服上部活血方一二劑再用腫毒藥、
治之　傷入脾經遍身[redacted]筋縮瘦麻用舒筋養血方　傷入腎經
小便流血　用紅花　当歸　澤蘭　赤芍　陳皮　紅花　澤瀉
木通　車前　黃芩　猪苓　甘草　治之
補心肝胆治法　心經灸本穴三壯又灸百会穴三壯先服原方
數劑次服天王補心湯即愈　肝胆二經服上部活血方加引經
藥二三劑後進八味地黃丸即愈
脚住穴　在脚面有骨高起似豆之傍屬肝肺經

延胡　歸尾　丹皮　赤芍　川斷　紅花　申姜　牛膝
生地　澤蘭　陈皮　茄皮
傷重者立時痛倒七日前服原方七日後入於經絡加升麻桔梗
并引經藥輕者不醫受為脚背腫毒治之腐爛不能収功須
用生補為妙放人參於懷中護燥研末摻之即愈不爛者与養血藥

湧泉穴　在脚底心内屬五臟

澤蘭　紅花　當歸　申姜　烏藥　陳皮　生地
牛七　肉桂　茄皮　赤芍　羌活
此穴之傷不論輕重俱不知覺最重則血不能流通於天関及週

時遍身一切出攢原方加川芎即愈不急醫藥轉入五臟傷入心經則眼紅鼻衄先服生艾煎湯繼服原方傷入肝經則本半身軟癱猶半身不遂原方加香附延胡　傷入脾經則渾身發瘡疣之水泡穿則作爛臭不可閉內服活血加引經藥則用水龍衣煨灰研細生鵞油調搭瘡上即愈　傷入肺經則肺氣脹痛十五日轉入脾經即發流注　傷入腎經則小便不利作痛原方去牛七羌活申姜加木通豬苓澤瀉小肚上痛用葱姜與前法熨之

以上截去必往對心頂門三穴

廿三

内傷科醫藥驗方

明 師陳長元編輯
沈芝才抄

跌打將軍散方 有惡血可行

紅花〤 歸尾三 桃仁三 白芷分 蘇木五

烏藥、四 大黃五

如肥人者加大黃某或可先將酒浸頓好藥成藥冲下再入童便服如大便連來四五次看有血無血將米湯吃下即止或加朴硝三亦可

跌打傷臟腑不省人事活命不死方

七厘散

白茄根灰另大黄用 共為細末每服五分好酒送下

巴霜錢 檳榔錢三分 赤小豆錢八分 烏藥錢五分 原寸二厘一分

參三七錢五分 共為細末一二日用七厘散三四日用一分日多不用

八厘散

桃仁錢 紅花錢 蘇木錢 申姜錢去毛打碎曬 當歸錢

甘草錢 乳香錢 血竭錢 地鱉虫活的十个

共為細末每服八厘好酒送下

又方驗過

地鱉虫 乳香 沒藥 硼砂 當歸

巴荳霜 血竭 半夏 各等分為末好酒送下

通道散 治跌打損傷瘀血不散

大黄五 芒硝五 枳壳五 當歸五 陳皮五 木通五
红花五 苏木五 甘草八分 虎仁三五研 痛甚加乳末研

又煎方 大黄三 花粉五 甘草八分 赤芍三 當歸三
桃仁研 红花五 苏木三 酒煎服

内傷瘀疼止痛方 苏木 红花 桃仁 當歸 陳皮
川断 槟榔 乳香 没药 丹皮 木香 肉桂
氣分血滞加以香附遍身作痛加五加皮氣滞血瘀加枳壳
香附腹中瘀疼加大黄朴硝下部破傷血出不止加血竭三
七半七隔悶痛加五錢炒青皮 酒水煎服

跌打損傷益方 歸尾錢 紅花錢 丹皮錢 赤芍錢 烏藥錢

香附錢（童便一制） 肉桂錢 青皮下 杜仲錢（鹽水） 牛七分 川芎分

川斷錢 生地錢 申姜錢 五加皮下

如沉重加蒼木 地鱉虫錢 胎前忌用木香分磨汁沖入

痛甚加乳香、赤芍錢 自然銅錢 清水煎服

又方 治瘀血心痛煎劑

當歸錢 紅花錢 大黃錢 桃仁錢 蘇木錢 山甲下

花粉下 枳實下 清水煎服

又方 內傷可用

羌活分 红花分 枳壳分 桃仁錢 归尾錢酒洗 生地錢酒洗

青皮錢酒洗 茄皮錢 赤芍錢 五灵錢酒洗 川断錢 乌药錢

真沉香加苏木酒二碗煎八分，如凶加童便一锺，頭上加川芎，如恶心加藿香，腰痛加灵仙、杜仲、破故纸、沉香，如脚膝加牛七、木瓜、胡桃肉、红糖、童便冲服

清心除火黄劳伤尔用

麦冬錢 白芍錢 生地錢 知母錢

丹皮錢 萸肉錢 泽泻錢 花粉錢 黄柏四分 燈心一 水煎服

又方

当归 红花 白芍 桃仁 川断 乳香 没药

陈皮 木香 茄皮 杜仲 乌药 枳壳 香附

牛七　猴姜　丹皮　川芎　地鱉虫
溺白加地榆荊芥子吐血加童便

又末湯方

當歸三錢　杞子三錢　牛夕八分　桂枝八分　麦冬三錢
羌活錢　陳皮錢　生地三錢　知母錢　丹皮錢　茄皮錢
杏仁錢　枳殼錢　紅花錢　黃柏錢　川芎錢　黃芪錢
當歸錢　杜仲三錢　補骨兩　柏仁三錢炒打　柴胡三錢　木通錢
熟地三錢　茯苓錢　山查三錢　紫蘇錢　藕節三個　桔梗錢
甘草炙　牛七錢　貝母三錢　枳實錢　五味子錢　蘇梗根兩
黄酒煎服

跌打損傷回生方 茄皮一兩生、牛七一兩半酒洗 當歸一兩生酒洗 甘艸錢半生半炙
木耳一兩三錢生蜜炙 黃蘇皮生炙灰 鹿膠錢麵炒 自然銅一兩生 川山甲一兩生
猴姜一兩七分打碎曬脆 其法放自然銅在外用煑酒老米
飯和茶為丸 當六十九丸 每丸加自然銅三下 硃砂為衣
名三十六天罡治傷氣勞力跌打損傷并筋

內傷丸茶方
骨疼痛胃腸飽悶
五灵脂錯炒一兩 五茄皮一兩姜汁炒 地必虫酒炙四十九个 丹皮三錢 紅花七錢
赤芍炒 赤苓酒炒 川芎一兩 白芷一兩 枳實一兩麩炒 枳殼麩炒錢
乳香三錢 白朮一兩炒 黃芩錢酒炒 厚朴錢鹽水姜汁炒 蒼朮一兩米泔浸姜汁

四

炙附（童便姜汁炒） 肉桂 生草菓米 木瓜米 小茴炒
神曲（炒） 元胡（炒） 白茯苓（炒） 蓬朮米（蜜炙） 三稜米（蜜炙）
甘草（炙） 歸尾（酒炒拌晒干） 蘇木（炒 酒漿拌晒） 為末蜜丸

內傷方 歸身 澤蘭 羌活 丹皮 紅花
桃仁 青皮 陳皮 桂枝 杏仁 申姜
故紙 杜仲 木通 神曲 五味 山查
川斷 生地 牛七 茄皮 酒水煎服

又方 驗過 生地（三） 當歸（一） 紅花（炒） 丹皮（八分） 柴胡（八分）
姜黃（炒） 秦艽（八分） 川芎（七分） 枳殼（七分） 毛姜（三） 酒水煎服

又方驄過

紅花一分 當歸一分 川芎六分 赤芍一分 蘇木一分

甘草一分 香附一分 陳皮一分 桃仁一分 柴胡八分 枳殼一分

木瓜一分 連翹八分 牛七八分 杜仲一分 獨活一分 酒水煎服

損傷瘀血方驄過 杏仁廿五粒 大黃酒炒 陳酒一盞煎八分早服

又方 治滿身作痛者 大黃酒洗 桃仁七粒 當歸生

老酒煎五更時服血塊解下即愈

又方 白芷 芍藥 陳皮 茯苓 黃芪 防已

秦艽 甘艸 川芎 當歸 生地 防風

茄皮 熟地 肥皂 牛七 木瓜 銀花

酒水煎服

飛龍奪命湯 治破頭傷風牙関緊閉角弓反張驗過

羌活八分 獨活八分 防風五 荆芥五

細辛五 薄荷朮 川芎五 白芷朮 當歸五 陳皮五

煨天麻朮 甘草三下 靈仙五 蔓京子八分 花粉五

用水煎加姜三片燈心廿根

上部散 川芎朮 當歸五 白芷 生升麻五 赤芩七五

蔓京子五 為末每服七分加黃荆子炒黑為末三分接

骨丹朮 老酒調服蔥頭湯過口日服二次

中部散

歸尾兩 赤芍錢 白芷錢 生地錢 茯苓錢
黄芪兩 秦艽兩 陳皮錢 紫荆皮兩 為末每服五加
黄荆子末錢 接骨丹五 老酒調服食前送下葱頭湯
過口日服二次

接骨丹

自然銅煅七次兩 天雷石兩 尿缸岸兩 乳香 没药五
為末磁瓶收貯聽用

跌打損傷骨折碎筋斷痛不可忍者

墻脚遮跡上往來人便溺處經久碎瓦片取一片洗淨
火煅過米醋淬五次瓦黄為度然後以刀刮細末

每服錢，童便調服。傷在上部食後服，傷在下部食前服，藥雖易而效如神。

打悶氣痛方

射香二分　雄黃五分　研細末入瓶內，遇痛時將香點眼潭內，睡片時即效。

跌打損傷勞傷神效方

自然銅生醋淬七次　地鱉蟲二十個焙存性　射香五分

乳沒各二兩去油　延胡醋炒一兩　血竭兩半　丹皮醋炒　五加皮二兩醋炒　赤芍醋炒錢

當歸酒炒　川芎三兩　木香三兩　香附一兩酒糟浸　烏藥二兩　牛七酒炒

寄奴二兩　靈仙三兩　琥珀五錢　補骨脂一兩　為末，酒漿為

丸，陰乾，黃占為衣，使無不正氣。重者不過兩服，輕一服。

每服三錢煮酒送下立愈

紫酒方　白芍三錢　虎骨三兩　延胡三錢　烏藥三錢　獨活四錢　青皮五錢
香附生　茯苓生　牛七四錢　木瓜五錢　灵脂生醋　苡仁四錢
松節一兩　肉桂三錢　申姜生　桔梗五錢　甘草五錢　枳殼三錢
陳皮五錢　生地四錢　胡桃十个　窨三日　服用陳酒十五斤

使拳筋骨瘀（疼）痛方

歸尾五錢　紅花八分　川芎三錢　杜仲[illegible]
川斷五錢　牛七八分　茄皮三錢　乳没三錢各　酒送下
乳末各三錢去油　自然銅三錢醋淬七次　地龍三錢酒洗去泥　地必虫十八个酒洗

跌打神效方

硃砂五錢　川芎三錢　為末用棗肉為丸　硃砂為衣金箔

七

同滚用丹皮湯送下立愈

又接骨丹　河蟹黄　裹泥沖調飲醉要上下骨有聲將蟹附於狗腿上試之立驗

接骨八寶丹　硼砂　乳香　没藥　血竭　巴豆去油　半夏生用

歸尾　土鱉倭用燒酒浸死瓦上燒乾　為末每服一下

好酒送下飲醉出汗而愈　凡跌打損傷骨打者要將損上打死者

頭腦未破胃熱藥到回生倘有瘀血即從大便出矣三四次

後冷粥補之若女人死胎及胞衣不下加射香五厘立下不傷人

肥皂核炒黄不爛廿个去壳　乳香亍没藥三　兒血末　黄麻子米

軟骨散

陳羊毡燒灰卜打爛敷股拐上

又方　肥皂核肉　血竭　兒茶　乳香　没藥炒　萆麻子肉

炸脆為末米糊煮膠共搗自做餅の箇盒股揚上油布蓋之新花

熇之

護心丹　香金人參　龍骨　血竭　乳香　麻灰炒　沉香　瑪瑙

珍珠　琥珀炒　烏梅三錢　辰砂一錢　為末蜜丸未刑之先

送下如不打平安　甘草湯解

刑前神丹　狗腦骨灰三錢　木耳灰三錢　桂元肉十个　烏梅三个　金箔十張

人參一錢　辰砂半為衣　搗丸如彈子大　忌冷井水解

又有石火山頂五字　綿香灰上好的　胡椒末　白木耳灰　黃麻灰炒　半

八

黑枣和滚煮爛为丸每丸三硃砂为衣

受杖不疼神効方

蓽撥钱　川半七钱　當歸钱　乳香钱　没药钱

血竭钱　兒茶钱　人参钱　木耳灰钱　自然銅钱　地龍十条

枣肉煮爛为丸硃砂金箔为衣每丸三　臨刑燒酒送

下如不吃酒参湯或米湯皆可送下

鉄布衫方

猫頭燒灰　乳香　没药　赤芍酒　茄皮钱

红花钱　麻灰钱　当归尾　百脚十条　地龍十条　川乌　草乌

然銅　雄黄酒　地榆七分　为末童便酒漿为丸如桐子

大硃砂为衣每服七丸温酒送下如不打冷水解之

又方　有土狗七個油炒

又方　君代打　黄占三　青黛三　硃砂卜　沙糖調服句
湯過口外不打用茶解

神仙立効方　宣明方以地龍　飯菜同名鬼代丹
乳香　没藥　無名異　木鼈　然銅醋淬七次
等分為末蜜丸桐子大將湯服一丸水不打灌之　龍骨解

夾棒神方　肥皂子肉刃寸矢个　用白酒糟一鍾入肉共搗如泥
臨時敷上平安用陳湯解之即　硬可加皮硝肥皂俱敷

杖瘡急用方　杖後熱湯一鍾童便和服以免惡血攻心次用熱

九

荳腐敷患處手氣如蒸黑色如紫暗後紅為度數
次効驗（澈驗）

杖瘡方　潮腦（澈）　半夏　劉寄奴　為末用紙包之一夜即愈

杖瘡不破方　番白艸　煎湯洗之用鹽抹雞蛋去殼在上滾
之次用真白酒糟和生姜打爛敷一夜即愈

跌打傷損筋骨腫痛敷藥方
姜黃五錢　大黃五錢　羌活三錢　獨活三錢　肉桂二錢　川烏三錢　草烏三錢
乳沒各三錢去油　庄冰三錢　半夏生一錢　梔子三錢　毛姜三錢打碎去毛　巴豆一錢去油　靈脂三錢醋煅
碏粉一兩醋煅七次　蘇木五錢　降香五錢　當歸五錢　大梔末五錢　然銅三錢醋煅七次　酒藥少許

飛麵少許用滚板糟打爛調敷痛處取綿紙蓋好又要旧絮蓋煖紥緊過一夜能滚去之貼交骨為主諸痛可效

外傷收口養血益榮方

當歸錢 黃芪錢蜜炙 白芍錢八分 川芎五 生地錢 川斷八分 羌活七分 枳殼六分 陳皮六分 甘草 以水煎服

跌打傷損方

名代赭丹 古文錢十个醋煅淬 五加皮錢半 川牛七錢 大茴錢半 歸尾錢 川斷錢 碎補錢打碎 乳香去油 沒藥去油三錢 紅花五分 桃仁以米 大黃錢五 射香五分 三七五分

打傷敷方

沙塵恨傷 白茄子 砂糖麵為糊攤敷 傷患處乃骨斷敷此藥滚吊出傷便用附子肉桂攤敷

能此筋接骨驗過神方

諸毒圖藥苗治為人咬傷

陳年石灰大黃同灰在鍋內炒微紅色去大黃石灰研細貯磁瓶內遇症白蜜調敷患處神効並治為人咬傷用韭尿洗

去牙黃上茶

刀傷末藥神方

江西赤石脂三寒水石三老松皮三俱為極細末摻患處

又方治刎頸勒喉刀箭等傷金瘡皆驗

牡蠣一斤火煅七次醋淬七次為末摻患處立能止血生肌

金瘡方

紫金紅　旱蓮草　車前草　蓼草叶

芋叶　馬蘭叶　柜柳叶　蘭花叶

各洗淨搗爛敷傷口一日換三次至五日後用收口藥并膏藥貼之

膏藥方

松香下　要透明亮者用香油同鍋內煎熬化至滴

水成珠再加苦參　黃柏　大黃各兩　熬枯浮起再下黃占四百

草霜兩　再至清取起待冷然後用乳香沒藥血竭龍骨各兩

為末攪勻聽用

收口肌方

血竭　龍骨　赤石脂　石羔　各等分研細放膏

藥上貼於瘡口一日一換用　清茶洗

十一

跌撲損傷不省人事氣散絶者

南星　防風　爲末童便灌下即　醒

跌撲骨不起方　黄荆子一勺（黄色爲末）　用葱白刃打汁　生姜汁和童便

一盞冲服煮酒送下

刀斧箭傷腸胃突出方

蔴油浸透軟絹青布搽在傷處縫縫托入或令人含冷水一口噴一

驚自然縮入然後用桑白皮線縫前藥炒敷三日後收口用膏

藥貼之即愈

刎斷喉顙者　龍骨　血竭　爲末吹傷上勿動喉顙骨相連用

再白線縫將藥敷之生肌長肉再用收口膏藥貼之

跌撲小便不通方　桐子樹根　不拘多少切片每用一兩酒水煎服

長肉粉　治刀斧損傷不能收口敷之立効

龍骨一兩　血竭末三錢　牙硝三錢　珍珠一錢　冰片一分　麝香一分

兒茶三錢　研細末些些敷搽

骨斷自接末藥方　自然銅一兩三錢　斷肉一兩三錢　赤芍末三錢　灵仙三錢酒洗　乳沒粉三錢　當歸三錢　甘草三錢　蒼朮三錢

此入童便　小兒量十歲以上減半　下の分之一

茄皮一兩三錢　紅花末三錢　牛七三錢　穿山甲一兩酒洗切　為末每服三錢用老酒沙糖調空心服

外傷收口末藥方　乳沒各一錢　文蛤一錢　象皮一錢　蛤粉一錢　冰片少許　龍骨一錢煅

為末摻患處即愈　驗過

十二

刀傷止痛生肌益方　炙黄芪錢 當歸八分酒 白芍七分 茯苓八分
羌活錢 橘紅八分 防風錢 桔梗八分 土貝七分 乳没去油 申姜錢
上部加川芎白芷天麻 下部加牛七木瓜 酒水煎
傷腰傷刀跌打腦疼方　將鮮子益酒藥加砂仁二錢 核鹿肉分 神效
刀傷折傷跌磕傷封藥方　三七錢 桑皮錢 乳没錢 大黄錢
用陳礦灰為末 先放鍋內炒紅色 冲下大黄末 即取起將前
藥末和勻听用
刀傷藥方
降香 乃系 木乃 陳石灰　放牛胆内陽一年取出研
細研細貯之

打傷沒敷出紫黑色　山梔　百草霜　等分　用陳米飛麵些許　陳板糟調敷

面上打黑青膠方　橄欖肉打爛敷患處即退

又方　猪肉要精一塊扎待頭上患處腫即退

又方　鮮白蘿蔔天南星共打爛敷之立驗

無價寶　嵩治金瘡刀箭損傷打破神効

芸乆牛　庄冰一刃　乳末乆刃　鍾粉丁　血竭牛　當歸刃　白芨刃

黃占刃　先將菜油刃猪板油三刃共入銅杓內熬熱下白芨刃

煎至芨黑色撈去下黃占洋完次下庄冰住鬧待冷入前末收膏

當歸二刃刃牛　川芎刃　申姜刃　設末刃　木乆丁刃　川烏刃　公

接骨膏

十三

乳香錢半 古文丁香 松香各下三錢 為末用油再煎熱下前藥成

膏碎處筋斷效之

跌打吐血不止煎方

半夏一錢 陳皮去白 茱萸 烏藥 黃芩 白茯苓 黃柏炙

甘草 等分河水各半煎童便冲服

破肉取箭頭方 川烏 草烏 川椒 南星 等分為末姜汁調搽

箭傷方 田雞 打爛搽患處箭鏃自出 如寒天灶雞亦可

木刺入肉不能出方 灶雞廿个 黃鰍三条 打爛貼上即出

又方 萆蔴子 打爛塗之即出 或用牛七打爛搽亦妙

打樸傷重黑流注方　大黄末　姜汁調塗　或半夏末水調塗

或自然銅末猪油調敷

跌打傷損皮不破浮腫及出血方　紫荆皮三　蒼朮三　牙皂三　藍芎

生姜三　鵝脚風藤三　為末蜜調敷

呂洞丸

治跌損傷垂危者立効　虎骨生　白薇　蘇棋淫炼　半牛黄三

射香一下　冰片三下　竺黄三　乳没各三　兒茶三　三七三　大黄三

雄黄五　阿魏三全雄黄研　蟾酥三　花蕊石三

泥封同口煅花蕊石五

瓦罐盖泥封固煨乳入二黄在內再封煨乳放在四方磚上方八卦

十四

五行字用炭一秤籠疊巳午時下頭燒火漸漸上散之經宿取出研如麵貯磁器中　前方用之加入罨藤黄　之製罨法　取烏臼樹葉杵汁入藤黄浸一日夜自化當掘一地潭之底鋪紫之上放韭菜之上放邱蚓泥之上鋪糞中黄之上放藤黄之上蓋紙之上又蓋糞中黄再加邱蚓泥待過四日听用糞中新鮮者佳在家中之猪糞者可

一方將血竭三一方用琥珀三每服一

滁州湯

枳殼四　沉香四　木香　春砂仁四　廣皮五　當歸半

黄芩五　元參五　大黄分　共九味用水二茶甌煎一滚即傾出頭鐘將水一碗再煎一滚亦傾出湯之另研末入湯內不可經

火再以紅棗丆去核水煎頭中後用清水四大碗煎至二大碗濾清聽用又
將紅糖丆又真滴花燒十斤同攪勻共濾清去腳熬後將前藥汁同入罈
內放甕中不可出氣　外加黨參　生桂圓肉各　杞子各　以絲為則
依方虔製浸價三兩一斤不可錯傳

骨碎筋斷立刻生肌方

生乳沒各丆　兒茶丆　然銅三〔醋煅〕　生首烏一斤
血竭丆　必虫六斤　公雞腿骨一付（上下四塊火煅成灰）　為末酒下

金丹　治跌傷箭射

胆腥一斤　陳石灰年四两　蚕蛾四两　乳蛤蟆一斤　輕粉五
為末搽患處即包

破傷風方

南星　防風　川芎　地榆　當歸　赤芍

細辛　藁本　蒼朮　人參　各卜　共一劑水煎半鐘
服身熱加黃芪一錢　大便不通加大黃二錢將大黃另水浸泡下小便不
通加土狗不去足煅

英雄壯力丹

辰砂另乳沒去油　當歸另熟地另前仁各五錢各半豬煅炭
貝母半　苦瓜種錢為末用肥蟹四只同打爛如泥入前藥杵
和用蕎麦粉為丸如豆大每日清晨淡鹽湯送下至七日見効
驗一日力增十倍

垣

治胸心氣痛　砂仁錢　榧仁錢　木香錢

跌打損傷久不愈者立効
五灵脂五錢　為末姜汁糊丸白滾湯送下

打碎頭血流不止丹方　白松香 為末用旧毡帽灰敷上以手按
頭手定一个时辰血即不流勿動數日即愈

斷骨敷藥方　糯米一升燒飯　黑雄鷄一只去毛与腸共放石臼内　杵爛敷患處
外用杉木皮夾好再用蔴皮縛好又用膏布紮緊　方妙　服接骨
紫金丹生骨接上自愈

傷腸胃瘀血不散　効提如神
杏仁廿粒　無名異三錢　當歸三錢　為末空心陳酒调服三錢　即下恶血為妙

打悶跌倒死藥方　沉香　木香各三錢　降香　檀香各三錢　為末　童便冲服

破傷風血不止用此方最灵驗其效如神　乱發　兒茶　象皮　龍骨

十六

石羔　黄丹　三七　等分為末敷破處即愈、

內傷末藥方

紫金皮錢　肉桂錢　川烏錢姜汁　大茴四　甘草分

為末每服錢　黄酒送下

此方不拘傷處上身下身盡効散抄方案於左新旧出語、

川鬱金錢　全當歸兩　毛姜兩　沒藥錢　海金沙錢　然銅錢　參三七錢

劉寄奴錢　乳香錢　桂枝錢　木通兩　川芎錢　血竭錢　腰黄錢

鮮生地兩　陳袁酒煎服

練拳頭秘方

桑樹根兩煆灰　乳白茄根灰三錢　白九四　白槿樹皮灰三錢　象皮錢

以上五味俱研為末用滴花燒酒一斤　醋一斤　鹽滷一斤浸之每日洗

三次倘手打破以井水浸七七四十九日为度洗完其手如铁一般

止痛定血散　樟冰　五倍

吉理散　治一应新旧诸般损伤

当归　川芎　赤芍　木香　只壳　防风　甘草　陈皮

香附　紫苏　羌活　独活　薄荷　白芷　乌豆　广皮　方收

桑寄生生为末、红糖陈酒调共服之

封口金枪药　治一切刀斧破伤腐烂血出不止又不收口　敷之即生肌长肉

如乳末、生没药生　芸各才　血竭各　庄冰才　冰片才　白占方

用猪油炖尽去筋渣先将血竭调匀次下各药将轧下白占

十乂

調白信油埜透取起退火氣聽用無用攤油紙上青布扎

好

好瘡口上須用琥珀末摻上

婦人鷄眼 用荸薺一个 蜈蚣一条 蕎麦麪示下 共打爛攤布

如灸茶樣貼之三日即脫

紅腫無頭代刀散 用白丁香示 草蔴仁万 白砒示下 共研作丸如

麦大凡大毒成膿忌刀開者取一粒放膏上封之即破

化腐丹 治一切癰疽發背大毒破後瘡頂腐潰不化用此

藥立能化腐 草麻子仁万粒 巴豆仁五十粒 二味同炒黑烟

盡取出候冷研末摻患處立能去腐如神

五月五日合疔藥效驗如神　壁上收壁蟢　蟾酥

腰面射香　硼石　用糯米搗七个頭丸如麵大倘遇

疔挑破將藥一粒膏藥貼即愈

大清光緒念六年庚子清和抄

秘傳打損撲傷奇方

〔明〕意遠和尚／撰

提要

《秘傳打損撲傷奇方》不分卷，一册，南京中醫藥大學圖書館藏。書高二十三點八厘米，寬十四點二厘米。無邊框、界行，每半葉八行，行約二十四字。明代意遠和尚撰，硯田氏抄録於清乾隆庚申（一七四〇）年。作者、抄録者不可考。

卷首有硯田氏自序，「蓋醫之一術，造其妙固不甚易，得其訣亦不甚難，傷寒、小兒、男婦、方脉各有專科，至跌打損傷其關係甚大，死亡在於頃刻，醫者未知真訣，謬爲調治，或骨折而骨不能復完，打傷而傷仍舊如故，豈不有誤於人而自傷心術也哉？是書得之異人，應驗如響，依此而行，庶可濟世人於萬一也！乾隆庚申歲仲春月，硯田氏録於留耕堂中。」點明此書由來及抄録時間。

全書内容包括論骨節、論骨脉安害、論接骨方、論打跌損傷要害、論受傷要害穴道、跌打損傷及接骨金鎗奇方、經驗良方等内容。并附病症無治圖四張，跌打全身針圖一張、五臟六腑打傷圖一張、受傷要害穴道圖兩張。其論骨節、論骨脉安害内容輯自《洗冤集録》《濟世碎金録》。（程茜撰）

目録

[二] 此後内容即爲附圖，相關内容未見。

秘傳打損撲傷奇方 全

秘傳打損撲傷奇方

盖醫之一術造其妙固不甚易得其訣亦不甚難傷寒小兒男婦方脉各有專科至跌打損傷其関係甚大死亡在於頃刻醫者未知真訣謬為调治或骨折而骨不能復完打傷而傷仍舊如故豈不有誤於人而自傷心術也哉是書得之異人應驗如響依此而行庶可濟世人於萬一也

乾隆庚申歲仲春月硯田氏鍾抄　佃耕堂中

秘傳打損撲跌藥方

嘉靖六年（一五二七）意遠和尚傳

夫打跌損傷者血氣在身不能流行因此或成血片或血死不痛者昏悶不省人事或寒熱往来或日輕夜重变作多端致令血氣不調作梗故也医者不審原因妄投藥餌枉死多矣誠可惜之當時當下貴得其宜或受傷半月纔医者死血已固不能通水道既表後不可復表但仔細看輕重吃藥吃藥後受傷原因青腫轉紅色者此血活將愈如傷重服藥將愈用熨法

後服千金不奪散浸酒服盡〻後底得全愈如〻病人傷重牙関
急緊將死者宜鬆開將還魂奪命丹隨用正藥方内加羌活防风荆芥
胡黄連煎既已入藥不死如不納者不治切忌當風處及地下
坐卧併忌一切冷水冷酒冷茶之類油膩毒食之物如遇傷重
者先令人解開病人衣服遍身照過看形色何如又要去魚際
骨上下看有脉调和否如绝然不至者死沉细者生山根好陰
囊内尚有子者可治如腎子在小腹内去即辭莫医又用神妙
佛手散如病人口内入藥不進可將大鰌煮熟取脳子和眼睛

調下藥末入腹畧醒可救再用鳳仙子一匙沉香研水吞下

一從吻食管既斷可治用桑白皮取絲縺密却將雞[illegible]破開去食取膜　定患處隨用護藥護之後服藥可愈

一從吻氣管斷即死不治

頂门既破骨未入肉可治

食飽受傷及跌二日不死者可治

頂门骨陷入肉者不治

耳後受傷者不治若心胸紫痛青色未裹心乃偏心受傷可若

心胸緊緊痛紅既累心乃心口受傷不治

男子両乳受傷可治

婦人兩乳堂受傷不治

正腰受傷重自笑者立死不治

小肚受傷吐糞者不治

氣出不收眼閉不治

小腹受傷未破傷腸者可治

孕乳小腹受傷犯胎不治

腎子受傷入小腹者不治

腎子受傷皮破腎子未上小腹可治

如眼未直視須糞出何害脉大而緩須四至不治口如魚口纏

風不治

顖门出髓即死

兩眼有傷可治

正心口青腫一七內即死

兩乳有傷宜當速救

兩脚有傷可治

夾脊断者不治

小腸有傷不分陰阳難医

頂门有傷難治

兩胛有傷怕血入五臟内

兩腿有傷須然無事後必有損

論骨節

人有三百六十五節按一年三百六十五日

男子骨白婦人骨黑婦人生前出血如河水故骨黑如服毒藥亦黑

髑髏骨男子自項及耳并腦後共八片蔡州人有九片

腦後橫一縫當正直下至髮際別有一直縫婦人只六

片腦後橫一縫正直下無縫

牙有二十四或二十八或三十二或三十六

胸前骨三條心骨一片如錢大

項與脊骨各十二節自項至腰共二十四髗骨上

有一大髓骨肩骨及左右飲匙骨各一片左右肋骨男子各十二条八条長四条短婦人各十四条

男女腰间各有一骨大如掌有八孔作四行

樣圖

男子左右手腕及左右臁肕骨邊皆有押骨婦人無

手脚骨各二段

兩脚膝頭各有顱骨隱在其间如大指大手掌脚

板各五縫手足大拇指并脚第五指各二節餘十
四指並三節
尾𩩲骨若猪腰子仰在骨節下男子者其綴脊処
凹兩边皆有尖瓣如棱角周布九竅婦人者其綴
脊處平直周布六竅大小便處各一竅
論骨脈要害
凡人兩手指甲相連者小節小節之後中

節中節之後者本節本節之後肢骨之前
生掌骨掌骨上生掌肉掌肉後可屈曲者
腕〻左起高骨者手外踝右起高骨者右
手踝二踝相連生者臂骨輔臂骨者髀骨
三骨相继者肘骨前可屈曲者曲肘曲肘
臑骨臑骨上生者
上生者肩髃肩髃〻前者横髃骨横髃

骨之前者髀骨髀骨之中陷者缺盆缺盆
之上者頸〻之前者頷喉頷喉之上者結侯結
喉之上者胲〻兩傍者曲頷曲頷兩傍者顱
顱兩傍者頰車頰車上者耳〻上者曲鬢曲
鬢上行者頂〻前者顖门顖门〻下者髮際
髮際已下者額〻下者眉際眉際〻末者太

陽太陽穴前者目之兩傍者兩小眥兩小眥上者上瞼下者下瞼正位能瞭視者目瞳子瞳迎鼻者兩大眥近兩大眥者鼻山根鼻山根上者印堂印堂上者腦角腦角下者承枕骨脊骨下橫生者髖骨髖骨兩傍者釵骨釵骨正中者腰門骨釵骨下連生者腿骨腿骨

下可屈曲者曲瞅曲瞅上生者膝蓋骨膝蓋骨下生者脛骨脛骨傍生者骭骨骭骨下左起高大者兩足外踝右起高大者兩足右踝脛骨前垂者兩足肢骨肢骨前者足本節本節前者小節小節前者足指甲指甲後生者足前跌跌後凹陷者足心下生者足掌骨掌骨後生者踵肉踵肉

後者脚跟也

正面全圖

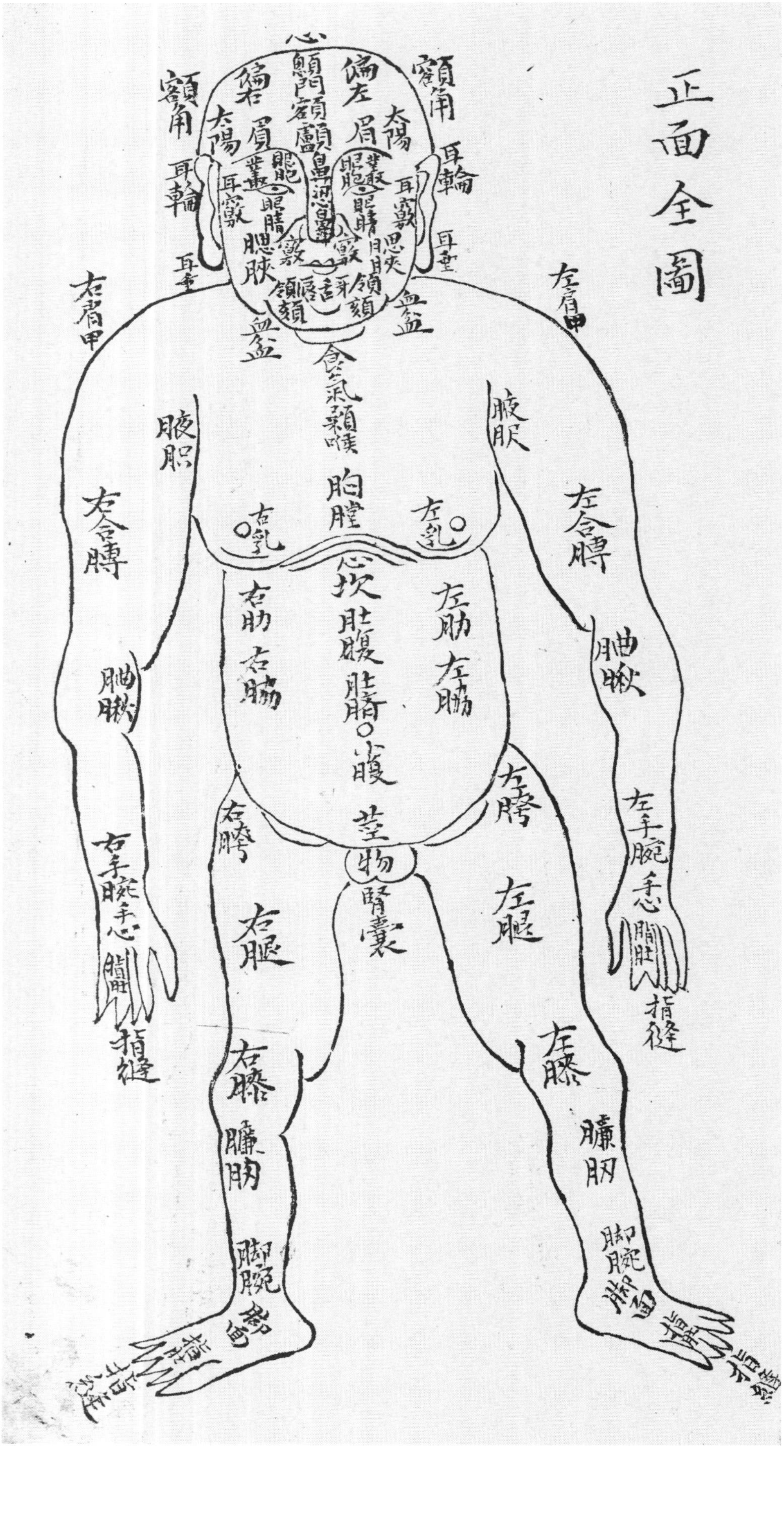

心
顖門
額顱
左偏
右偏
額角
太陽
眉
眉叢
眼胞
眼睛
鼻
耳輪
耳竅
耳垂
腮
頷頦
唇
舌
牙
缺盆
右肩甲
左肩甲
食氣顙喉
腋胑
胸膛
右乳
左乳
右合膊
左合膊
心坎
肚腹
右肋
左肋
右脇
左脇
肚臍
小腹
曲脷
右胯
左胯
莖物
腎囊
右腿
左腿
右手腕
左手腕
手心
指縫
右膝
左膝
臁肕
腳腕

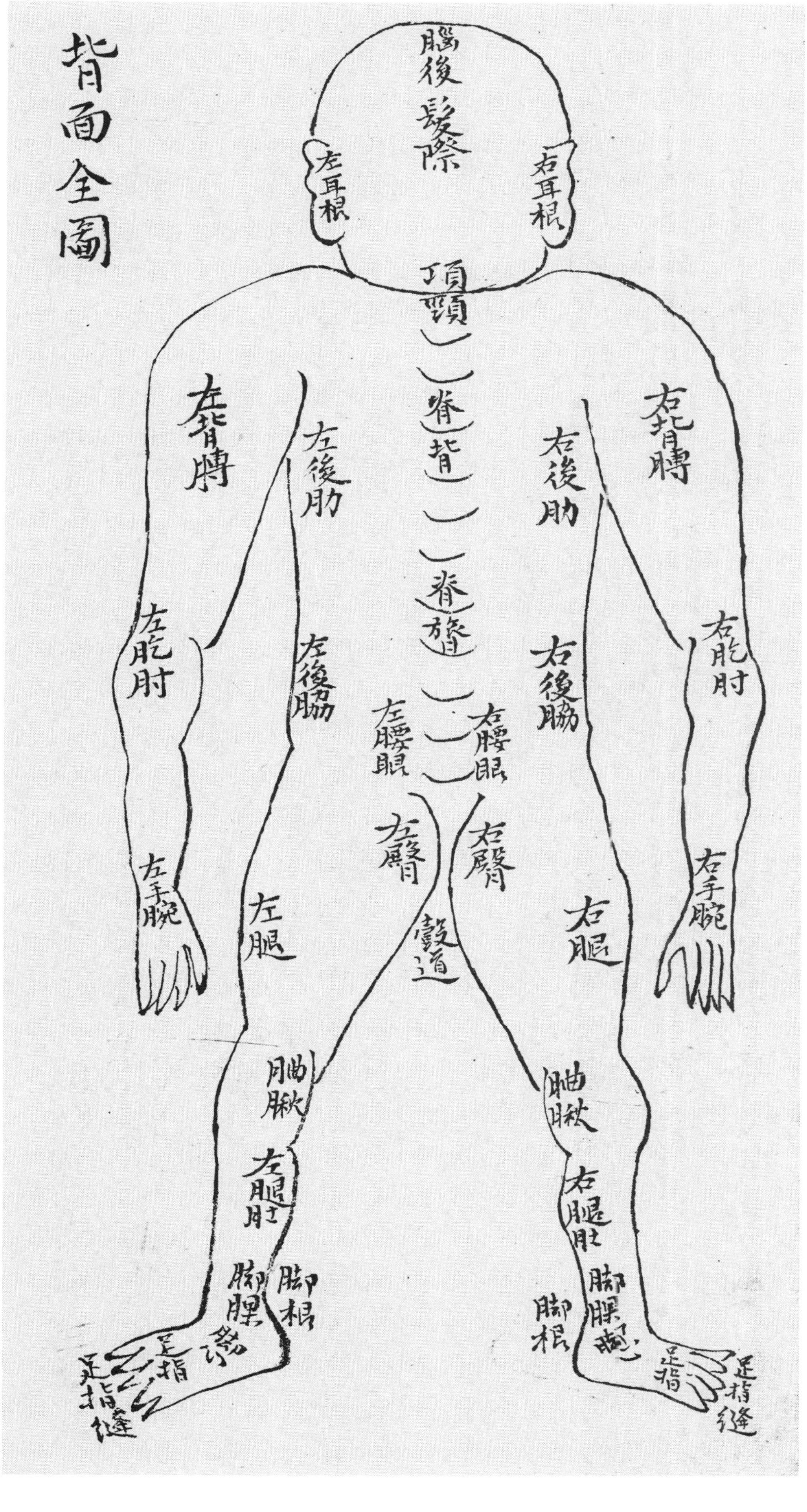
背面全圖
腦後髮際
左耳根
右耳根
項頸
脊背
脊膂
左肐膊
右肐膊
左後肋
右後肋
左肐肘
右肐肘
左後脇
右後脇
左腰眼
右腰眼
左臀
右臀
穀道
左手腕
右手腕
左腿
右腿
左腿肚
右腿肚
脚腂
脚根
脚腂
脚根
足指
足指縫
足指
足指縫

凡頭損破鼻流血可治如流黄白水不治先服紅藥再服水

藥 升麻 白芷 蒼耳子 紅花 独活 没藥 用酒為引 滿服全身丹

頭出腦漿無治

頭出冷汗無治

凡頭損七孔流血先服紅藥後服全身丹用酒吞再用刀斧藥

如骨破損傷風用水藥二剂 白芷 蒼耳子 独活 防風 京介

當歸 乳香 没藥 甘草 用苡仁一斤為引 水炆酒對服

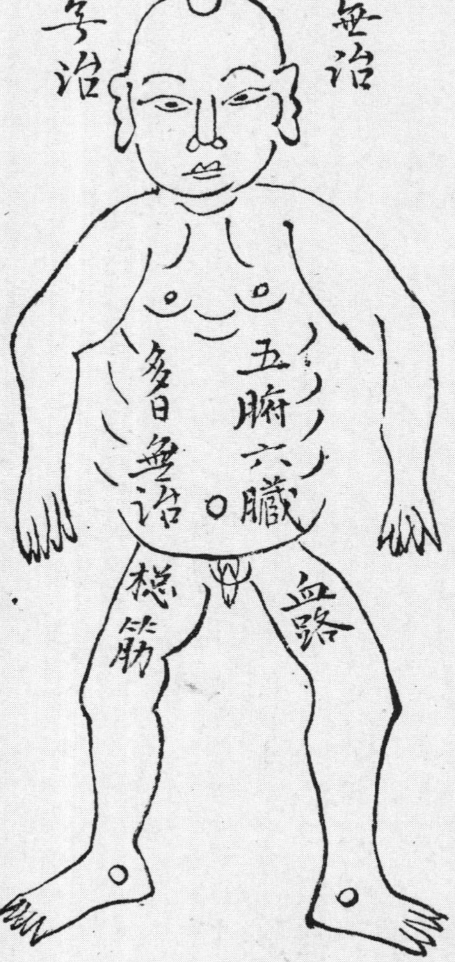

打傷舌跟跌出者後頸窩用灯火二灸如不上再一灸兩耳皆 丹灯火
一灸先服紅藥後服全身丹用水訖送下

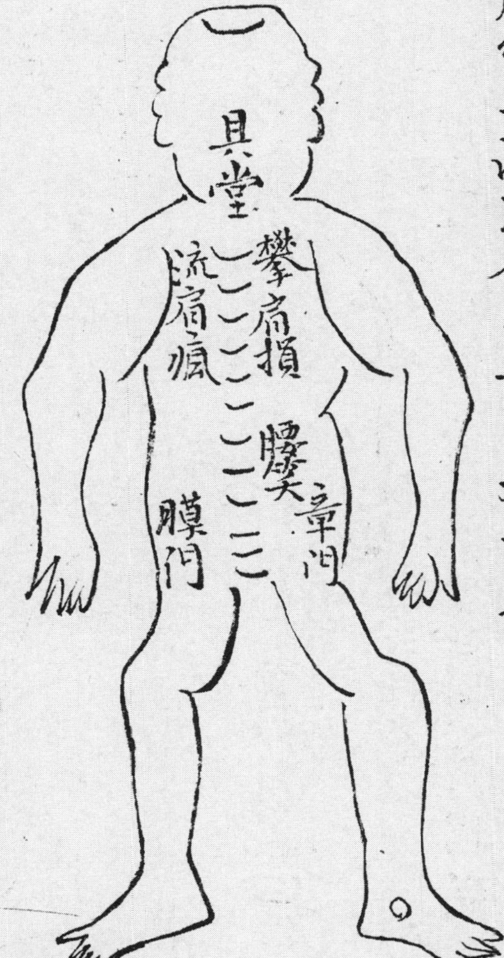

見骨三分 巴戟草三分 人參三分

回生再造丹專治婦人跌撲損傷遍身疼痛昏悶将死者

川芎 當歸 羌活 独活 木瓜各一两 角茴炒 小回各五分

肉桂 甘草各八分 烏藥少許 川烏三分 虎骨炙五分

然銅煅五分 氣喘加沉香木香 傷頭加肉桂 前胡 天麻 肉蓯蓉

夜卧驚悸加雄雞胆 乱語恍惚失主加人參 硃砂 金銀箔 遠志

右各依法製子內未曾炒用半酒半童便煎服神效

再生活血止痛散 治症如續命丹

將軍五錢　柴胡二錢　當歸二錢　桃仁五十　紅花五錢　天花粉一錢

川山甲一錢　甘草一錢

半水半酒煎空心帶熱服

回春再造丹專治手足及筋骨斷折者神效無比

五銖錢五文火煅七次醋淬　木香一錢　自然銅一錢酒淬　射香一分

共為細末每服二錢無灰酒送下令病人口先嚼下香一粒

方進此藥神效傷在上食後服傷在下空心服如即日未安

次日再服如未斷折骨者慎勿輕用此方專能接骨別無奇

又方

火龍行气散

生姜四两 食盐四两 麻油四两 瑞香葉三两 大黄二两 頭酒糟四两

京介二两 澤蘭二两 牙硝二两

共放一處研爛以麻油炒熟帶热熨上七八次冷了又炒熨

頻〻熨上自然安愈後進千金不奪散及佛手散神效

通經活血止痛散專治跌打破傷敗血冲心胸緊者神效

三稜 莪术 赤勺 黄柏 黄連 青皮 紫蘇 千里馬

稜

香附 柴胡 乳香

起初不下藥重者加紅花蘇木石菖蒲

滋榮復鮮散專治打傷之後榮衛空弱外受風寒内傷經絡

後藥

當歸 白芷 石蓮肉 玄胡子 川烏 自然銅醋煅為末水飛過各一兩 生地 川芎各一刄五分

右為細末每服二錢空心老酒送下

胃苓散

當歸酒炒三分 川芎酒炒三分 秦艽三分 續斷酒炒三分 桃仁炒干三分 羌活酒炒三分

独活三钱 防丰三钱 京介三钱 砂仁三钱 白芷三钱 青皮三钱
陳皮三钱 茯苓三钱 烏藥三钱 小回三钱 大茴酒炒三钱以上俱用
桂枝三钱 杜仲盐炒三钱 故芷醋炒三钱 厚朴酒炒三钱 木瓜三钱 加皮三钱
子蘇三钱 碎補三钱俱用酒炒 南藤醋炒三钱 勾藤酒炒三钱 石菖蒲酒炒三钱
首烏酒炒三钱 北细辛三钱 双寄生酒炒三钱 木香三钱 虎骨猪油酥三钱
孫骨猪油三钱 乳香去油五钱瓦焙 没藥去油五钱 金狗毛酒炒三钱 然銅醋淬七次五钱
赤勺酒炒三钱 柴胡酒炒三钱 玄胡索酒炒三钱 紅花酒炒三钱 肉桂不用製五钱 兵郎酒炒三钱
半夏酒炒三钱 西香酒炒三钱 木通酒炒三钱 甘草酒炒三钱 大黄酒炒五钱 黄柏酒炒三钱

牛夕酒炒三分　射香三分　丁香三分不用製　三七酒炒三分　灵仙酒炒三分　三稜酒炒三分
莪术酒炒三分　人參　土別　鹿台三分　兕台三分
共製过為细末用好酒每服五錢神效

回生續命丹專治筋骨折斷損傷疼痛不止者神效

川烏泡二分　草烏泡二分　自然銅火煆二分　地龍去土　烏藥　青皮
陳皮去白　茴香各二分五分　乳香另研　紅娘子　沒藥粉　禹餘粮醋淬四分
右為末调服一錢後服再生活血止痛散

萬金不換乳香尋痛散專治遠年諸般傷損遍身疼痛者

乳香　沒藥製过血蝎各五分　南木香三分　沉香三分　當帰

川芎　白芷各一两　甘草五分　天花粉　木瓜一　肉桂各七分

独活　羌活各去節　西香　茴香各五分　草乌三分泡去皮臍

右為細末每服四錢熱酒送下

千金不奪散酒方

防丰　京介　生地　勾藤　角茴　木瓜一　考学　紫金皮

五加皮　白芷　槟榔　木香　羌活　独活　帰尾

天台乌　威灵仙　杜仲　芍藥　牛夕　乳香　沒藥

故芷 五灵脂 石南藤 自然銅

人熱者加黃連赤芍為散各等分每用頭酒一罐用絹袋々

盛藥浸三五七取出隨量不拘時服常熱忌紅酒醎藏油膩

等物如孕婦除牛夕赤勺加歸身北艾服此藥七日見功不

問諸症百損遍身疼痛等不全效此方珍之

神妙佛手散專治筋骨斷折金鎗重傷將死者總用此藥

大有奇功得者宜珍宝之

鹿茸 當歸 從容 禹餘粮 兎絲子 熟地 白芍

川芎 干姜 琥珀 北艾 覆盆子 桑漂硝 牡礪

白茯苓　紫石英　五味子　酸枣仁

右為散依法製各等分姜三片枣一枚全煎慎勿輕用

全身跌打藥酒方

沉香五分酒炒　沒藥七分去油　灵仙五分酒炒　虎骨一兩酒炒　兒茶三分生用　土別五分醋炒

白芍四分生用　硃砂三分酒炒　乳香八分去油　血竭七分生用　射香二分生用　牛夕一兩酒炒

丁香五分生用　加皮五分酒炒　杜仲一兩鹽炒　故紙五分酒炒　小茴五分酒炒　麦冬五分去心

知母五分姜炒　然銅一兩醋製　猴骨一兩醋煅　大茴一兩酒炒　細辛五分生用　茯苓一兩酒炒

當歸一兩酒炒　黃柏一兩酒炒　兎絲一兩酒炒　枸杞一兩酒炒　橘紅三分生用　京皮五分酒炒

山藥五錢生用 羌活三錢酒炒 獨活三錢酒炒 玄胡三錢生用 丹皮五錢酒炒 川芎四錢酒炒

桂枝五錢酒炒 木瓜一錢酒炒 西香三錢生用

右藥盡製過放入砵内上好紅酒十壺煮三枝香久窨一七

每服二盃不可多服

跌打初起方

歸尾 紅花 白芍 桂枝 蘇木 木香 丁香 加皮

白芷 川芎 牛夕 香附 桑皮 独活 青皮 苡仁

棗肉 兔絲子 枸杞 西草 血竭 茸草

用生童便對水煎服

全身跌打方

三七五分 茯苓五分 独活五分 兕骨一兩（羊油製） 細辛五分（生用） 川芎五分
杜仲五分（鹽炒） 山藥五分 玄胡五分 故紙三分（鹽炒） 橘紅四分 丹皮三分
兔絲子三分（酒炒） 京皮三分 木瓜二分 當歸一兩 羌活三分 西香三分（生用）
桂枝一兩（生用） 黄柏五分 大黄五分 小茴五分 大茴五分 兒茶三分
白芍三分 青皮五分 加皮五分 檳榔五分 半夏三分 防丰七分
白芷七分 車前子三分 山甲五分 乳香一兩（去油） 沒藥一兩（去油） 硃砂五分

土别五分火酒製 猻骨一兩猪油製 虎骨一兩猪油製 然銅一兩醋煅 尋骨風一兩不用 川烏五分姜製
草烏三分姜汁炒 金毛狗去毛五分 干姜五分 烏藥五分 葛蒲五分 陳皮五分
赤芍三分 南藤五分 红花五分 木香五分 碎補去毛五分 木通五分
花粉五分 山查五分 枸杞一兩 厚朴一兩 神曲五分 荆介五分
只殼五分 續斷五分 秦艽一兩 血竭五分 砂仁五分 甘草五分
八爪龍五分 射香三分 琥珀五分

全身草藥方

矮脚樟酒炒五分 巴山虎醋炒五分 花蛇根醋炒五分 八仙朝聖五分 桑林枝五分

全身喬五分酒炒 八楞麻五分酒炒 澤蘭根五分

右八味草藥和入全身丹一起為末服 打傷青色用猪肝

拈上青色自過

全身丹

巴山虎五分 地南蛇五分 花蛇根五分 鉄頭箭五分 過江龍五分

過山蜈蚣五分 桃靈芝五分 樟灵芝五分 楮灵芝五分酒炒

苧麻根五分 澤蘭根五分俱酒炒 巡風骨五分酒炒 巡風藤五分泡炒 矮脚樟五分

佛手甲三分泡炒 金骨喬五分 老君扇五分泡炒 八仙朝聖五分

八爪龍五錢土焙　八稜麻五錢　臭靈丹五錢酒炒　活血丹五錢茶洗　水裡蓮五錢醋製

青蛙三錢火酒製　水裡龍五錢酒製

右為細末合前草藥同用

打傷巨步水藥方

歸尾　川活　赤芍　獨活　丹皮　條芩　川芎　桃仁

檳榔　澤蘭根　生地　桂枝　桔梗

右藥水對酒煎用生姜為引

打傷中步水藥

歸尾 生地 丹皮 赤芍 川活 京皮 桃仁 蘇木
紅花 蘇梗 西香 杜仲 小茴 大茴 玄胡 草烏用少
兒茶 用酒對水煎

打傷下步水藥

川活 獨活 歸尾 赤芍 丹皮 以仁 加皮 碎補
京皮 生地 桃仁 条芩 川名 木瓜 南行 防已
西香 木香 牛夕 俱用酒對水煎生姜為引

神異紅藥丹

山羊血五分 金花石五分醋製九次 上琥珀五分用豆付製 人參三分
五銖錢三分醋製廿次 兒骨五分酥油炙 沒藥五分去油 射香一分
共為細末用酒調服傷損十分用小兒童便麁仁用雞肝蒸
熟每服三分神效

五虎紅藥神僊丹

兒骨五分酥油製 兒[illegible]五分空火煨 麵包 鹿台五分 血竭五分 然銅三分醋製七次
人參一分 琥珀五分豆付製
共為細末損傷十分服藥半分神效

跌打損傷吐血不止百症通用

全當歸一兩五錢 白云苓一兩五錢 淨旱皮一兩 上肉桂一兩 淮山藥一兩五錢

製附子八錢 淨芡實一兩五錢 杭白朮一兩 白芍一兩 光澤瀉一兩

淨砂仁五錢 真廣皮一兩 遠志肉一兩 銀柴胡一兩

共為細末打成小丸損傷酒服百病開水服

吐血方

當歸 川芎 白芷 白朮各一錢 白芍 生地 茯苓

黃連 用童便生姜引

全身七錢

當帰一刄 川芎 白芷 独活 桂枝 青皮 陈皮 大回

小回 甘草 防风 杜仲 故紙 秦艽 續断 加皮

牛夕 玄胡 蘇子 兵榔 烏藥 茯苓 山藥 红花

荆介 黄柏 赤芍 白芍 以以 厚朴 羌活 南藤

柴胡 遠志 半夏 只殼 車前子 石菖蒲

旧損中部水藥

當歸 川芎 白芷 兵榔 烏藥 香附 厚朴 青皮

陳皮　独活　紅花　木香　茯苓　紫蘇　甘草　三稜
莪术　大黄
右藥用桃仁七粒童便對水煎服

接骨方俱用五分
丁香三分　肉桂三分　三七　橘紅　乳香　没藥　木香
木通　大黄　然銅　勾藤　碎補一刄　三稜　莪术　細辛

接骨丹
當帰三分　川芎三分　杜仲三分　虎骨三分　然銅五分　独活三分

木瓜三分 欠實三分 茯苓三分 棗仁三分 早仁三分 川烏三分

白渇三分 各一兩三分

灵枝三分 川活三分 米仁三分 細辛三分 烏藥三分 甘草三分 各素

硃砂三分 神曲三分 牙皂三分 大皂 地皮虫各一分 木香

紅蚯引 壯雞 乳香 末藥各三分

土别子一对 酒製过 推車子一个 抱雞子三个

右為末每服一錢好酒送下

跌打傷損接骨仙丹專治腦頂損破神效

人参三分　土别一个　土龍一分　當帰三分　升麻一分　然銅一分
白芷三分
水蛭酒對服
跌傷骨碎接骨奇方
當帰　白芷各三分　草乌泡三分
五分
右各用生為末溫酒調服二錢一覺麻木揣正骨斷處端正
隨用糯米粥壯礪末搽患處或用生雞打爛貼外用杉木皮
夾定繩縛住毋令移動即服乳香沒藥白芍川芎當歸川椒

各五錢自然銅煅過三錢共為細末用黄蠟二兩溶開入前
末藥内攪匀作丸如彈子大以好酒煎热服隨痛處側卧少
時數進藥幾次大效如覺破風腫宜用南星防丰為末温酒
調入姜汁一匙服仍用酒餅敷貼患處
接骨麻藥
當歸一兩 白芷一兩 草烏八分
先服此藥昏迷不省方好如法接骨後用米泔解醒再服通
身丹再服紅藥

接骨外用敷藥

生大黄五分　天花粉六分　生南星七分　生半夏七分　生支子七分

川樹油七分　川草烏七分

用淡醋調敷碎骨皮外，外用旧棉花包，宰杉皮夹住女裹脚

扎一七全愈

骨碎肉爛奇方

盧甘石一两，火煅　龍骨五分，火煅　冰片五分　射香五分

接骨膏

當歸二錢五分 川芎五分 乳香二錢五分 沒藥五錢 木香二錢 川烏四錢製過

碎補五錢 古錢火煅醋淬七次 黄柏三錢 香油三两

先將各藥爲末和油成膏用油紙攤貼患處如骨碎筋斷長復如初

膏藥專治風寒温氣 盯傷跌撲閃傷一切疼痛皆貼患處 心腹痛俱貼患處 吼喘咳嗽貼背心 瀉痢貼肚臍 頭痛眼痛貼太阳穴 併治一切無名腫毒疔癰背發流注癤毒瘍瘡俱貼患處 百發百中功難盡述

、

川烏一两 甘草一两 大黄六錢 當歸八錢 赤芍五錢 白芷五錢

連翹一两 白蘞一两 官桂五錢 木別子五錢 槐柳桃桑棗枝各八

苦參一兩　皂角八兩

右剉咀片用真麻油二斤浸藥一日以火熬油老滴水成珠以綿子濾去渣將油再熬一滚入飛過黄丹十二兩用柳枝頻攪滴擹油紙上以不貼肉為度収起候冷听用

婦人跌損藥方

當歸二兩　红花一兩　杜仲一兩　湖水沙　川芎一兩　益母二兩

牛夕一兩　白术一兩　羌活一兩　条芩一兩　熟地二兩　独活一兩

烏藥一兩　生地二兩　續斷一兩　香附一兩　白芍一兩　黄一兩

白茯苓一兩　南藤一兩　虎骨一兩　乳香三分　山甲條一兩　没藥三分

英雄丸

乳香　没藥　密陀僧　自然銅醋淬七次　地龍即蚯蚓焙干　木別子去殼

花椒各等分

共爲細末煉蜜爲丸每噙一丸以酒服或臨刑時方服打不覺痛任打血不浸心妙不可言

打損藥方

川羌活一錢　川獨活一錢　北秦艽一錢　川香附一錢　生元枝一錢　五加皮一錢

石南行一钱 南章子一钱 川牛夕一钱 何首乌一钱 川木瓜一钱 紫金皮一钱
西木香一钱 南木香一钱 上血竭二钱 肉桂二钱炒 子一钱 灿只壳一钱
北桔梗一钱炒 白芍一钱 当归身一钱 骨碎补二钱 川射香一钱 炒故芷一钱
灿小回一钱 真桂枝一钱 飛辰沙一钱 豆朱 一钱 八角回一钱 白芷一钱
丹皮一钱 烟 一钱 藁本一钱 乳香 一钱 末药三钱 川芎三钱 杜仲一钱、
灵仙一钱 玄胡一钱 虎骨一钱 然铜一钱 海马二个 土别二个
人参三钱 加者在外

治疯损壮骨方

當歸五錢　川芎四錢　白芍四錢　熟地五錢　故芷三錢　小茴二錢　棗仁三錢
遠志二錢　川附弍錢　牛夕四錢　芡實四錢　砂仁二錢　鹿茸二錢　茯苓一錢
白术一錢　肉桂一錢　茯神四錢　甘草三錢　枸杞二錢　杜仲四錢　續斷四錢
桂枝三錢

壯損骨方

當歸五錢　牛夕五錢　五加皮一兩　木香一錢　枸杞一錢　故芷一錢
生地五錢　熟地五錢　福員廿个　黑棗廿个　用好酒燉服

壯筋壯方

紅花二錢 血竭二錢 乳香三錢 沒藥五錢 黃柏二錢 黃芩二錢 碎補二錢
白芷三錢 黃花二錢 白花二錢 獨活二錢 防風二錢 枝子三錢 大黃一錢
生地二錢 小茴一錢 大茴一錢 甘草 一錢

神好全方

人參四錢 熊膽四分 阿片六分 象皮二兩 白蠟炒六分 酒餅三个
共為細末蜜糊為丸每服三分重加三分硃砂為引黃酒
送下如不好用茶解

治瘋損方

茯苓三钱 當归四钱 川芎四钱 生地三钱 白芍二钱 故芷三钱 小茴三钱 桂支二钱
南木香三钱 砂仁一钱 牛夕二钱 独活二钱 陈皮三钱 甘艸一钱 麦冬二钱
木瓜二钱 外加虎脛骨二钱 福圓肉二两 枣肉二两 蜜糊為丸

又方

桂枝四钱 朱仁五钱 木瓜三钱 續断四钱 肉桂三钱 欠实四钱 川芎四钱 白花二钱
熟地五钱 生地五钱 故芷二钱 枸杞二钱 木香二钱 五加皮一两 牛夕五钱
當归五钱 茯苓五钱 福圓四钱 里膠早四十

加膂力方 营武中得来

當歸 羌活 陳皮 獨活 加皮 碎補 威灵仙 八稜麻
杏仁 土伏苓 川烏製 小茴 續斷 熟地 橘子
木瓜 自然銅製 杜仲 木香 知母 牛夕 只殼 桂枝
秦艽 乳香 沒藥以上各等分 硃砂一錢 白硃砂一錢 白蠟三錢 射香五分
丁香一錢 姜蠶三分 宣毛三錢 木別果 血結一錢 阿牛五對 海馬四對
神馬箭 神金五十張 銀箔一百張 白石三錢 鹿戒三分 虎骨三錢 地龍果
土別十个 山漆三錢 季生三錢 闹楊花三錢
共合末藥一斤 初服一錢 再服二錢 終服三錢為止 用酒送

下久服膂力倍加

治瘋方

茯苓五錢 當歸五錢 川芎四錢 角回三錢 小回三錢 杜仲五錢 桑寄生三錢 白术三錢

細辛二錢 延胡二錢 倉术二錢 白芷三錢 大花三錢 防己三錢 半下三錢 檳榔三錢

石菖蒲三錢 生地三錢 枸杞五錢 乳香三錢 熟地五錢 沒藥三錢 牛夕五錢 羌活三錢

碎補四錢 白芍三錢 獨活三錢 肉桂三錢 陳皮二錢 厚朴二錢 烏藥二錢 木瓜二錢

虎骨二錢 石南二錢 黑豆五錢 甘艸一錢

用好酒浸激過七日服神效

跌打青腫退傷方

用老黄茄極大者一个切片如紙厚新瓦焙干为末卧臨時温酒调服二錢一时尽無痕迹

跌打久不收口者

用桑葉三四片二面揉蜜浸一宿刺孔傳破處一日一換一夜一換即生肌

金鎗出血神方

石榴花半斤石灰一升搗爛陰乾每用少許敷之

又方

用女帶血勒馬片燒灰攙

用松香白礬等分為末攙

用半下系白蠟等為末攙

用上好石灰篩过將韮菜汁作餅貼于壁上候干為末攙

挑花散

用礦石灰大黄切碎同炒七次以桃花色為度為末攙

住痛止血散

嫩老鼠（未生毛未開眼者）韮菜根合石灰搗爛作餅陰乾用時以刀刮末

敷上布包即愈

金鎗迎刃散 專治金鎗傷重出血不止者神效

白芷一兩 甘草一兩 水龍骨一兩 右為細末，鍋內文武火炒赤，旋入大黄米三兩 鳳凰退三兩，以焦為度，用嫩苧麻葉、韭菜葉取自然汁調前藥，陰乾，入三漆一兩 血結一兩 片腦二分 牛胆南星一兩 野苧葉 遇傷處搽上立愈

一人騎馬顛扑，所佩鎖匙傷破腎囊，二子脫落，筋膜懸繫未斷，痛若無任，諸醫措手，或以線縫其囊，外加敷貼生肌止痛不出

三五日縂爛復脫矣予思常治刀傷但敷壁錢而效敏盖此亦傷破之類也是慢 令人托上多取壁錢敷貼其傷破之處數日漸安其囊如故

杖瘡

生大黄一兩 朝腦一錢 共為细末用蜜调敷之立刻止痛

八厘散 專治跌打損傷瘀血攻心將死之时灌藥即甦

土鱉去頭足 乳香一錢去油 没藥去油一錢 自然銅煅 血竭一錢 歸尾一錢 骨碎補去毛一錢

硼砂一錢 生半下一个焙乾一錢

共研細末每用八厘好酒送下

仙傳膏 治打板重傷死血鬱結噎送（呃逆）不食并夾傷肉爛貼之可以起死回生

乳香一兩五錢去油 沒藥一兩五錢去油 輕粉三錢 血竭三錢 冰片二錢 射香一錢 樟腦二

黃蠟一斤 猪板油一斤

以上藥共研細末後將蠟油同化調藥成膏貼敷患處毒水流盡即時甦醒

生肌散

乳香 沒藥各二錢 血竭 兒茶各二錢 龍骨二錢 象皮少許 珍珠一錢

飛過熱石膏一兩 共為末過患處數次立生肌

刀瘡方

赤石脂一兩 石膏兩生用 共研為末

八寶金鎗方

盧干石一兩 冰片分 麝香少許 珍珠分 三漆分 劉寄奴分 龍骨各

共研細末

又方

干石 龍骨 生半下 冰片

論接骨方

下牙骨跌落用雙手端定往下一舉往上一端先服紅藥後服全身丹即愈

頸項打斷用交椅生定双手柔上先服全身丹後服紅藥蒸雞肝用壺便酒解呑服

跌損肩㬂骨用扤子坐住双手拿住患手再用跪膝頂住患人脇窩手足瘠用力一扯然後往上一閛托上外用敷藥内服全身丹即愈

背脊骨跌斷用汀一片貼定先用內接骨丹　土鱉二錢土龍不
杜仲三分　遠志三分　當歸三分　故芷三分　銖錢三分　用酒吞服
大腿跌落用二人扶定將双手扣定跪膝一柔然後掇上光服
全身丹後服紅藥
攀肩損無治
天平針斷無治
頭頂骨斷無治
脉骨斷無治

顖门骨断無治

手皆骨損無治

論打跌損傷要害

凡頭損破鼻流血水可治如流黄白水無治先服紅藥再服水

藥升麻　白芷　蒼耳子　紅花　独活　没藥　用酒為引

滿服全身丹

頭出腦漿水無治　　頭出冷汗無治

凡頭損七孔流血先服紅藥後服全身丹用酒吞再用刀斧藥

如若破損傷風用水藥二劑 白芷 蒼耳子 獨活 防半
京介 當歸 乳香 沒藥 甘草 用桃仁為引 水燉酒對服
一打傷舌跟跌出若後頸窩內用灯火二灸如不上再一灸兩
耳背再一灸先服紅藥後服全身丹用水酒送下
一頸項骨跌進用双手端定耳門台住上掇先服人參湯吞服
紅藥後服全前
一打傷黑血霸齒凡過四十七日無治先服紅藥後服萬金不
換散 白芷 乳香 沒藥 當歸 獨活 天花粉 肉桂 西香

草烏　防風　甘草　水煎酒對服蛇扣为引

一打傷頭破傷風瘇大先服紅藥用雞肝飯上蒸熟用酒服雞肝後服回生丹　當歸　防風　角茴　羌活　肉桂　然銅　甘草

白芷　升麻　花粉　用水煎服酒為引

一打傷跌斷肘骨先服紅藥用子雞肝將紅藥放在肝上水頓熟用酒吞服然後外用接骨丹　生大黃　天花粉　生南星

生半下　生支子　生川樹油　川草烏　用淡醋調敷碎骨皮

外用旧棉花包定外用杉皮夹用女裹脚扎一七郎愈後服

全身丹

一耳背有傷青紅可治黑色無治先服紅藥後服全身丹

一後腦發破流血有治流黃水無治

一打傷糞骨屎尿吞出用全身丹鷄節煎湯送下 如不止再用

紅藥一分雞湯送下即愈

一打傷大便流血不止先服全身丹生地煎湯吞服後服紅藥

水龍骨煎湯送下再服水藥一劑 生地 當归 厚朴

大黃五分 云苓 廣皮 煎藥吞服全身丹即愈

一打傷跌傷五腑六臟眼帯青色黄黒色口角黒色鼻孔黒色舌大昏迷无治、

一五腑六臟打死无氣有救先吹红藥入鼻如不轉氣將红藥放入眼内將手在眼角柔動一時自轉後服红藥

一打傷碎骨上下用藥先服红藥用雞肝蒸熱好酒吞服後服全身丹用生水吞服外用接骨丹照前方行宜忌雄雞鯉魚鰕子鵞鴨并蛋一概生冷發物患猪肉渾身碎骨照車驗行後服水藥用回生續命丹一劑

一手脉黑红青绝　血弦氣绝　肚角不通　男眼有損
小便出血　打壞胎落肚　肚上破膜　小便反進俱
無治

一肚上破膜先服大宝丹後服全身丹如不愈無治

論受傷要害穴道

一眉心受打久則昏暈成癆

一鼻梁受打一时昏暈久則成癆

一血筋久咳成癆

一氣门受傷主一月輕者主气々痛々

一章門受傷成血塊主氣痛三年

一胃脘受傷主週年半載

一左肋受傷重者主三日七日九日輕者主半年三年

一右肋受傷重則一时一日輕則週年半載

一筋窩受傷主三日三月三年

一海门受傷主五日半月半年

一盆絃受傷悶死有治面黄无治

一肚角打番無治
一丹田受傷正穴有治偏則無治
一關元受傷傾刻無治
一巨門受傷一时久无治
一大椎受傷主底腦昏暈无治
一地台受傷成癆一年二載
一鑽脚受傷其症右手拿住主二日二年
一末尾受傷主一日久則咳嗽

一鳳眼受傷主一月外无治

一鳳翅受傷主氣喘

一鳳尾受傷吐痰三日三月

一腰笑受傷主一日一月一年

一腰眼受傷主笑通穴

一庄骨受傷左分骨自利不正中尾座損傷無用右座損主大

便閉結

秘傳打傷撲跌藥方　卷中

專治跌打損傷筋骨疼痛四時八節有救無治并新舊損壞一切方丹調撥活動行用不可乱發藥劑恐枉死多矣切記〻〻

飛龍奪命丹　治喉嚨扁破

八寶丹　治胸膈臌脹

七將擒拿丹　治脾胃黄色并鳳翅

雞肝散　治腰眼痠痛

洗心散　　治胃脘阻隔

大寶丹　　治盆弦青色併心窩不跳

五虎丹　　治肚角不通再服上仙丹併大黄三稜莪术

三稜湯　　治左胸堂軟肋

莪术湯　　治右胸堂軟肋

千金奪命丹　　治鳳尾受傷

回春再造丹　　治夾車肩井穴牙腮

火龍行氣丹　　治氣台有傷敷藥

通經活血止痛散　治氣台有傷吃藥

滋榮双解散　治喉内氣急

胃苓散　治耳後作痛

回生續命丹　治口歪流涎

萬金不換散　治眼珠轉色

千金不奪散　治眉堂青色

觀音針方　用当汀子一分　梅片壹分硫黄三分

硫黄用火煅過將射片二味入礦内取起存冷為針但有久損瘋損核子俱用此針即愈

敷藥方
退壯方
住痛方
英雄壯藥方
接骨麻藥方

刀斧方
閉藥方
麻藥方
吹喉方

秘傳打傷撲跌藥方　卷中

返魂奪命丹專治跌撲打傷牙關緊閉心腹痛悶不省人事將筋攣開灌入一碗即愈

銀絲草一兩即山攬姑葉長有毛白色生水者　毛雞子一隻過一月不用不去毛

二味共研爛如泥熱酒沖去布濾過調小兒骨末一錢即愈

神效後服稜莪散

稜莪散專治跌撲打傷遍身疼痛不能舉止者神效

莪术一兩　三稜一兩　赤勺一兩　西香八分　玄胡八分　黃柏一兩

檳榔八分　青皮五分　羌活五分　防風一分　大腹皮五分　大黃一分

芒硝三钱　黄連三钱　桔梗三钱　京介二钱　柴胡一钱　陳皮八钱
紫蘇八钱　半夏三钱　千里馬一刃口用 両頭
右依法製　如等分　姜五片　葱白根　桑白皮　水半　童便　对煎　空
心热服　十分汗大除芒　微葱白只用一根　如要利用大黄芒
硝　有痰用半夏　如孕傷　除三稜莪术　如血出甚亦除之　及葱
白　加當歸　蒲黄　用水煎服　偏心受傷者　加紅花二分　煎服　頗
门受傷　除三稜葱白　如出血多　就用止血金鎗丹　如手足傷
断　用手推正內　灯心火　紙捲寔　厚寔停當　外用杉手夾寔　進

接回生丹用小褁脚際之扎定杉皮乃無有不愈但改下之藥多加乳香没藥痛重加西香二分赤芍玄胡索乳香没藥或有痰乃肺氣旺加乾葛杏仁勿用半夏加貝母如重傷心痛加石菖蒲如原處痛結癧痒加干葛赤芍甘草桔梗防手京介連喬每用原湯帶熱服隨意加減

七將擒拿丹

土別　接骨虫　良殊　殊砂　龍骨　白蠟　骨碎補
没藥　各等分為末

洗心散

歸尾 紅花 紫蘇 蘇木 黃柏 桃仁 寄奴 只殼

香附 赤芍 桂皮 烏藥 木香 西草 花粉 檳榔

山查 沉香 青木 西香 木香 双皮 川金 大黄

三稜 莪朮 用酒煎服

大寶紅藥方

琥珀四分 血竭四分 大硃砂五分 金粉一分 銀粉一分

上然銅五分 五銖錢三分 土別五分 乳香三分 沒藥三分

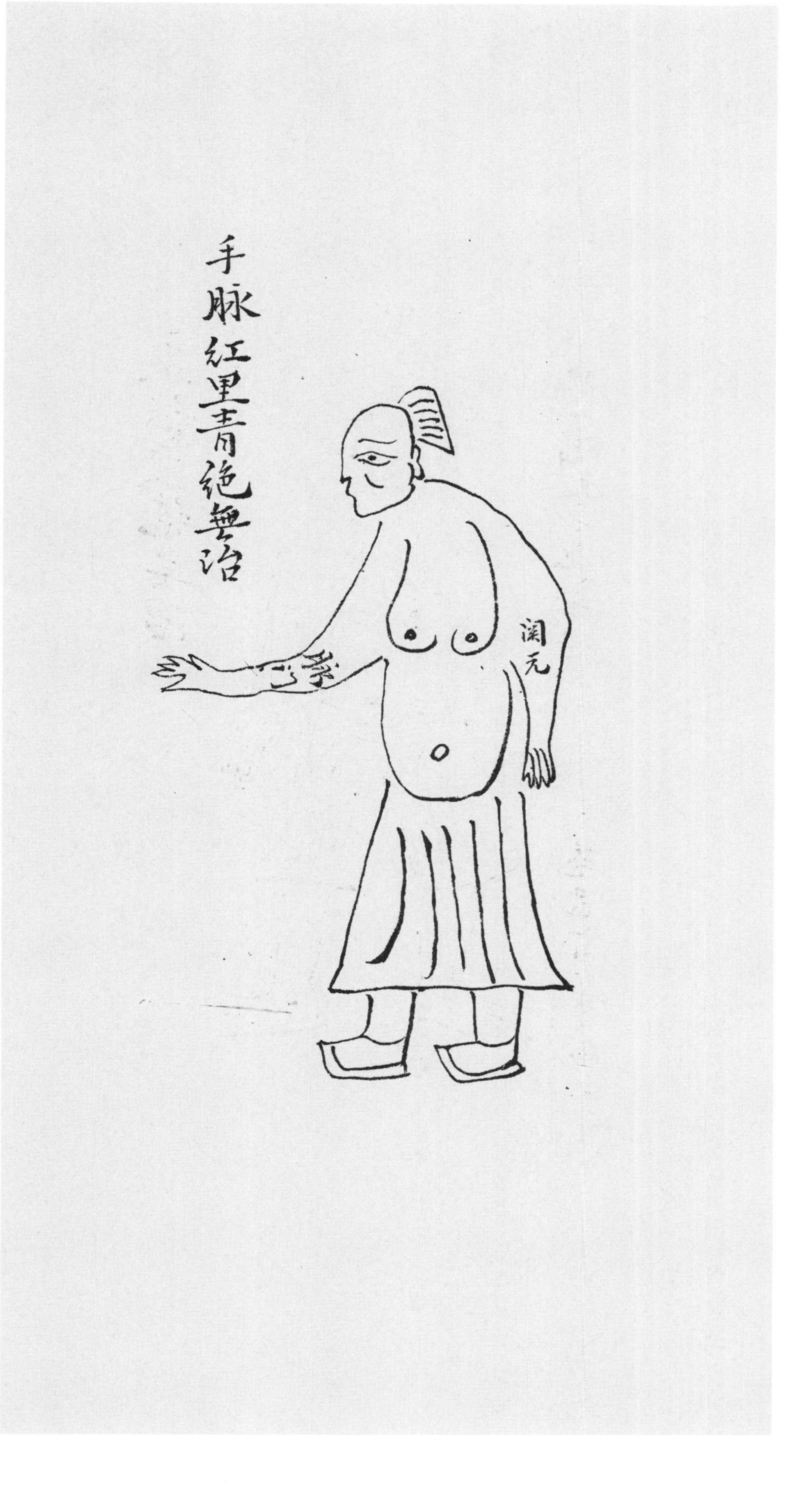
手脉紅里青絶無治
澜元

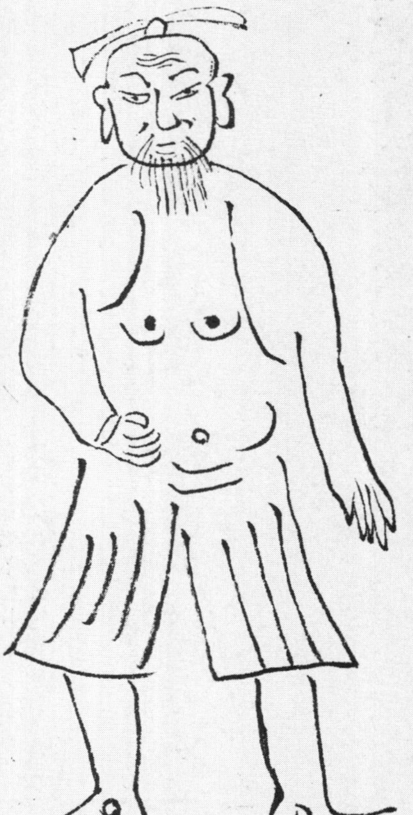

盆絃氣绝无治
肚角不通无治
鬼眼有損不看

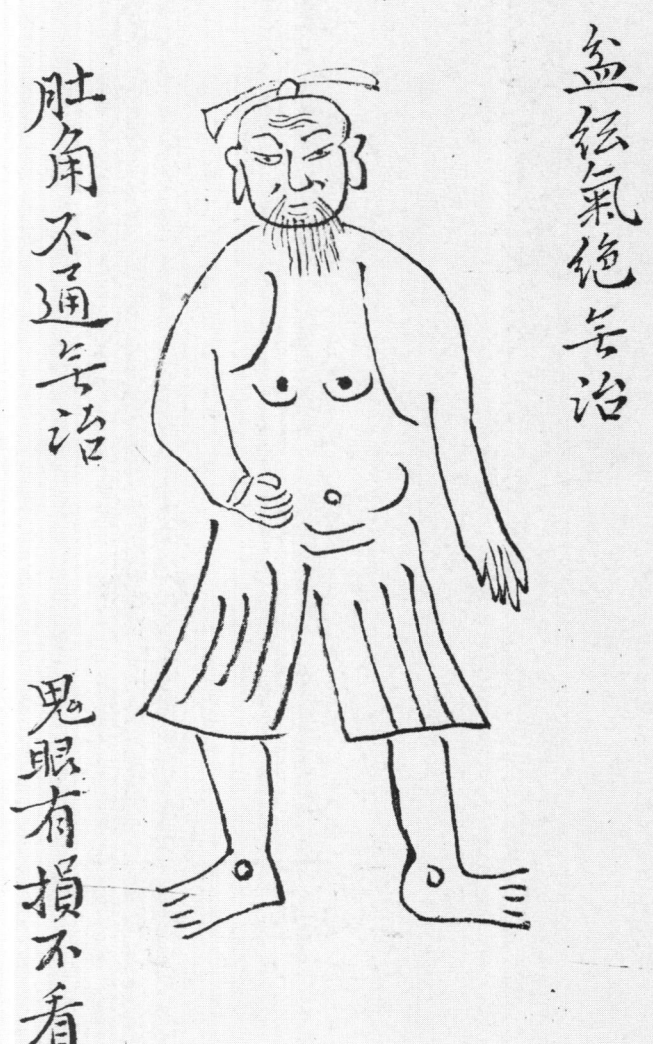

小便出血不止無治

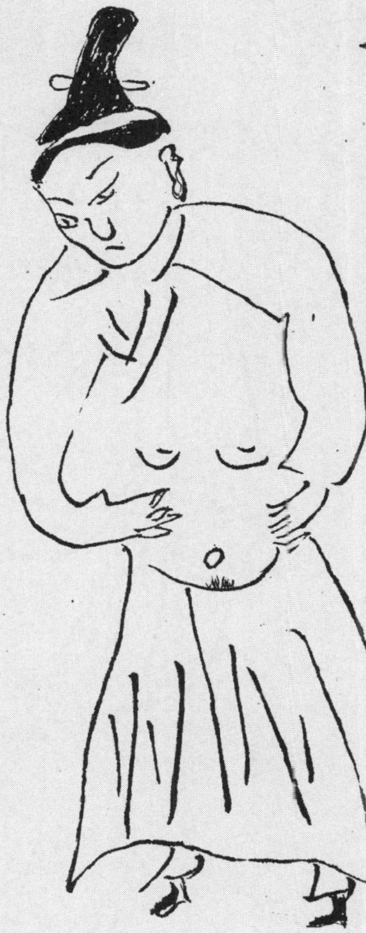

打傷壞肚落胎無治

小便出血不止先用紅棗子雞湯吞服即愈者可治不愈者無治

肚上破膜先服大宝丹後服全身丹如不愈無治

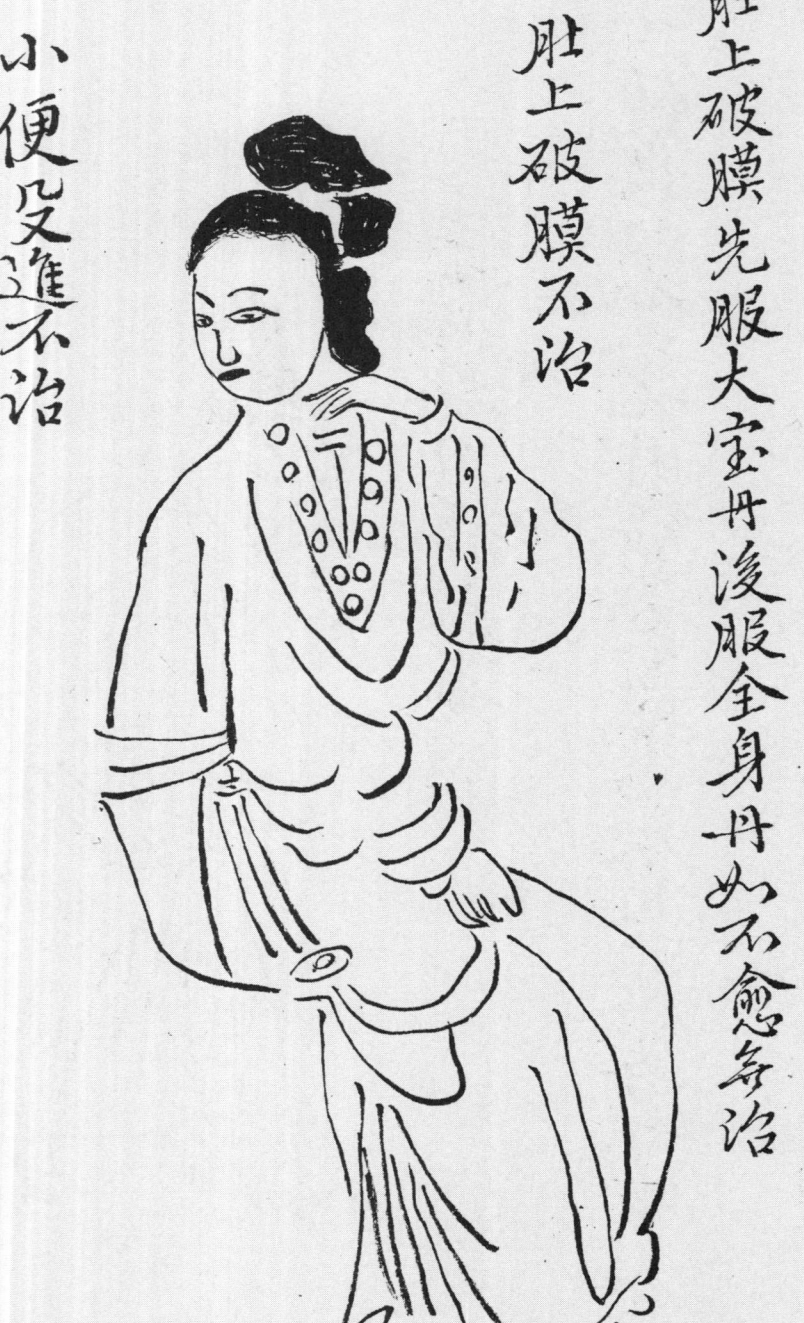

肚上破膜不治

小便叉進不治

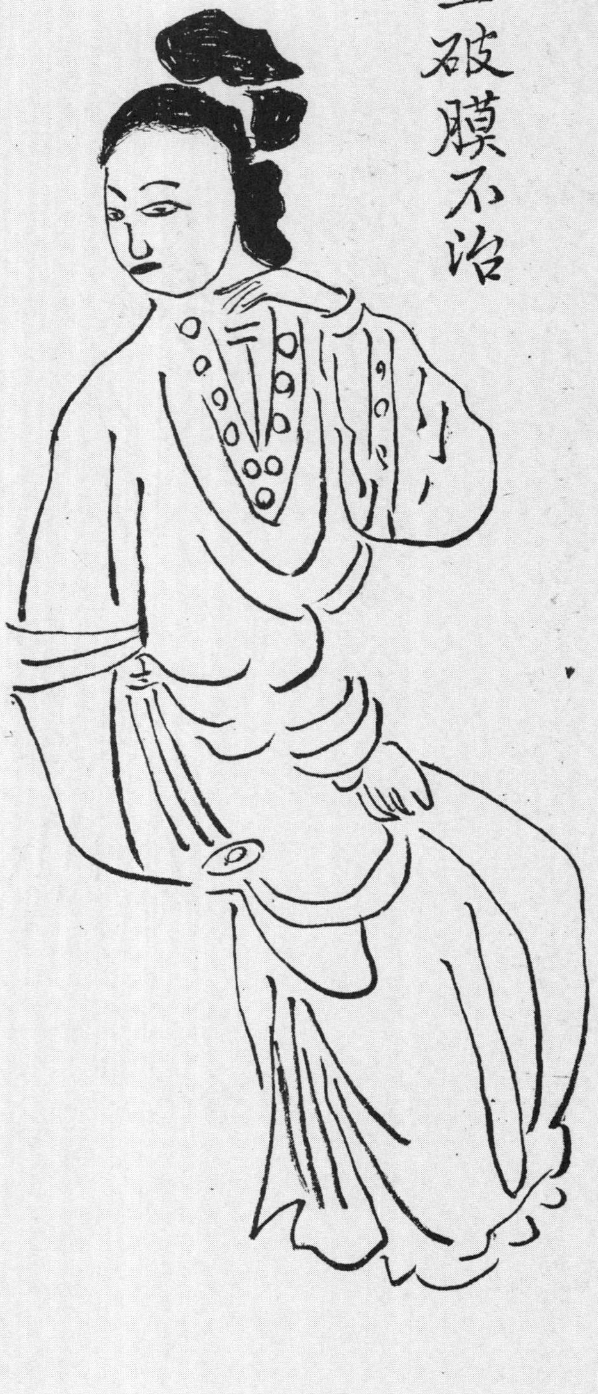

跌打全身針圖

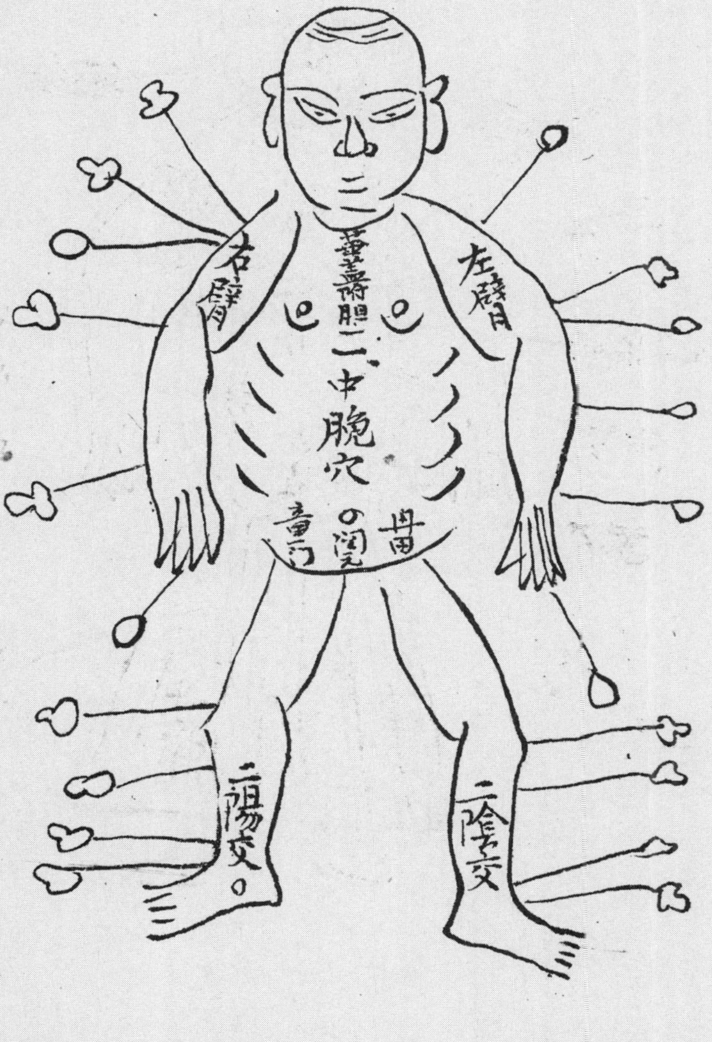

五腑六臟打傷圖

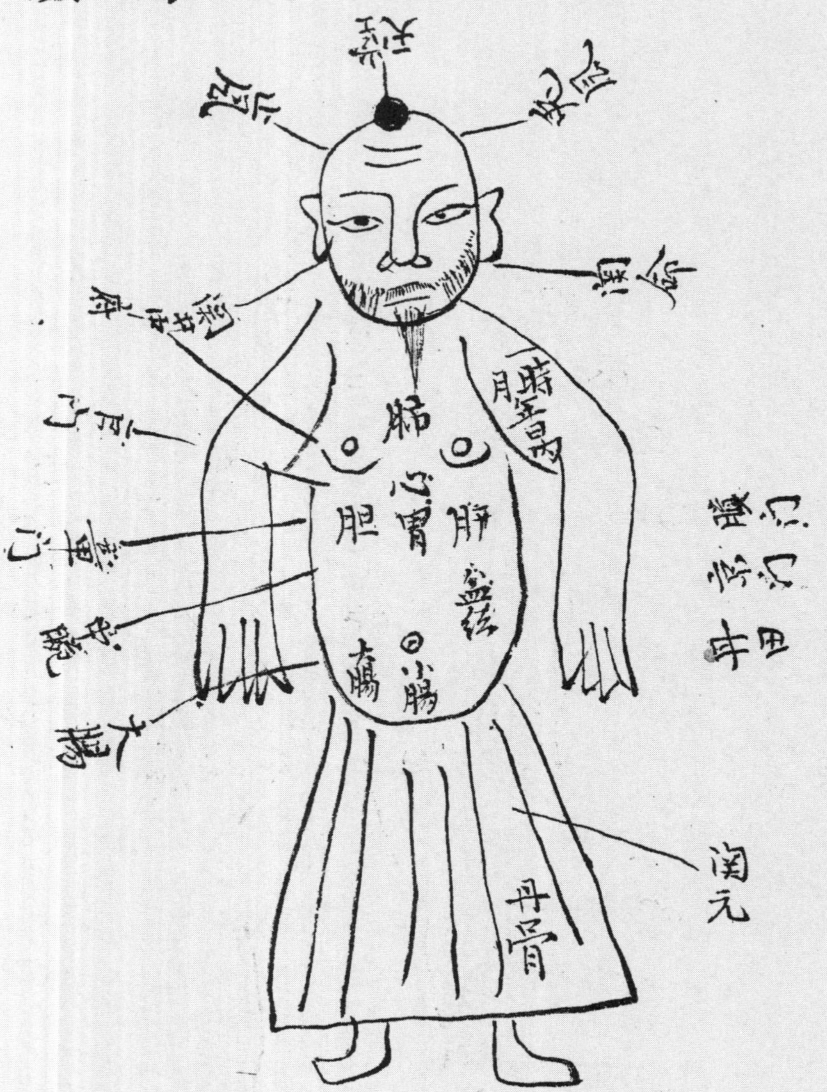

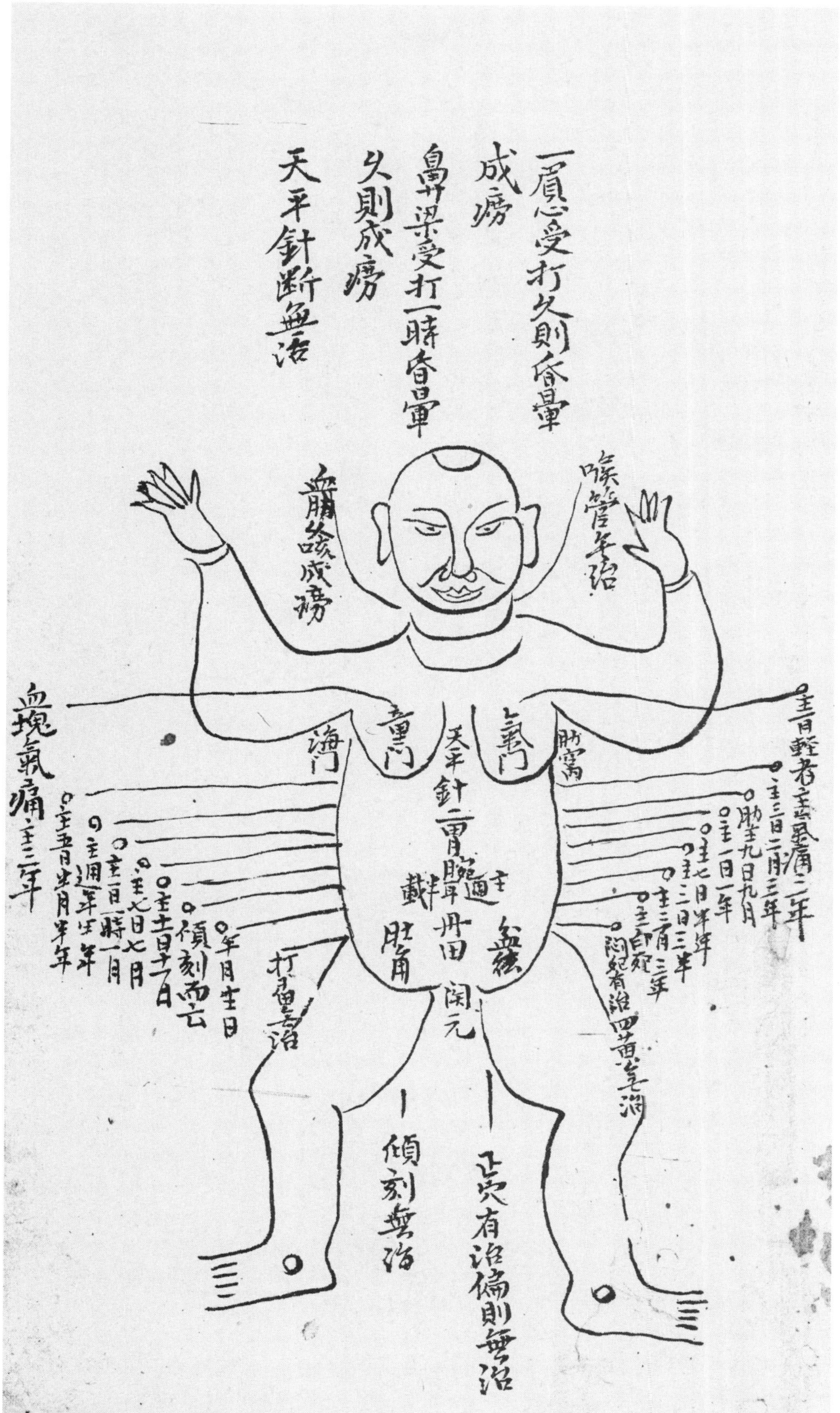
一眉心受打久則昏暈成痨
鼻梁受打一時昏暈久則成痨
天平針斷無治
章門
氣門
天平針
丹田
肚角
關元
頃刻無治
正穴有治偏則無治

耳背受傷無治
大椎受傷主二辰脳
昏暈無治
具门受傷兩日無治

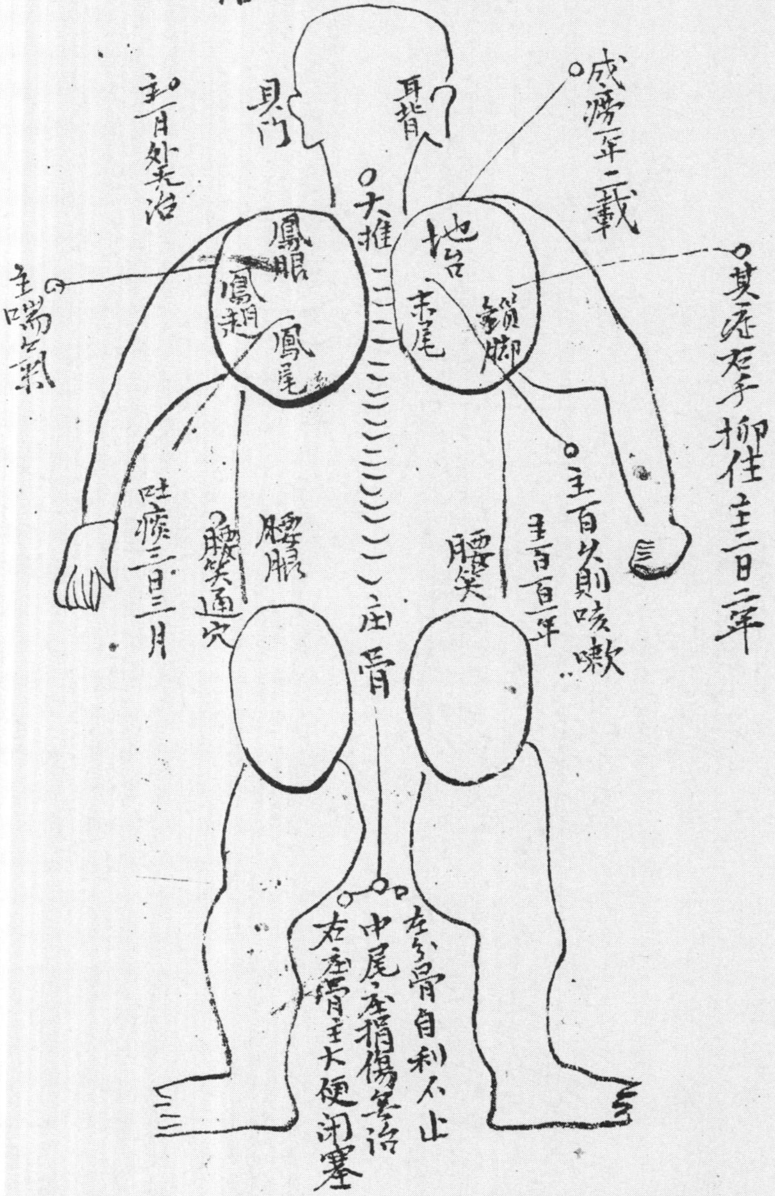

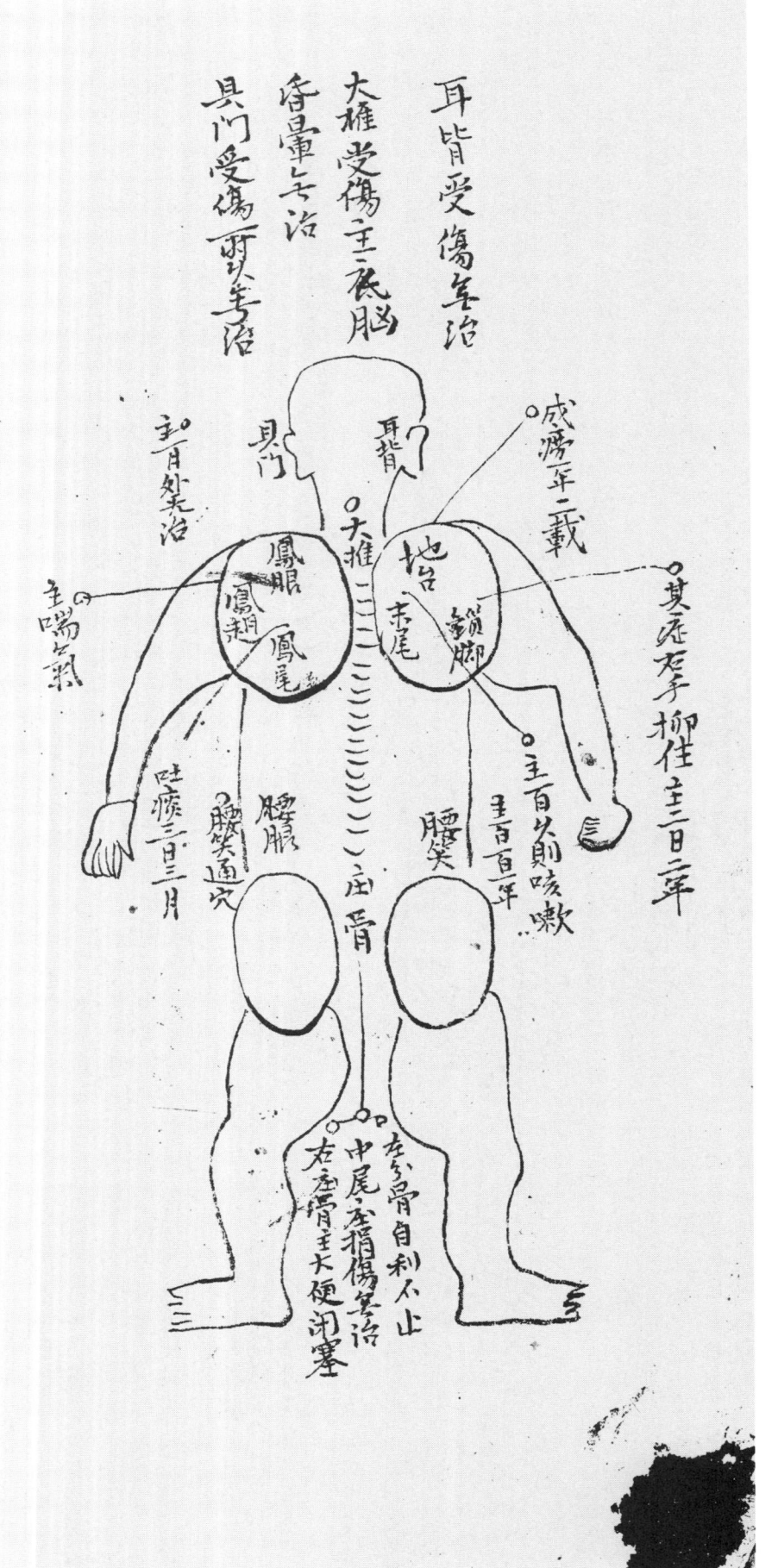

跌打總論

著者不详

提要

《跌打總論》，清抄本，未著撰者，抄者不詳。南京中醫藥大學圖書館藏。一册。書號：未二／二。書寬十二點七厘米，書高二十三點七厘米，半葉八行，行二十字。卷首有藏書印兩方：朱印「王建卯印」，白印「靈璧縣内」。

本書不分卷，無目次，以選録前人跌打損傷之論爲主旨，其一「跌打總論」部分輯録自《醫宗金鑒·外科心法要訣》雜證部，主要論述跌撲治法、金瘡槍刀傷論治法、破傷風論治法等。

其二「生草藥性品」部分采自清何諫《生草藥性備藥》。何諫（一六三三—一七一五），又名何克諫，字其言，嶺南草藥學家。《生草藥性備藥》爲嶺南中草藥專著，系統總結了嶺南當地草藥治病經驗，所載藥物多數未見於《本草綱目》，對後世醫家影響頗大。此抄本選録了其中二十七種草藥，從藥名、别名、性味和主治方面進行描述，簡短樸實。

其三「神效萬應膏藥」等部分爲治療各種跌打損傷的内服外用藥方，羅列了各種膏藥方的組成、製法和用法，根據病情、病程及受傷部位不同，常一症多方或隨症加減。（趙英如撰）

目録

跌打總論

跌打刀傷之症，須看深淺輕重，有已破未破之分及亡血之別。如尋常跌着微傷，皮肉未破，宜服活血散。倘損傷筋骨，流血過多，即為亡血，宜用通關刀傷散外敷，隨服八珍湯加碎補、續斷、紅花，以固其根本。跌着打着，未有損破皮肉，必有瘀血流入臟腑，其人必昏迷不醒，二便秘結，宜用傷血湯通其二便。倘二便已通，其人不醒，即用還魂丸救之，或荊葉湯服之。一切損傷不論刀槍木竹傷破損血流不止即用刀傷散通關散專加壹婦白麻葉搽之若重者筋斷血亂傷大脈已傷用逍遙散專扎待其生肌此症屬傷將肉暴傷須驗脈定其生死如傷血過多脈見虛細沉小和緩者生若浮洪數大實虛者死被傷入肺二七死左右兩脇傷于內者腸全斷者傷繁多者老人左股壓碎者耳後傷透于內者小腸下傷于內者凡天窗穴與眉角腦後臂裡跳脈髀內陰股腎囊

兩乳上下心下鳩尾及五臟六腑之輪者皆死腦髓出
髓而不能言語目睛直視喉中沸聲口急唾出兩手
妄舉者亦死腸穿破者死兩腸僅傷一半可治先
以大麥煮粥取濃汁溫洗其腸以桑皮尖茸作
線蘸直遙散縫腸傷處用直遙散敷之不可驚
笑以米粥少少飲之兩日漸漸全愈若腸出肚外急
用雞冠血和清油塗腸令潤取腸輕輕納入腹中外縫
用生人頭髮縫傷處隨用直遙散敷之兩腸未破即

用磨脚米仔糖炒至黄色用布包住待食药入腹内腸必翻動就以此糖仔布包熨之腸必縮入腹中外以蓮葉來住其腸傷縮不全用銀簪輕輕推入外旁道逐散另用扁魚肚皮貼在上面一對日可以收功亦有破血傷風初覺寸間不知口吐涎沫四肢抽搐無有窒時傷風亦有四因有動受有靜受有驚受有潰內兵又若動受者其氣攻上其人因跳躍皮肉觸破傷風故入在表因旺四散不至深入病處輕

若靜受者起作和平之时氣不充散偶被破傷風邪入裡證屬重有驚受者則氣隱偶被破傷破風邪直入陰多致不救症屬逆若潰後受者則涼自汗傷處反覺平陷竭縮甚則神昏不語暖口舌強其症有風邪在表在裏在半表或半裏施治之若風邪在表者寒熱拘急噤口咬牙宜服刀傷通用散加蜈蚣一條去足若邪風在裏則驚而抽搐臟腑秘澁宜服逐遇散凡有傷

風腹皮損破腸出骨折筋斷俱宜先用通關丸救之免風邪浸入然後分上中下三部看傷用藥治之不可錯誤庶百發百愈也

生草藥性品

烏柏遠　性寒無毒治跌打已死煲酒服能還魂

土牛膝　治跌打壯筋骨

黃梔葉　性平消腫治跌打

透山風　又名鑽地風　去風濕浸酒壯筋骨

鳳凰腸　治瘡火跌打去瘀生新寬筋續骨

韓信草　味辛消瘀血止痛

五爪龍　理跌打浸酒去風壯筋骨

蛇抱勒　味澀治牙痛壯筋骨

小葉蔓头　味苦治一切風氣壯筋骨去取根用

還魂草　味辛通竅破瘀血下行

榕樹寄生　味苦涼血消腫去瘀生新

紫花地丁　味辛消瘀血散毒瘡

土三七　去瘀生新消腫止痛

木棉皮　消瘡止痛跌打消紅腫白者更好

山梅根　救螆跌打如神

荔枝草　跌打去瘀如神

獨脚龍　止咳止血治痰火浸酒舒筋

七星劍　味辛散血消腫止痛蛇咬最良

寬根藤　除風濕消腫浸酒舒筋活絡治氣結痰痛

灵仙　通五臟膀胱治足腫腰膝冷痛能軟骨節傷浸酒用

鬼燈籠　消熱毒跌打消腫紅者肚血白者消毒

黃狸利　味平理折傷化瘀下行生新血

丟了棒　一名追風棍又名趕風柴治風濕脚痛頭頂用葉七塊

擂爛服治跌打消腫用根

鵝不食草　味酸破滯消腫去瘀生新

大顛茄根　理跌打

酸味草　味酸性急善行五經發瘀血發散

澤蘭葉　味香性急破結瘀止痛驅風

神效萬應膏藥 屢驗

赤芍一錢 川連二錢 皂刺二錢 靈仙二錢 山甲二錢 羌活一錢半 梔子二錢

乳香三錢去油 没藥三錢去油 附子二錢 百合二錢 黄芪二錢 象皮尾二錢

山慈菇三錢打 防風二錢五 川烏四錢 草烏四錢 生軍四錢 黄柏四錢

知母四錢 浙貝四錢 連翹四錢 當歸四錢 木鱉肉五錢打

川芎四錢 兒茶兩 萆麻三兩净肉 獨腳烏五錢生用

金耳草兩生用 共廿九味 血竭二錢 雄黄三錢

鉛粉五錢 木香五錢 梅片五分研末 琥珀一錢研末 丹頭五錢研末

射香五分 研末 煮药收下入药　黄丹八两 飞净炒　白麻油二斤三两

先将赤芍等共味药用麻油浸三日，临煮加生姜葱头各一两，与药同煎，煎至焦色，用布隔去药渣，将净药油文武火慢煎，随收下血竭等末并黄丹搅匀，以滴水成珠为度。凡下丹母宜少少下，要细心。此膏专治疮科等症及一切风疾风湿。

拔毒万应膏药

川乌五钱　草乌五钱　川芎五钱　白芷五钱　知母五钱

生軍五錢 連翹五錢 淅貝五錢打 木別肉二錢 川連二錢
山菇二錢打 萆麻肉二錢 山甲二錢炙打 生南星三錢 歸尾二錢
象皮五錢 龍骨五錢另研 甘石三錢 乳香二錢 荊芥二錢 生半夏三錢打
蟬酥五錢 雄黄二錢另研 百草霜三錢 血竭二錢另研 蜈蚣四條
鳳凰胎五錢 獨脚烏二錢生用 蟾蜍 蛇腿一條 射干一錢皮落
冰片一錢 桐油十兩 茶油十兩 黄丹 將麻油浸各藥
三日加葱头生各絞汁與藥同煮至焦色用布隔去藥渣
取藥油另煮煮至將收落黄丹拈起另落猪胆汁

一盅牛胆汁一盅童便一盅另用鍋蒸將同射香冰片

落在前药膏内拔開炸出勁

跌打膏药 原驗

官桂五錢 羌活一两 半夏一两 防風一两 草烏一两

川烏一两 麻黄一两 木鱉肉一两 南星一两 桃仁一两半

歸尾四两 紅花粒下两 靈仙四两 川山甲四两

茯神四两 續斷四两 宅蘭四两 碎補四两

白附四两 秦艽四两 加皮四两 蓖麻肉五十粒

右藥廿二味鍘細片用正麻油五斤半浸五日夜
血竭耕 乳香二錢七 沒藥二錢五 白芷二錢五 自然銅六錢五
海漂硝水浸過不 蛟腿一条半酒洗焙干 右藥七味共為細末
黃丹水飛淨炒一斤四兩
先將藥油加入生薑葱頭各五片明火熬之熬至宜
急用布隔去藥渣取淨藥油另熬後落血竭等各
藥末攪勻最後落黃丹攪勻以文武火熬至滴水
成珠為度凡以落丹最要仔細此膏專治跌打着

腫痛不消貼貼俱效祛風消痛及瘡科貼之亦效

對金膏 屢驗

白芷 白芨 南星 紅豆 生軍 升麻 只殼

麻黃 蒼术 元參 白蘞 當歸 霍香 川朴

赤芍 獨活 黃芩 黃芪 黃柏 熟地

白术 紫草 花粉 山甲 川芎 桂花子

厚朴 雲苓 各十兩 皂角子 卅粒 草麻肉 一百廿粒

金銀花 五兩 蒼耳子 五兩 楓木夾 五兩 木必肉 四兩

芭蕉根即水芭蕉花头一两八钱　芙蓉花蕊一两八钱
荸荠两八钱　上药收煠
白蜡八分　黄蜡八分　松香水熬过研末五钱
血竭煅八分　沉香五钱　乳香五钱　没药五钱　木香五钱
珍珠八分　琥珀八分　玉桂八分　熊胆八分
上药九味共研细末
黄丹一斤飞炒　蓖麻油二两　芝麻油三斤四两　生姜一两　葱头一两
先将白芷等药廿六味用麻油浸三日　临煎加入生姜

葱頭每藥同煎〻至焦色用布隔去藥渣取淨藥油
文武火慢煎至滴水成珠為度即先下白蜡黄蜡
松香鎔化次下血餘等九味藥末慢〻攪匀即拈起
離火乃下黄丹蘇合油攤凍收貯所用只下黄丹
宜謹慎此膏治無名腫毒遠年爛肉及癰疽瘡
口不埋等症兼治刀傷無血者一切貼〻數日全愈

黑金膏 又名黑藥 屢驗

乳香 沒藥 石羔 朴硝 兒茶 土鱉
槐花四十

黄柏 陀僧 冬花 生草 防风 毛菇 当归

虎骨炙 生龍骨 自然铜醋淬七次 生地铁切伴药另研

熟地切细伴药另研 厚朴 雲苓各半

上药廿味各研末和匀再研极细勿遇天时潮湿宜用火

微炒乃研 铅粉 红丹 雄黄 琥珀 血竭

松香 降香 牛黄净黄合用 象皮即炒 珍珠研细末用不用亦可

血余即头发烧灰 土鳖血晒干为末用山羊血 官桂剥净皮伴药另研各用不半

田七三錢用四十更炒 上药十四味各研末和匀再研极细

魚胆錢半（用四分更佳） 樟腦拾分 白腊四錢 三味煑即鎔又用研
射香錢 氷片錢 二味不用研俟煑好藥乃落
先將煑淨羊油四兩半 麻油二兩 加葱头四分 生姜
一兩同煑至生姜焦色即起 生姜葱头取起後 康青
末六分 煑兩杯熟茶久 俟康青羊油變黑色即可落
槐花等廿味藥末 撈自宜慢火煑至黑色為好 將
藥指起离火方落射香氷片 俟凉凍用瓦盆收貯
凡香氣藥不可久煑 久則耗氣無藥功 煑膏藥

有銅顏仔最妙宜用堅炭火煆〻煑之
此膏專治跌着打着腫怵腫痛打腫痛血不散及
折骨等症將黑色藥擦其患處務宜擦與否則
藥难見功但折骨者擦藥時以手扶正骨節又將
杉松皮夾住用帶扎實勿使其歪斜再用敷骨
消腫散專貼三日解帶〻洗然後用跌打藥酒煑好
和煖時常洗搓折骨患處自然痊致此黑藥破血
不合用恐傷口急須有黑痕也

跌打药諸方 屡验

生地 归尾 南星 甘菊 薄荷 桔梗 枝子

蔓荆子 加皮 地骨 白芷 川贝 白芨 碎補

赤芍 白术 草节 白蔹 续断 防风 川椒

细辛 荆芥 花粉 羌黄 山甲炙 泽蘭

牛膝手用桂枝 上药廿九味各用弍钱

鸡骨勒 芙蓉藤 枫条藤 白紫藤 馒头葉

上生药五味各用亦即多些亦可如生药难寻不用亦可

用黑豬四斤全藥莫好如逢折骨及手足壞筋絡不能舒伸者莫熱此藥豬時常洗之用手揉摺最妙与人跛骨用藥豬揉不可閑單宜自己揉藥取四藥銀

演武洗手藥水 治手足風癱腫痛用溫水各半莫洗手

生軍　乳香　沒藥　續斷　桂枝　加皮　干羌
羌活　獨活　防風　秦艽　川烏　沙苑
七厘 上面味各弍十　虎骨 四十炙打　牛膝 去皮毛打碎弍十　草麻葉 刃

通関散 屢驗

硃砂五錢 硼砂五錢 血竭五錢 細辛一錢 蓽撥四錢
射香四錢 梅片一錢 明雄二分 姜粉二分 牙皂二分
火硝一分 薄荷葉三錢 共為極細末
此散專治感冒傷寒中暑中惡中風失語發熱不消不
醒人事心痛肚痛邪魔瘟疫跌打昏迷等症每用
散二三厘吹入鼻孔吹時分男左女右或左右並吹亦可
醒後再用茶或酒開服大人服一分小兒服三厘無不見
效孕婦忌服

萬應通關散

硃砂一錢 明礬八分 草蔻一錢 麝香三分 牙皂八分 牙硝六分

石菖蒲八分 甘草六分 梅片三分 雄黃精八分 正北辛六分

川貝母五分 姜汁炒

共研细末此散专治百病照前方用法

通關散

牙皂一錢 古月十粒 牙硝六分 共為細末不省人事擦牙即醒

通關還魂散合為丸

柯（炣）魏三錢 琥珀一錢 牛黃一錢 乳香二錢去油 沒藥二錢去油

熟軍二个 殊砂二个 射香三下 梅片三下 另入生药列下
韓信草 豆馬風 澤蘭葉 劉寄奴 人字牛
白麻根 土三七 山桔根 駁骨丹 茜根草
大炭葴 扁柏葉 亞婴瑷 鵝不食 痴头婆 會相思
生药十六味各五个連上九味共為細末煉密為丸
此方不論跌打刀傷破血不破血及折骨等症俱用酒
沖服如有筋絡歪斜骨折可做散用葱汁調敷患處

跌打通関丸

生地 紅花 没藥 白芷 川芎 黄芩 黄柏 赤芍
元胡 血竭 川連 靈仙 碎補 田七 鬱金 澤瀉
木通 當歸 枳殼 苦參 桂枝 朱芩 桃仁
南星 續斷 甘草 共爲细末 乳汁 童便 爲丸

通關直達散

川連一錢 田七一錢 阿魏四錢 象皮四錢 琥珀五分 珍珠五分
牛黄五分 丁香分 赤芍五分 麝香三厘 梅片三厘
共爲细末 此方專治破血傷風 肚穿腸出 不論傷損等

瘡破血傷風用葱汁韭汁土三七汁駁骨丹汁開敷
患處如肚穿腸出以油調敷食以粥開服藥有疤候先
看跌打刀傷論便知用藥如腸出最要謹慎小心為佳

跌打通關散

薑蚕七分　薑柏七分　皂角五分　牛黃五分　硃砂六分　川連一分
木檖一分　兒茶[illegible]一分　共為細末吹鼻孔男左女右如食用燒
酒或薑湯下

週身空痛丸方

熊膽錢 元胡製錢 鬱金錢 羌活錢 獨活錢 防風錢
蘇葉錢 薄荷錢 生地錢酒炒 熟地錢酒炒 川朴二錢
桔梗錢 雄黄錢 當歸錢 黃柏錢 乳香錢去油 沒藥錢去油
木香錢 沉香錢 紅花錢酒炒 玉桂心錢 雲連錢 血柏錢
田七錢半 象膽錢半 青皮錢半 冰片四分 牛膝錢去皮毛製
姜黃三分 硃砂三分 牙皂二分半 細辛二錢半 芙蓉青五錢
共為細末煉蜜為丸硃砂為衣每丸重一錢童便開或燒酒開下
還魂定痛散

胆星三钱　乳香半钱　没药半钱　阿魏钱　硃砂钱　大黄三钱　雄黄五分

龍骨钱　熊胆钱　牛黄五分　珍珠三分　三七六分　射香三分　冰片三分

共為細末用童便酒和匀開飲每服壹钱

镇天散消腫止痛聖藥

煅龍骨半钱　象胆八分　乳香去油钱　竹黄三钱　珍珠四分

雄黄精七分飞　象胆汾钱炒　牛黄六分　没药去油半钱

藤黄五分　血珀六分　象牙末六分　射香六分　冰片六分

槐子灰五分　鸡内金存性八分　田七八分　苦果六分　川連八分

康青七下　白蠟六下　鐵肥六下　松香六下　水漂炒黑　羊油四斤
蘇合香油五斤　安息香五斤　猪板棕油五斤
共為細末，用四樣油和勻，調成膏。遇症用茶油開搽。
搽腫處，極驗如神。

止痛丹

當歸　血竭　五加皮　生半夏　天花粉　合為細末，遇刀傷搽之。

跌打止痛湯藥方

加皮　白芨　紅花　澤蘭　獨活　姜黃　羌活

降香 枇葉 自然銅 如腦頂傷痛加畢撥頭
加川芎白芷 身加桔梗 手加桂枝 腳加川貝牛膝 淨水煎服

神效百應跌打丸方 屢驗

赤芍 黃芩 黃柏 桔殼 桔梗 歸尾 連翹
紅花 製南星 澤蘭 木通 桂枝 甘草
白芷 防風 生北茋 北辛 各五錢
雲連 二錢 乳香 去油 沒藥 去油 生軍 陳皮 薄荷
朴硝 川朴 各三錢 羌活 四錢 田七 一兩 生地 一兩 埋丸先搥

桃仁（五十，埋丸先搥） 上藥九味共研極細末煉蜜為丸每个重二分加正象胆另用酒蒸溶埋丸更妙此丸专治跌着打着刀傷等症每用酒同服一丸神效孕婦忌服如婦女產後用姜汁黄酒服之凡生瘡者以酒調搽自愈凡跌打着俱要戒豆腐糯米食凡埋丸每藥末一兩要用蜜糖以文火煮至滴水成珠乃可埋丸

跌打損傷丸

赤獨蘿 矛針蘿 綠耳苓 大楓艾
韩信草 田七 過崗龍 熊胆 射香 梅片
紫金丹即顛茄頭皮 共為細末煉蜜為丸每个重二分
硃砂為衣用酒開服

牛黃跌打丸

銀花 角刺 花粉 山甲 熊胆 牛黃 莪术 大黃
蓁艽 梔子 降香 文蛤各二分 象胆三两
田七 血竭 红花 歸尾 茯神 續斷 三稜

兒茶 沉香 蘇木 乳香去油各三錢 沒藥去油二錢 連珠錢
琥珀錢 硃砂半錢 桃仁四錢 獨活三錢 硼砂五分
針砂四錢 川射香三分 黃芪兩 以上共為細末 另生藥
鵝不食草 石辣汁 韓信草汁
白蟛蜞花汁 乳汁 將藥末和汁搥煉為丸
每个重二錢 或酒或童便同服

跌打丸方

車前兩 梹榔兩 兒茶二兩 益母草用童便製一兩

元参五钱 血竭六钱 大黄五钱 雄黄二钱 牙皂二钱
黄柏五钱蜜炙 珍珠五分 冰片五分 共研细末熟蜜为丸
每个重二钱酒开服 又跌打丸方
紫金丹 血见愁 尖尾凤 过江龙 韩信草
黑鱼胆 赤熟三七 归尾 生地 桃仁 射香
硃砂 共为细末炼蜜为丸
跌打丸转回生丹
雄黄二钱 乳香去油二钱 羌活二钱 苍术四钱 半夏制二钱

巴豆 四十九粒 去油　烏药 一钱　杏仁 四十九粒 去淨油　山豆根 五钱
射香 五分 共研细末蜜为丸 此方专治跌着打着
不拘何物跌伤致命与不致命一时瘀血氣閉
卒死者可用薑湯開二丸服之立效如神 此方係
本部頒行勿輕視宜珍秘

打着药散方

乳香　没药　田七　滑石　黄芩　云連　雄黄
血竭 一钱　灵芝 半钱　竹黄 二钱　生军 二钱　南星 三钱

牡砺一钱 射香五厘 冰片五厘 共为细末服二钱烧酒闹服

打着不疼方

将白猪肝切细放碗内滚酒冲服立即全愈

跌打刀斧伤药条 屡验

珍珠一钱 牛黄一钱 射香五分 梅片五分 川连四钱

田七四钱 雄黄精三钱 绿耳参五分 生药晒干 田基黄五钱 晒干

五灵脂三钱 上药共研细末另加正象胆一月用酒

薑鎔加入人乳汁蟛蜞花汁童便拌为药末

一德搥自做条每条重六分晒干此方治跌打拳傷并
傷蛇傷狗咬中毒各症俱用酒磨服出路上偶遇蒸熱
收酒或水磨茶条服亦可治瘡毒癰疽等症用酒
磨搽患處俱效

跌打折骨散

乳香錢半去油 没药錢半去油 硃砂錢半 珍珠五分 牛黄五分
田七二錢 琥珀一錢 茯神一錢 射香三分 梅片三分 血竭一錢
共為末燒酒同服

八厘散

乳香一钱去油　没药一钱去油　血竭一钱　归尾一钱　硼砂一钱

煅自然铜一钱　土鳖一钱生半夏同黄炙去足

共为细末磁罐收贮每用八厘酒冲调服

跌打折骨神丹

桃仁二两去皮尖炒　元胡索一两　炙芪一两　血竭五钱

郁金二钱　共为细末每服二钱温酒送下又将碎骨夹

正用白背叶咬〻叶蓟头樵烟蜜糖炒热早晚服

瓦筋斷骨丸

馬蝗八条　章郎八十只　金絲蛤仔四十只　雁头鵝蛋十只

用新瓦煅存性研末黄蜡蜜糖為丸每个重本五下酒

送服大人服二丸小兒服一丸即愈

跌折骨方

白蚯蚓　跳蹽踼三隻　鳳凰三只　紅邊蜞　螃蠏七只

各药用沙盤擂爛取汁和酒服之

跌打湯藥方

生地五 生军三钱 朴硝四钱 田七三钱五 川連七分

用酒煎服 治着心痛 肚痛 大小二便不通 服之甚效也

又跌打湯药方

防風 歸尾 生地 南星 韩信草 赤芍草各四钱

肚内瘀血不消 燒酒煎服

跌打湯药方

归尾 赤芍 澤蘭 桃仁 没药 乳香各二钱

牛膝 续断各三钱 碎補三钱 红花一钱五 鬱金二钱

生地錢　淨水煎服

跌打大小二便不通湯藥方

血竭　歸尾　紅花　燈草　枳殼各錢

甘草　桃仁　山甲　木通　黑丑　薑黃各五分

水一碗煎至七分空心飲服

又方

青皮　澤瀉各錢　當歸錢半　牛膝錢

桃仁錢半　蓯蓉錢　淨水煎服

跌打湯藥方

生地　归尾　梔子　蘇木　木通　香附　川連

桔梗　枳殼各一錢半　桃仁一錢　乳香一錢去油　没藥一錢去油

川白烏一錢　紅花八分　如脈虛加当归　大小便不通加

三棱莪朮或加大黄只实亦可　淨水煎服

跌打上部中部湯藥方

白芷　川烏　赤芍　牛膝　黄芩　黄柏　乳香

没藥　南星　血竭　川連　田七　生地　紅花各二錢

聖水煎服 若氣痛加沉香 木香 心痛加丁香 降香

凡婦女有孕不用乳香 沒藥二味

跌打下部湯藥方

黃柏 黃芩 甘草 歸身 赤芍 澤瀉

生軍 枳實 羌活 獨活 苦參 鬱金

連翹 木通各二錢 聖水煎服 爲大小便不通

加丁香錢 生軍、木通各加多壹錢

週身打傷湯藥方

黄柏　黄芩　羌活　獨活　朱苓　澤泻　生軍
枳实　木通　苦参　郁金　生地　红花　川連
田七　血竭　南星　赤芍　丁香　川芎　白芷各钱
净水煎服

跌着拳打傷湯藥方

生地　归尾　赤芍　红花　桃仁　蘇木　枳实
防風　净水煎服　為大小便不通加生軍枳实各二钱
瘀未散加三棱莪术　心热加麦冬

跌打損傷湯藥方

桃仁 蘇木 田七 澤蘭 歸尾 靈仙

桂枝 細辛 川芎 紅花 白背木耳

燒酒煎好加童便匯和服次服傷藥湯間跌打丸服之

跌打湯藥方 經驗 止痛最妙

丁香 乳香 木香 各八下 沉香 赤芍 羌活 降香 各一下

歸尾錢半 枳殼錢 花粉錢 桃仁二十粒

另上部桔梗 中部加枳殼 下部加牛膝 酒水各半同煎服

跌打湯藥方　經驗最妙

赤芍　羌活　三棱　莪朮　防風　蘇木各一錢

續斷　生地　紅花　碎補各一錢半　枳殼　桃仁

全歸各二錢　酒水各半同煎服

跌打大便不通湯藥方

赤芍一錢　枳實殼　大黃　朴硝各二錢　澤瀉

木通　滑石　川朴酒炒　生地京墨水炒　鬱金各一錢半

酒煎服

跌打小便不通湯藥方

朱苓 木通 澤瀉 滑石各錢半 生地一錢京墨水炒

歸尾 赤芍 生軍酒炒 甘草各一錢 加燈心同煎服

跌打手指甲發黑色湯藥方

羌活 蘇木 防風 陳皮 甘草 當歸

生地京墨水炒 熟地酒洗炒 田七研末另包

沒藥去油研末另包 各一錢 桂枝一錢 蟬退去頭足二錢

紅花一錢半酒洗 酒煎好將田七沒藥二味末粉同沖服

跌打遍身腫痛湯藥方

生地京墨水炒 紅花酒炒 乳香去油 沒藥去油各一錢半

加皮 毛茹 赤芍 芙蓉花干用 熟地酒炒

當歸各一錢 元明粉 烏木耳各一錢 田七末另包八分

木香末另包八分 煎藥好將另包二味和藥同服

跌打傷腰骨腫痛湯藥方

當歸二錢 蘇木一錢半 續斷一錢半 羌活一錢 防風一錢

靈仙一錢半 紅花酒炒二錢 青皮一錢鹽水炒 厚朴一錢半酒炒

乳香末 二錢 去油另包 沒藥 二錢 去油另包研末 田七末 五分 另包
溫黃酒將另包三味沖服
跌打閃丹四腫痛湯藥方
赤芍 一錢半 甘草水製 紅花 酒炒一錢 桃仁 一錢 生地 京墨水炒 二錢
大腹皮 二錢 北芪 一錢 牛膝 引水炒一錢 木瓜 一錢
烏藥 一錢半 乳香 二錢 去油 沒藥 二錢 去油 降香 一錢半
川朴 酒炒一錢 田七末 另包六分 蜈蚣 一條 另包研末
溫黃酒將另包二味沖服

跌打傷筋骨彎曲湯藥方

吳党 熟地酒炒 鉤藤 當歸 灵仙

石南藤引水炒 續斷 加皮各二錢 製南星不半

酒煎服

骨節腫痛湯藥方

灵仙 灵脂 元胡 川桔 秦艽 屋金 丹皮

桂枝 三蓤 莪朮 赤芍 雄黃 香附

淨水煎服

治大小便二痲血不通湯藥方 名曰大成湯

生軍 樸硝各三錢 桔梗 蘇木 陳皮引水炒

紅花酒炒洗各錢 全歸 木通 枳實 甘草各錢半

黑丑 木碎三錢 淨水煎服

逢人打着心痛肚痛大便不通湯藥方

大黃三錢 朴硝四錢 田七錢半 川連七分 大生地錢

用燒酒煎服

痲血入心大小便閉塞湯藥二方

兒茶钱 黄柏钱 枳壳钱 滑石钱 生军半两
朴硝钱半 元胡钱半 桔梗钱半 車前水炒钱半
血竭研入钱 朱砂末八分冲下 木香末八分冲下 血珀末五分冲下
用酒冲服

大便不通散

大黄 雄黄 竺黄 南星两二钱 吴萸钱半
乳香 没药 云连 血竭 黄芩 滑石 三七两钱
射香五厘 梅片五厘 共为细末每服六钱用酒冲服

活血湯藥方

归尾二钱　柴胡一钱酒炒　穿山甲一钱　红花七分酒炒　甘草五分

桃仁一钱　生军二钱　瓜蔞霜一钱　酒水各半煎服

傷的头痛湯藥方

川芎　白芷　當歸土炒　滑石引水炒　熟地　砂仁水炒

~~砂仁炒~~　茯苓各二钱　藁本　荊芥　龜板

石膏引水炒　杜仲引酒水炒　牛膝引水炒各一钱

活苟一钱半　陳皮五分　加灯心葱白二条　淨水煎服

傷內反胃湯藥方
砂仁一錢 川貝一錢姜汁炒 藿香八分 蒼术一錢半
陳皮引水炒一錢 當歸引水炒 烏藥一錢半
半夏一錢 干姜一錢 天麻一錢引水炒一錢半 玉蔻霜五分
熟地引水炒一錢 加鹽水一碗 飯湯水送服
傷內外感傷風發熱頭暈傷寒湯藥方
藿香 蓮肉 条芩 建曲 半夏一錢 麻黃七分
甘草五分 紫蘇葉八分或五分 麥牙八分 柴胡酒炒七分

蒼朮七下　防風五下　羌活五下　蓮葉下姜汁炒

硃砂五下另下　陳皮五下　加葱白三条生姜三片水煎服

傷風止渴生津湯藥方

當歸二下土炒　茯苓下半　北味下　杜仲二下炒

梔子二下　牛膝下　炙鱉甲三下　炙龜板下

柴胡八下　熟地二下引水炒　烏梅肉三下　牛黃一下另下

硃砂四下末另下　犀角末四下另下　加燈心五条水煎服

傷風神恍惚湯藥方

当归土炒钱 白茯钱 远志钱 枣仁钱 炙草一钱

熟地酒炒三钱 白术土炒钱 杜仲二钱炒 菟丝二钱

川芎钱半 白芍钱半 加东枣肉二枚水煎服

驳骨消肿敷药方 屡验

青钱 南星 姜黄 草乌 白芨 白蔹

栀子 川乌 猪牙、铅丹各二两 土鳖廿只 共研末

但跌骨用水松皮或生桑皮或苎皮夹正只骨节

用带扎实勿使歪斜先用姜汁葱头灰面米醋

仝煑成膏藥末按匀和煖每日敷三四次其帯
三日乃可解去然後用跌傷洗藥醋方和煖
日日用手搓二三次自然速效全愈

消腫散血敷藥方

生軍錢半　續斷錢半　防風二錢　紅花錢
姜黃錢　三棱錢　莪术錢　花粉錢　共研末用
酒飯蒸熟敷另生扁柏搥爛同熟為折骨
者照前方驗法

跌打断骨專药方

生鸡一只 碎补五下 乳香五分 沙羌两 五棓子两

川加皮两 生酒糟一碗 共搥烂專患处專一伺对时

即可去药

跌打折骨專藥方

北京小米（出一百日水晒干胡末） 正黑色狗头（连毛皮骨入新瓦内存性研末）

如遇折骨者用小米粉三两 狗头灰一两 和姜汁

葱头汁米醋调匀煮專患处 但折骨之处必

要夫正乃可旉藥若遠要起骨尼者即不可旉藥也

跌打駁骨旉藥方

黃芩 黃柏 木鱉 牛蒡 白芷 川烏 血竭

射干 紫丁香 共研細末用蔥搥爛和藥入

灰麪二兩燒酒煮熱旉

駁筋接骨旉藥方

黃芪 白芨 降真香 生梔子 共研細末用

蔥頭韭菜搥爛和藥入灰麪燒酒調勻用

福帝乘住作成餅樣藥護以火熨熱專扎患
處火傷重鴉肫二个

折骨專藥方

川烏 草烏 羌活 獨活 尋桂 生梔子五个
加辣椒六个 葱白六条 搥爛和藥四兩 麩四兩 米醋
合葉專患處

續折骨專藥方

百合一兩 川加皮一兩 川椒五十粒取紅色者 用生鴉一只

去淨毛并腸臟搥爛和藥末調和勻煖敷患
處外用芭蕉葉包裹甚效

駁骨敷藥方

硃砂　硼砂　川連　大黄　生蒲黄　共研細末
尖尾風　赤獨藤　茅針藤　蒼耳草　共搥汁
生梔子刃搥爛用米醋灰麪收埋藥調勻合煮熱敷
患處

跌打敷藥方

碎補 自然銅 無名異 姜黄 薏仁 歸尾
桂枝各二錢 黄芩 澤蘭 草烏 川烏 防風
加皮 地骨各三錢 共研細末用酒煮煎之

其二

生草 靈仙 白芨 寄奴 血竭 薏仁
海螵蛸 自然銅 霞花 附子各叁錢半
生半夏 無名異 首烏 梔子各二錢
共為細末用葱白酒煮煎之

廿三

大黄 半夏 灵脂 首乌 附子 白芨

枝子 葛根 自然铜 寄奴 旋花根

海螵蛸 马生药 赤獨藤 紫金丹 凤仙花

共为末酒煮服之見效

廿四

黄柏 川乌 草乌 细辛 乳香 各六 壓金

續斷 大黄 白芨 碎補 没药 各二钱半 加皮

枳子 羌黄 京皮 生南星各二分 共為細末用醋煮敷之

共五

紫金皮 獨活 南星 共研末加生芙蓉葉

馬齒莧 韭葱同搗爛和酒煮敷患處

跌打去瘀敷藥散

南星五分 碎補分 草烏二分 細辛 牙皂

黄柏 青月各式分半 白芨 川烏 梔子 羌黄

各三分 共為細末 醋麪煮敷

打腫瘀血不消專藥方

紅花五下 三稜六下 皮膠三下 老薑一斤 醋一壺

成貼患處

跌打著老弱止痛專藥方

加皮 全歸 降香 南星 川烏 紅花 防風

白芨各五十 共為末先將京柿餅搗爛葱头蜜

糖与前末合搗用陳莫熬專患處三四次

跌打健肥散

大黃五錢 黃芩四錢 黃連二錢 三七三錢
血竭二錢 石脂二錢煅 龍骨煅一錢半 琥珀二錢
乳香去油二錢 降香三錢 射香三分 梅片一分 牛黃七分
黃丹四分 珍珠五分 共研細末用瓦[illegible]
將此藥末加豬膽五個調勻敷患處

跌打腫痛方

北辛六錢 紫梗三錢 尖檳五錢 皂角四錢
歸尾四錢 川烏五錢 生槐花三錢 草烏五錢 羌活五分

獨活五下 共為各藥十味和勻將一半用生鹽炒
一半用醋炒再行勻和煎水淋洗腫痛之處將藥
渣乘熱貼患處亦可

神仙却毒一掃丹

硃砂六下 牛黃六下 雄黃六下 麝香六下 共研細末
用雄豬胆臘水閒藥末搽傷處此方不論何項
重傷及一切癰疽瘡毒瘡等症用此丹調敷
立時毒散血行止痛

下瘀血出皮面青方

生南星　生半夏　生栀子　生姜黄　生白芨

生白蔹　降香各钱半　飞麪炒黑二两　共为末

醋糊为丸敷患处二次即出

去瘀折骨專药方

大黄　栀子　花粉　三棱　莪术　乳香

没药　南星　灵仙　防风　碎补各弍钱

白芨　川芎　续断　赤芍　红花各弍钱半

為末葉專

續筋駁骨湯藥方

四七 羌活各二錢 沒藥 乳香 白芨 地黃各錢半

無名異 碎補 黃芩 防風 赤芍 自然銅各二錢

另加生藥 赤蘞藤 紫金丹 鷄骨勒 白麻根

各二錢用酒煎服

續筋駁骨湯藥方

四七 當歸 桔梗 乳香去油 沒藥去油各錢半

白付子四製　丹參各二錢　碎補　續斷各三錢

淨水煎服

打折骨碎出場藥方

續斷　秦艽　加皮　角刺　虎骨　石斛

桂枝　山甲　靈仙　羌活　碎補　淨水煎服

損傷丸方

檀香　沉香　降香　丁香　木香　柏節　杉節

松節　靈仙　川芎　柴胡　白芍　巴戟

白芷 澤蘭 無名異 郁金 木通 木賊 紅花
歸尾 川貝 桃仁 白木耳 川連 蘇木 加皮
珍珠 血珀 熊膽 乳香 沒藥 三七 生地
梔子 麝香 荆芥 細辛 人參 山羊血 各壹錢
右藥四十味共研細末煉蜜為丸每丸重二錢
硃砂為衣用酒送服戒食魚腥發菓蘿蔔
豆豉芋物

其二

竺黄 田七 梔子 乳香 没药 雄黄
川大黄用童便煨過 藤黄各二錢 阿魏 黄蜡
兒茶各一錢 牛黄 梅片各三分 血竭 蜜糖各三錢
共為細末將蜜糖黄蜡阿魏三味煮匀做丸
二三十个每用燒酒開服

損傷湯藥方

黄薑 桃仁 烏丑 木通 山甲 甘草各五分
歸尾 枳殼 血竭各錢 紅花 加灯草一本煎服

大小二便不通立效

破血傷風洗藥方

片糖 老葱 古勞茶 三味 共煎水洗如神

刀傷洗膿藥方

柴胡 草節 銀花 生文 共煎洗之後用

猪精肉煲湯去淨肉油洗過患處然後收生肌膏

搽之

刀傷洗藥方

黄柏 白芷 連翹 羌活 草節 雄黄

防風 金銀花 生地 加生羌湯同茱萸水洗之

傷口潰膿洗葯方

山甲 白芷 丁香 石脂 草節 川烏 艮花

另加生葯 五月艾 馬边节 駁骨丹 白紫蘇

火炭苺 饅頭葉 共煲水洗患處

遠年跌着患處洗葯方

紅花 羌活 防風 續斷各二 加皮 羌黄

赤芍 归尾各四钱 羌活 生地 荆芥 半夏各五钱
自然铜六钱 枸杞 苍耳子各一两 栀子四钱

刀傷陽布膏方 屡驗

花椒 麻子 木鳖子 草麻肉 大枫子肉各五钱
生姜七片 生葱四条 白蜡 黄蜡各壹两六钱
松香用杉柴煮過五钱 净康青三两半 用正麻油乙斤
將花椒至生葱七味和油仝煮至焦色用布隔
去渣取净药油另煮 随落白蜡 黄蜡 松香

入内熔化拔自非起挑凍再落庫青末拔自
所用若發黄色者不若庫青若黄丹若發紅
色者不若庫青黄丹若不殊便合
此膏專治刀傷無名腫毒爛肉等症以油帋針
鍛窖眼再以膏搽上油帋摺埋隔帋貼之甚效

刀傷跌打丸方　屢驗

乳香　没药　川烏　羌活　獨活　粉草
白芷　穿山甲　姜蚕　乾漆　煅雄黄各一兩七錢

山茨菇 钱半 牙皂 二钱 蝉退 四钱 硃砂 二钱半
吴茱萸 二钱半 糠青 去净糠 枯矾 各三钱 全蝎 要成个 二钱半
细辛 三钱半 藤黄 白蜡 各五钱 桃仁 五钱 埋丸先
樵蜈蚣 三条 要身 虫净去头足 归尾 二两 麻黄 二两 射香 一钱
冰片 一钱 闹杨花 生药晒干随用 一两七钱 正铅锡粉 五钱 多少用亦可
共为细末用红花苏木各五钱煎水和蜜为丸
每重一钱用酒调服或童便更妙伤重致危之症
服之平安或服一二丸亦可全愈幸勿轻视为破血

將丸咬爛專傷口亦能止血此係經驗良方千祈珍重

火傷滾水傷散 又名陰陽散 屢驗

生軍用石灰炒至石灰紅色將灰篩去只要生軍研成細末用磁樽收貯聽用凡家内宜常時製備一二兩恐其一時為火傷滾水傷着或製藥不及重傷者加梅片以連芩研末和生軍末再研勻用此散凡治火傷滾水傷爛破皮肉者用散干搽起泡者用桐油開搽如散口傷口起膿水用生蘿白干保火水

洗再用散搽或用生石羔研末搽亦可

火傷散 屢驗

生石膏一兩 水片三錢 共為細末 此散不論水火傷

潰爛者用散干搽 起泡者用桐油開搽患處即愈

解火毒湯藥方 屢驗

川連五錢 甘草四錢 赤芍六錢 黑栀六錢 归尾一兩

生地一兩 連翹一兩 麦冬六錢 天冬六錢 加灯草一团

水煎服此致火傷滚水最好

陳毅化腐湯

舊谷三月 甘松 土茯 艮花 南星 半夏 甘草

熟地 當歸 獨活各二錢 防風、牛根去皮毛製

羌活 年健 地風 白芷 五棓 蒼耳

蘇葉 陳皮 白芨 白蘞 兒茶 木鱉

桃仁 蒼朮 秦艽 桔梗各半

用水煎好洗傷處去膿消腫干水

跌打陽帝膏

乳香一錢半　没藥一錢　紅丹一錢　川連一錢半　象皮三錢
雄黄一錢　牛膝五錢　生梔子一錢半　生甘草一錢半
生大黄二錢　生黄蘗一錢　血竭一錢　埋膏法如前
方製治跌打貼与患處

消腫駁骨散　未破皮用

南星　血竭　蒲黄　半夏　白芷　碎補
白蘞　没藥去油　乳香去油　白芨五錢　黄柏
大黄　紅花五錢半　黄芩二錢半　生軍二錢半

冰片四卜 生閙楊花卜 灰麪二两炒黃色 各味用生為研
末用酒煑成膏專患處

屢效駁骨散黑腫亦可

碎補 象胆 硃砂 生軍 澤蘭 紅花各式卜
魚胆 血珀 自然銅醋碎 田七各卜 降香半卜 云連半卜
羊胆八只 珍珠六卜 各味俱用生研末灰麪同酒煑
成膏專患處

折骨膏紅腫破皮可用

南星　梔子　乳香　沒藥　羌黃　雄黃各五錢　生軍二兩半
半夏　川烏各五錢　云連　田七各三錢　駁骨丹　冰片二錢
各味俱用生爲末灰麪燒酒煮成膏敷患處

刀傷止血散　屢驗

生龍骨五錢要上白色者　象皮五錢用切片炒黃　白礬錢
老材香一兩結明墳塚松香便是無可用舊石灰代之　松香一兩要中黑色者大榕倒落水取起晒干又名寸柏香
各研細末和勻再研此散專治刀傷破血用散敷傷口
再用扇向傷處搧之血止即愈不用再藥睡眠忌

在熱處如傷口作腫用川連黃柏鷄毛蘸塗傷處即愈 前明用扇論此丹方及論載在陳修園四十八種内外科證治全生丹尾都有便患原名金瘡鐵扇散

刀傷止血散

馬錢去毛 四十 血竭 三十 百草霜 五十 冰片 六下 松香 六下 不用[illegible]

共研細末搽傷口

共二

老龍骨三錢 白蠟四分 多者骨 黄丹一錢 飛净 血竭一錢

川連三分 花粉一錢 琥珀一錢 珍珠四分 共為細末 搽傷口處

廿三

象胆 黄丹 云連 血餘各貳分 黄柏 姜黄 雄黄

乳香 没藥各六分 血竭一分五 共研細末 搽傷口即止

其四

龍骨六錢 黄連一錢 黄柏 血竭 兒茶

赤石脂各一錢 射香五厘 共為細末 搽傷口

廿五

血竭一錢半 龍骨二錢 象皮一錢 黄柏二錢 血餘五分

生蒲黄二錢 黄芩一錢 硼砂一錢 百戰戟一錢半

生肌八分 九里明葉十五擔晒干 研細末搽傷口見效

刀傷止血麻藥方

血竭 血餘 乳香去油 沒藥去油 兒茶 象皮

川石脂醋泡 鉛粉 黄蠟 黄丹炒 龍骨煅

梅片 寒水石煅 花蕊石煅 合為細末

止血麻药方

生川乌 生半夏 北辛 血竭 蟾酥 砂羌

呈茄 血竭 各二钱 共为细末见血可用无血不用

麻药方

蟾酥 蟾酥二钱 荜拨一钱 细辛半钱 川乌七分

乳香二钱 没药一钱 草乌七分 闹杨花六分

共为细末如有跌歪骨节须用手揸正者先用生羌

以此末搽透要数次乃用手揸正骨节庶患者不知痛苦

刀傷麻藥方

北辛六下　乳香六下去油　没藥六下去油　牙皂三下　蟬酥四下
冰片一下　生半夏六下　象皮一下生炒　生閙楊花一下
生附子一下　生川烏尖四下　芙蓉膏八下　生南星六下
共為細末搽在刀口割肉不痛

桃花止血聖藥散

北辛　白蜡　頭髮灰　象皮豆炒　滑石飛
生閙楊花　川烏　降香　生軍　松香炒黑

乳香去油 没藥去油 血竭各貳錢 冰片 石脂各一錢醋炒
乳石一錢四分製尤 内金八分存性 血珀五分乳 珍珠六分 白芷二錢半
共為細末掺在傷上處血即止

治軍中金鏃止血奇方

降香節 白松香 紅銅末各乙兩 五棓子 没藥各五錢
血竭耗 共為細末第血處處立效

止血避忌

凡止血最忌婦人不潔淨者來看如有搽藥

尚並不止可服淨符以解其穢又恐其血流過
多一时風迷宜用通関散吹入其鼻萬無一失也
刀傷生肌散
珍珠八下　瑪瑙一下　珊瑚一下　血珀八下　川連七下　田七一下
血竭七下　燕窩二下　白蜡一下　丹頭一下　乳香五下　黃丹一下去淨炒
梅片多少自便　共研細末搽傷口　此方先將陽帝
膏貼去毒水又用生肌散搽之便不埋口結痂若
收此散做膏用制雞膏　羊油　猪鬃油　塘鵝油

芝麻油黃白和散開搽亦有痊愈

長肉生肌散

珍珠六分 琥珀 血竭 冰片 象皮 赤石脂 兒茶

沒藥 龍骨 乳香 丹頭 白蜡 共研末搽之

生肌散

血珀四分 珍珠一分 血竭半錢 宮粉五分 煅龍骨一錢

內金八分（存性） 田七五分 黃丹五分（飛） 川連五分 乳香一錢（去油）

沒藥一錢（去油） 象皮一錢（豆炒） 白蜡五分 乳石四分 製兒茶四分

石脂七下（醋炒製） 冰片四下 血竭一下 共为细末搽傷口立效

安息生肌散

丹头二下（飛） 田七二分 黄連一下 螵蛸二下 龍骨一下（煅） 安息油二下

乳香一下（去油） 归身二下 胆星二下 党参二下 儿茶一下

羊胆乾一下 象皮二下（豆炒） 没药二下（去油） 熊胆一下 鉛粉三下（飛）

珍珠四下 血珀一下 麝香二下 冰片三下 内金一下（存性） 乳石四下（飛）

枯凡二下 手头发灰一下 为细末用油煮成膏搽之

即效

刀傷止痛散

乳香去油 没药去油 秋石 木香 乳石 白芷 血珀

田七 雄黄 硃砂各千 丁香千 沉香 牛黄千半

川連七卜 梅片四卜 射香三卜 血竭六卜 珍珠三卜

共为细末每用燒酒冲服五分

刀傷止痛湯藥方

归尾二千 蒼朮二千 乳香千去油 没药千去油 白伏千

神曲千 田七二千半 陈皮三卜 白蜡三卜 净水煎服

止痛丸方

防風 砂仁 陳皮 灵脂 蒲黃 益母草 荆芥

木香 台烏各钱 香附 元胡 紅花 赤芍 川芎

莪朮 歸身 乳香去油 没藥去油 靈仙各钱半

丹皮 三稜 蘇木各二钱 川大黃二両 九蒸九晒

共為細末煉蜜為丸每个重二钱燒酒沖服

刀傷以後藥散

大黃二钱 雄黃三钱 姜黃二钱半 熊胆钱 川連钱

黄柏一錢　射香一錢　冰片一錢　共為細末猪胆汁調搽

廿三

乳香六錢　没藥六錢　硃砂六錢　雄黄七錢　硃砂七錢

射香一錢　冰片一錢　鴉床篆葉共研細末干搽患處

傷口陷膿散　治久膿不消

乳香去油　没藥去油　銅綠一錢　生軍　苦果　木鱉

金黑欖　甘草　象胆　硃砂二錢　雄黄二錢半

牛硃根去皮毛製　川連三錢　蜈蚣三條　白芷錢半　冰片一錢

為細末用油調搽

傷口復發藥線方

云連一錢　鬱丹頭一錢　白礬二錢　甘草三錢製　乳香五錢去油

沒藥五錢去油　銅綠五錢製　枯礬二錢製　膽礬二錢製

雄黃二錢製　硍硃二錢　冰片二錢　共為細末用飯糊為

藥線搓成如燈心之大揀入患處所有腐肉腐骨自然

化清

破血傷風湯藥方

羌活　麻黄　川芎　防風　枳殼　茯苓
石羔　蔓荊子　黄芩　細辛　甘菊　前胡
白芷　薄荷各七卜　加生姜三片用水煎服

其二　上部用

当归　熟地　白芍　畢撥　防風　白芷　細辛
各式木　净水煎服

其三

川芎　白芷　防風各木　真紫蘇　遠志各木半

歸身一錢 赤芍 蒲黃一錢半 製南星 天麻 茯苓各一錢

藁本二錢半 砂仁个下 加生姜三片 酒水各半煎服

破血傷風皮面象益墨色湯藥方

天麻 熟軍 半夏 歸身 熟地 元明粉

桃仁各二錢 川貝 防風 蘇葉 滑石各一錢

蟬退去頭足 秦艽各一錢半 陳皮个下 加灯心一團 姜三片 酒煎服

刀傷手足發瘍藥方

青皮 半夏 大黃 乳香去油 没藥去油 各一錢

連翹　桂枝　归尾　白芷各一錢　銀花　枳殻　黄柏
牛膝　甘草　黄芪　赤芍各一錢半　水煎服

刀傷湯藥方
陳皮八分　炙草八分　川芎一錢　白茯一錢半　黄芪二錢　酒炒
香製党参一錢　製首烏一錢　归身一錢　酒炒　加生姜三片
棗肉二枚　水煎服　如生瘡已穿　加边桂五分　同合服

跌打損傷藥方　酒
韓信草　鵝不食　千斤槌　澤蘭葉

酸子草　土牛膝　血見愁　人字草　駁骨草
韮菜頭　多蘇公　希簽草、麻根　防風
生地　南星　归尾　各药用酒熬熟以双料酒浸之

药酒方

木瓜　牛膝　蘇木各五钱　杜仲、熟地　檀香
红花　防風　当归各三钱　木耳　木香　白芷
天麻各钱　羌活　没药　松節各两　川加皮一两五
大红棗四十只去核　胡桃四十个去皮壳　山蜜糖八两　双料酒十五斤

同浸飲之

跌打藥酒方

川芎 茯苓 白术 牛膝 官桂 芍藥各二錢

鹿骨炙打 川山七 當归各三錢 炙芪 荊芥各四錢

炙草 附子 熟地 防風 杜仲各二錢 杞子五錢

羌活二錢五 熊胆五分 水酒熬熟双料酒浸之

續筋駁骨藥酒方

黄草藥三錢 岡松膏生五錢 大楓艾錢

尖尾風二两 九龍根二两寒製 透骨消二两 紫金丹三两酒炒
韓信草两五钱 赤獨蘿三两 骨碎補八钱
先用酒水熬熟候冷入双料酒十斤浸飲

冰霜散

寒水石煆 朴硝 牡礪煆 青黛五两 輕粉干
大黃三钱 共研細末治湯火傷及爛破皮用藥末干
搽治起泡新汲井水調搽或麻油臘燭油調搽亦
可若不愈用烏柏葉晒干研末搽之亦效

火傷湯藥方

犀角 川連 田七 黄芩 黄柏 木别 白芷

川烏 甘草 乳香 没药 当歸 血竭

靈仙 淨水煎服

打散丸

三稜 莪术 茵陳 牙皂 梧柳各兩 黑白豆乙兩

共為細末將一半研作極細為散一半用瓦砵裝住

水煎出膠和散為丸

一 黑灵丹

象皮 蜈蚣 血竭 文蛤 蛇退 乳香 没药

木槵子 山甲 毛毡灰 便灰 各等分研末用

蔴油 松香 黄腊 白腊 同煮

人牙咬傷散方

苦果 象胆 各一卜 红花 生军 丹头 飞

雄黄 精製 牛根 去[illegible]毛製 胆草 各八卜 枯矾

川連 硃砂 各五卜 人牙 炙 三只 研末搽患處

鬼代丹

乳香　没药　地龍　自然銅　無名異　土别各六卜

共為细末為丸如彈子大臨刑用好酒開服一丸若

不打用葱头甘草湯解之

腹破腸出治法

用小麦五升至水九升煑取四升攄去净汁待極冷令

患人卧于蓆上一人口含汁噀其背則腸漸入噀

时勿令患人知覺及人多在傍言語若腸

未入即用人抬席之四角輕輕搖動腸則自入既入時以生人頭髮搽藥縫腸傷口以逍遙散敷之方令病人驚笑免使傷口復迸也

麻藥方　倘要用刀割骨癰疽瘰癧箭肉不出用此麻藥麻住俾人事不醒任割不痛

川烏尖　顛茄花　草烏　白芷　小茴　烏藥　木必子
畢撥　鬧楊花　各等分為細末每服二分用老酒送下任割取毒以後敷上生肌之法用鹽湯灌下其人即醒要二味

平蕿菱花同上更妙

瘍醫雅言

〔清〕曹　禾／著

提要

《瘍醫雅言》，抄本，成書於清咸豐二年（一八五二）。現藏於南京中醫藥大學圖書館，全書一册。書號：未一一/七二一三。該書葉無欄框，每半葉十行，行二十二字。書寬十五點七厘米，書高二十九點二厘米。書前有序：序一「咸豐二年春正月同里吕佺孫」作序，該序處有「陽湖董氏收藏圖書」銘印，序二「咸豐二年初夏同里汪本銓」作序，序三「咸豐壬子春孟同里莊受祺」作序，序四「咸豐元年冬十一月同里趙曾向」作序，以及作者於咸豐二年（一八五二）修禊日自序。同時該書還附有：參校姓氏「周騰虎弢甫，同里趙禄保醇甫參訂，周汝濟潤之，門人上海潘泰堃薰庭、陽湖北鄒夢龍德施、歙縣方建德子良校字，男荀伯卿、夔仲樂」。

曹禾，字青岩，號畸庵，清代江蘇武進人，祖安徽含山，自祖父輩徙居江蘇。他體貌偉岸，生性倔强，好讀書，工吟咏，尤精醫術，初習金元四大家之書，兼取明薛己、王肯堂、李時珍諸家，久之，復深究《内經》《傷寒》諸醫經，尤推重昌邑名醫黄元御。平生淡欲寡交，非治病足迹未嘗至鄉里，故聲名并不遠播，年六十餘。喜談兵法，能縱躍擊刺，咸豐庚申、辛酉間（一八六〇—一八六一）卒於兵亂，著有《痘疹索隱》一卷、《痘醫蠡酌録》三卷、《瘍醫雅言》十三卷、《醫學讀書志》二卷、《醫學讀書附志》一卷刊於世。

該書係《雙梧書屋醫書四種》之一。作者曹氏援引古籍之舊論成方，并擷取《神農本草經》、陶弘景《名醫别録》療瘍諸藥，或予疏釋而成本書。卷一「癰疽上篇」述古引述《靈樞》《諸病源候論》《千金翼方》諸書有關癰疽瘡瘍的論述，又另就病源名義、陰陽根暈、寒熱次序、腫痛、部位淺深順逆、膿潰、刺法等問題加以注釋發揮。卷二「癰疽下篇」集方。彙集癰疽用方二十九首，方皆出於《靈樞》《傷寒》《千金方》《外臺秘要》諸書。又附癰疽用藥，據《神農本草經》《名醫別録》，按功用分爲主癰腫、消癰腫、除寒熱、除熱、通血脉、利關節、除結氣、排膿血、長肌肉、堅筋骨十類。卷三至卷十一分别論述内癰（卷三）、金瘡折傷（卷四）、丁惡瘡疥癬皯黵皻皰（卷五）、瘻瘿瘤（卷六）、丹蠹（卷七）、陽竅（目、鼻、耳、齒、口、唇、舌、喉）病（卷八）、陰竅（前後二陰）病（卷九）、婦人乳陰（卷十）、楊黴瘡（卷十一）九類病證治，其他卷每類皆分述古、釋義、集方、附藥諸項。唯楊黴瘡九類病證治改述古爲徵引新論。卷十二「雜療」，論述蟲畜螫嚙、水火灼淬、木石觸刺等證治。卷十三「丹藥」，搜輯古禁方丹法，如紅升丹、大五毒丹、小五毒丹等二十五方，并述製丹之升法，降法。

書後跋中云：此書刊於咸豐二年（一八五二），板成即毁，故流傳絶少。從《中國中醫古籍總目》（二〇〇七年版）記載得知該書的著作自刻本收藏於北京中醫藥大學圖書館與中國中醫科學院圖書館，另在南京中醫藥大學圖書館見該書的抄本。（劉小兵撰）

目録

瘍醫雅言　豆疹索隱

醫學讀書志　讀書附志

雙梧書屋醫書四種

咸豐壬子秋仲　本家藏版

咸豐二年鐫

瘍醫雅言

雙梧書屋

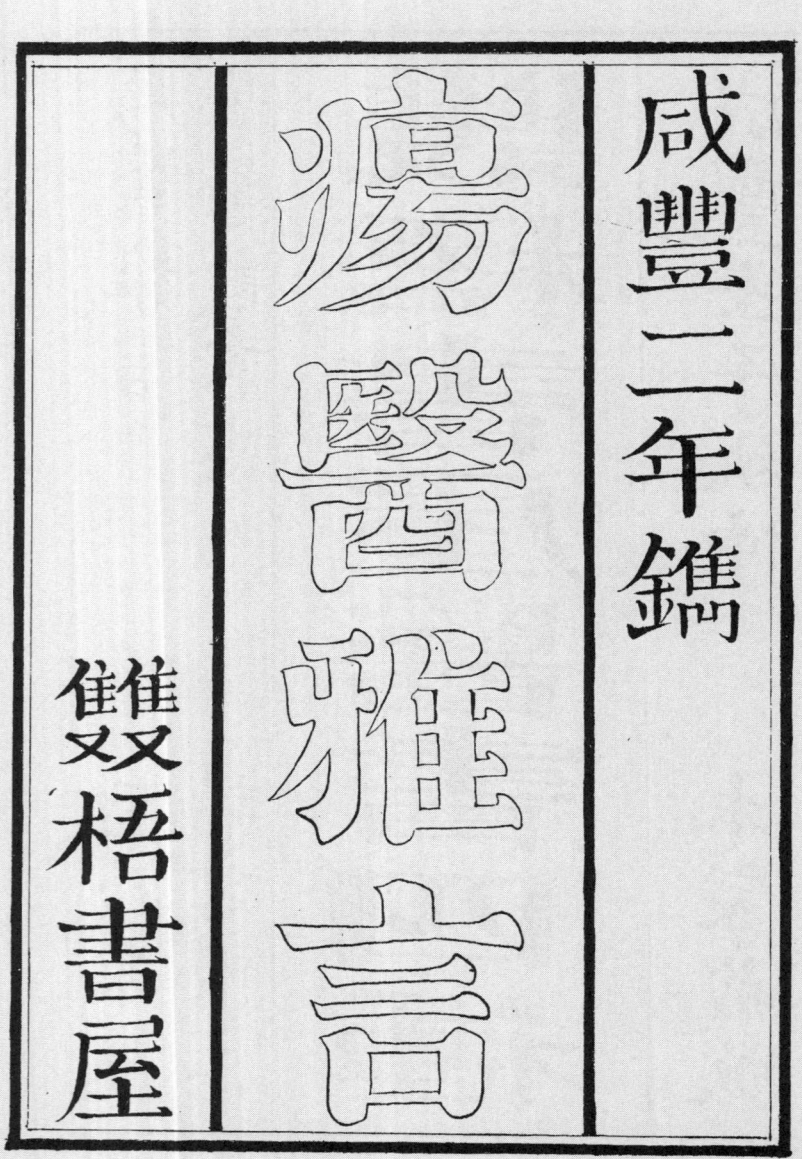

序一

瘍醫雅言十三卷豆疹索隱一卷醫學讀書志二卷附志一卷同里曹君畸庵所著也飲桑君之上池擅巫咸之鴻術抉紫書之奧旨闡金匱之微言駕軼古今洞徹淵系動必由矩察不遺纖識躋十全肱幾九折醫事之美煥乎備矣顧予弱體賴君而康馳驅黔蜀黽勉在公莫不結想越人流思盧氏今者欣讀瓊編若親蘭訊無如醫風日靡理不素習但慕趨羶祇供嗢噱而氣味制化陰陽順逆思無所出能繹君之書通君之義自不聽熒於瞀說淆於謬俗得以淹通載籍詳慎源流其於治也庶有瘳歟

咸豐二年春正月同里呂佺孫

序二

古來砥節礪行之士不遇於世則晦跡林泉混於技道而磊落之氣往往發為文章成一家之言若漢之涪翁晉之郭公者曹君其流亞歟余少宦京師去歲始自浙藩乞歸侍養與君未通寸札之問無半面之識今春家君以一編示曰此醫書四種同里曹君畸庵所著也畸庵好讀書工吟咏澹欲寡交非治病足跡未嘗至鄉里故聲稱不及於遐遠慮後世之湮没也盍序而傳諸家君雖樂道人之美而與美不濫從未以虛美美人曹君信乎美矣余素不知醫而醫書之載於史志者班班可考君能溯其源本別其

流派使數千年授受之學洞如觀火復探樞素之隱賾晰豆殤之豁闊去繁歸約觸類引伸而不漏不疏粲然明偹蓋其存心濟物不獲展施特寄寓於茲耳獨怪夫世之業斯業者莫不急速化之功利失古人仁恕博愛之德宣暢曲解之智是書出苟能循焉持焉不望而怖焉自覺而覺人焉則漢唐之墜緒從此振興君之書何懼其湮没之有又何藉區區一序之有

咸豐二年初夏同里汪本銓

序三

畸庵先生著書卒業受祺過而覽焉曰子之論醫也簡帙存亡徵諸史志是矣方術浩博惟崇漢唐何也曰學貴純一也曰執古以御今毋乃泥乎曰周之醫政期於十全劉氏七畧分為四技專家授受一脉貫穿源流不紊後世典帙散逸求其說而不得從而為之辭迨乎輓近言人人殊不衷於古將焉適從曰醫經經方依托炎黃言固正而書實誣也曰班氏不云乎醫經者原本以起病經方者量病以致劑準而得宜則轉劇為瘉拙而失理則增疾損生雖非炎黃之書實稟炎黃之教故譽無所顯毀無所晦世愈

遠而道愈尊也曰局方聖濟皆非古方劉張李朱皆非古法元明以來推為大家奉為程式何也曰生民之阨也局方聖濟雖亂古而不蔑古金元四家僞為述古而實蔑古於是舉世皆曰古法古方不可治今病矣予不聞公孫悼乎公孫悼倍偏枯之藥以起死人其藥不靈非藥不靈也不解人理不解物性也祺嚮守閩郡得長樂陳修園書以為極醫之能事聆先生之論始知醫者當肅守矩度虛衷窮賾不可騁私臆以衡量古今也入覲期迫不暇屬文即識先生所言以為之序

咸豐壬子春孟同里莊受祺

序四

黄氏元御曰醫書自唐以後無通者蓋黄帝岐伯越人仲景四聖既往惟巢氏病源孫氏千金王氏外臺爲能窺見堂奥後此作者得固有之不勝其失也是固有之不勝其非也先生是書徵引錯綜悉宗唐以上卓識概可見矣若夫攷覈典確選擇精良讀者當自知之固無俟向之贅言也

咸豐元年冬十一月同里趙曾向

序

周官瘍醫掌腫瘍潰瘍金瘍折瘍之祝藥劀殺之劑凡療瘍以五毒攻之五氣養之五藥療之五味節之是古之瘍醫莫不洞明病本因事制宜特以祝藥別有師承故與疾醫各專其治也夫腫潰二瘍緣積微之所生金折二瘍係倉卒之所受醫不嫺術於平素奚能禦變於臨時是以扁鵲倉公均不名一藝自漢中葉通醫經者第工鍼刺治經方者惟擅藥劑致劉氏七略班氏藝文判分為二界畫截然於是醫經經方始各不相謀至南陽張子以述為作聯絡兩家融成一貫著傷寒論金匱要略為千古效法之經

常而隋有巢太醫唐有孫真人王太守采摭班史之遺撰病源千金外臺為南陽之羽翼治疾治瘍之法於茲大備因援其舊論成方并擷農經陶録療瘍諸藥綴以疏釋而序之曰

一學有淵源宜亟探討也論癰作於醫經述於病源治癰始於金匱備於千金外臺而專門之書梁隋有甘濬之療癰疽金瘡要方十四卷唐同療癰疽毒惋雜病方三卷唐逸甘伯齊療癰疽金瘡方十五卷唐作十二卷隋有蔡英癰疽論方一卷姚僧垣療癰經一卷療三十六瘻方一卷秦政應療癰疽諸瘡方一卷唐皆逸龔慶宣傳劉涓子鬼

遺方十卷唐作劉涓子男方宋作鬼論一卷陳振孫書錄解題作神仙遺論十卷唐有殷子嚴療癰疽耳眼本草要妙五卷宋逸沈泰之癰疽論二卷喻義纂療癰疽要訣一卷瘡腫論一卷宋同宋志有邢元樸癰疽論一卷無名氏癰疽論三卷僧智宣發背論一卷白岑發背論一卷史源治背瘡方一卷胡權治癰疽膿毒方一卷張允蹈（陳振孫書錄解題作允昂）外科保安要用方五卷定齋居士五痔方一卷宋霖丹毒備急方三卷無名氏治發背惡瘡內補方一卷伍起予外科新書一卷癰疽方一卷李氏癰疽方二卷書錄解題有吳晦叔所錄五發方論二卷李逸集驗背疽方一卷

東軒居士衛濟寶書一卷凡二十四家二十八部八十卷元明以來鬼遺方僅存五卷又與千金翼大同李逸背疽方五十三條

國朝據永樂大典郭應祥序作李迅及東軒居士衛濟寶書皆錄存四庫外無行本故徵引未及其金元以下諸書貳於醫經經方者概不采錄

一癰疽鉅患宜慎審察也癰有僅害血肉者內侵藏府者疽有內蝕骨髓者外結皮膚者察其形色可概見源委微甚死生矣述古五十七候釋義七章曰癰疽上篇集古二十九方附藥十類疏其大法曰癰疽下篇

一瘍類繁庶宜歸統隸也癰生藏府性命攸繫為內癰第一慘痛卒加死生俄頃為金瘡折傷第二形小禍迅曰丁丁之屬一十七貌惡創劇曰瘡瘡之屬五十五悽愴容華者曰䵟黽皻皰其屬一十為丁惡瘡䵟黽皻皰第三瘻屬竄伏延蔓之痾其類三十有六瘿瘤乃攖扼擁腫之疾其類一十九為瘻瘿瘤第四皮膚變異曰丹丹屬三十五皮膚墳起曰腫腫屬八孔竅蝕爛為疳䘌疳䘌屬五為丹腫疳䘌第五面部七竅耳病二目病十三鼻病三唇口病六舌病一齒病四咽喉病七為陽竅第六害於肛者曰痔痔六種聚於囊丸者曰癀癀二種為陰竅第七姤精淫毒腐

瘍醫雅言　卷三

壞埊物者曰陰蝕絢染形體者曰黴瘡為揚黴瘡第八婦人產育傷陰乳字傷乳為婦人陰乳第九虫畜螯嚙水火灼淬木石觸刺罷襍瑣屑為雜療第十禁方丹法古所吝傳為禁方丹法第十一

凡此十三篇者皆瘍醫之恒言日用之切要余所勤勉而視同的彀者也讀余書者原余心而政余失有厚望焉咸豐二年修禊日武進曹禾

參校姓氏

周騰虎弢甫

同里趙祿保醇甫參訂

周汝濟潤之

門人上海潘泰埜薰庭

陽湖鄒夢龍德施

歙縣方建德子良校字

男荀伯卿

夔仲樂

瘍醫雅言卷一

武進曹禾

癰疽上篇

述古

靈樞癰疽篇疵癰發於膝其狀大癰色不變寒熱如堅石勿石石之者死須其柔乃石之者生（千金翼作疵疽）

厲癰發於足旁其狀不大初如小指發急治之去其黑者不消輒益不治百日死

脫癰發於足指其狀赤黑死不治不赤黑不死不衰急斬之不則死（千金翼作脫疽）

猛疽發於嗌中不治化為膿不寫塞咽半日死膿寫則合豕膏冷食三日已

夭疽發於頸其癰大以赤黑不急治則熱氣下入淵腋前傷任脉內熏肝肺十餘日而死（病源作披疽）

疵疽發於肩及臑其狀赤黑令人汗出至足不害五藏癰發四五日逞焫之

米疽發於腋下赤堅治之以砭石欲細而長踈砭之塗以豕膏六日已勿裹之其堅而不潰者為馬刀俠纓

井疽發於胸其狀如大豆不早治下入腹七日死

甘疽發於膺色青狀如穀實菰𤬠常苦寒熱急治之去其

寒熱十歲死死後出膿

股脛疽發於股脛其狀不甚變而癰膿搏骨不急治三十日死

銳疽發於尻其狀赤堅大不急治三十日死

陽氣大發消腦留項名曰腦爍其色不樂項痛而如刺以鍼煩心者死不治

敗疵發於脇女子之病灸之其病大癰治之其中乃有生肉大如赤小豆

赤施發於股不急治六十日死在兩股之間不治十日死

兔齧發於脛其狀赤至骨急治之不治害人

走緩發於内踝其狀癰也色不變數石其輸而止其寒熱不死

四淫發於足上下其狀大癰急治之百日死

巢氏病源石癰腫結牢鞕如石不甚熱微痛久久熱乘乃有膿

附骨癰伏結近骨其狀無頭尾但腫痛而濶皮薄澤

兊疽發於股陽其狀不甚變而膿附骨不治四十日死

石疽狀如座癤鞕如石而皮厚

水疽狀如物裹水多發手足肌膚虛處亦有發身體數處壯熱而死者

肘疽發於肘諸疽發節解並皆斷筋節肘為尤重

附骨疽發大節解間產婦喜着鼠髁髂頭脛膝嬰兒亦着髆肘背脊縫者先覺洪如肥經久則痺痛不隨急者先覺痛不得轉動按之應骨痛經久則皮肉急而洪如肥小兒則覺四肢如不隨狀抱之纔近便喚即看支節解中有洪肥即是久而不知乃至合身成膿不潰至死身體變青黯

久疽發身體閑處經久積年膿血不盡則瘡內生蟲成瘻

風疽血脈攣曲疾痛發瘡歷年

熛疽發五藏俞節解相應通洞發十指痛入心不可忍小者如粟豆大者如梅李或晃晃黃赤黯黯青黑不急治則

逐脈入藏而死當截去其指發齒間則臭熱血出不止七日死不治其血不以灰掩則着人唯痛取利十有一治

緩疽結腫積久肉腐壞遲寒盛者腫結痛深回回無頭尾大者如拳小者如桃李冰冰與皮肉相着不變色久乃色變紫黯皮肉俱爛如牛領瘡漸下作頭穿潰膿出急者一年緩者數十年乃死

千金翼方黑疽發缺盆中名曰伏癰死

蚤疽發手足五指色不變十日內可刺不刺後爲食癰在腋三歲死

赤疽發於額未有膿可治膿赤多血十餘日死

杼疽發於項若兩耳下六日可刺其色黑見膿而癰者十六日死

蜂疽發背起心俞若肩髃八日可刺其色黑赤膿見者二十日死（病源作鋒疽）

刺疽發肺俞若肝俞八日可刺發而赤其上肉如椒子者二十日死

浹榮疽發脇若兩肘頭二十五日不寫死九日可刺發赤白間膿多白無赤可治

勇疽發股起太陰若伏兔十日可刺白者可治發青腫赤黑者二十五日死

標叔疽發於背發熱同同耳聾後六十日腫如水狀可刺之但出水後乃有血血出即死

旁疽發足趾若足下十一日可刺發赤白膿而不大多其癢赤黑三十日死

禽疽發如軫者數十處四日腫食飦疼痛狀若變十日可刺其內發方根寒齒如噤俞若坐如是十五日死

白疽發膊若肘後癢目痛傷精及身熱多汗五六日死

赤疽發身腫堅核而身熱不可以行坐屈伸成膿刺之即愈

黑疽發腫在背大骨上八日可刺不刺為骨疽膿出不可

止出碎骨六十日死
釘疽發兩眉此起有所逐惡血結流內外榮衛不通三日
身腫痛甚七日喋如痓狀十日可治二十日死病源兩眉作兩髀流
作蝨無七日有十一日可刺不治二十日死又疽起於肉上如丁蓋下有腳至骨故曰釘疽
陰疽發髀若陰股始發腰強內不能自止數飲不能多五
日堅痛不治三歲死
脈疽發環頸一作項始痛身隨而熱不欲動悁悁或不能食
此有所大畏恐怖而不精上氣欬其發引耳不可以腫二
十日可刺不刺八十日死
龍疽發背起胃俞九日可刺發血膿者不死其上赤下黑

若青黑者二十日死

首疽發背發熱八九日大熱汗頸引身盡如欬身熱同同如沸者皮澤頰腫處浅刺之不刺入腹中二十日死

汀疽發如腫或復相往來可要其所在刺之即愈

衝疽發小腹痛而振寒熱冒五日悁悁六日而變可刺五十日死

敦疽發兩指頭若五指頭四日可刺十八日不寫死其發而黑癰不甚赤過節可治

疥疽發腋下若臂兩掌中振寒熱而咽乾飲多則煩心悁悁或卒胗反有合者可汗不汗當死

筋疽發背俠脊兩邊大筋其色蒼八日可刺其癰在肌腹
中九十日死
陳乾疽發兩臂三四日痛不可動五十日方身熱而赤六
十日可刺如刺脈無血三四日死
倉疽發身癢後痛此攻傷寒氣入藏篤發九日可刺九十
日死
黑疽發耳中如米此名文疽死
赤疽發胸可治掌中可治陰股堅死濡可治髀樞六月可
治不治出歲死不可治
黑疽發液淵死尻死腓腸死趺上堅死膝臏堅死濡可治

足下久癰色赤死肘上下不死可治

釋義

癰疽篇癰狀曰皮薄以澤疽狀曰皮夭以堅如牛領之皮癰之原曰榮衛稽留於經脉中血泣肉腐為膿然不能陷骨髓不為枯五藏不為傷疽之原曰下陷肌膚內連五藏筋髓枯血氣竭當其癰下筋骨良肉皆無餘按釋名釋疾病癰壅也氣壅痞結裹而潰也廣雅釋詁二疽癰也後漢書劉馬傳注疽久癰也是癰之義為壅疽之義即癰腫創始發皆可名癰癰久不消皆可名疽癰居肌肉膿不內陷疽在筋骨氣連五藏是癰為創之初壅之淺疽為創之久

壅之深癰而不至於疽者皆生癰久而至成疽者多死素問生氣通天論榮氣不從逆於肉裡之癰陰陽别論三陽為病發寒熱之癰靈樞脈度篇六府不和之癰刺節真邪論虚邪搏於脈之癰皆創之初壅之淺者氣穴論内消骨髓外破大膕之癰玉版篇喜怒不測飲食不節積微所生之癰皆癰之久創之深者刺節真邪篇復有無熱不化膿之肉疽骨曰益大之骨疽則名疽而非癰疽之疽史記伯夷傳吁嗟徂兮索隱疽與徂同死也骨疽肉疽當是病氣膠結處之骨死肉死也

右論病源名義

夫風雨寒暑之邪生於陽飲食居處陰陽喜怒之邪生於陰生於陽者從外傳內正氣原未摧殘生於陰者自內著外元氣久遭蹂躪外傳內者其病淺雖形鉅腫劇而根暈有界限內著外者其病深雖形細腫微而根暈無畛域有界限者在腴處則膿瘠處則腐膿潰腐脫則新肉長而創斂無畛域者膿彌洩而彌多腐愈延而愈厚茍膿少腐化亦創口殭而新肉不生

右論陰陽根暈

常人榮行脈中衛行脈外為清濁合度血脈治而無病若榮外出於衛衛內入於榮則清濁相干血脈戾而生癰素

問氣穴論肉之大會為谷小會為谿肉分之間谿谷之會以行榮衛會大氣榮衛不行則氣壅脈熱肉敗為膿金匱諸脈浮數應發熱而反灑淅惡寒若有痛處當發癰故癰將發脈必浮數不發熱而反惡寒癰將成則寒熱往來既成則蒸熱矣膿未泄則煩懊而熱膿甫泄則虛乏而熱氣肉陷則神擾而熱陷而陰氣先絶則汗出而熱陽氣先絶則汗出而厥金匱瘡家汗出則痙靈樞熱病篇熱而痙者死是癰疽始終忌汗已潰則更忌發熱

右論寒熱次序

陰陽應象大論先痛後腫者氣傷形先腫後痛者形傷氣

壽夭剛柔篇無形而痛者陰也有形而不痛者陽也先痛後腫乃元氣內傷病發於陰而外著終將內并先腫後痛乃元氣內鼓病生於陽而外結僅能外潰是以輕重懸殊

右論腫痛

熱病篇五死部五藏之輸項背伏兔腓千金翼方發皮膚者為淺腫赤而高不治亦愈發筋肉者為深腫下而堅宜急治發附骨者未覺而肉色已殃為癰疽之甚玉版篇五逆候白眼青黑眼小內藥而嘔腹痛渴甚肩項中不便音嘶色脫然病發五部不見五逆者皆生不發五部見五逆者多死是五部為五藏之外藩五逆實五藏之內弊外藩

雖擾內弊未彰猶可補救以生全內弊旣著雖外藩安貼亦終跋扈以致亂

右論部位淺深順逆

金匱用手掩腫上熱者為有膿不熱者為無膿外臺按之陷不復者無膿即復者有膿千金翼當上薄者有膿夫膿在皮肉色必紅紫澤薄按之有黃白斑膿在筋骨則色不變初按軟再按必硬瘀濁化膿色惟黏穢血肉化膿色必白膩膿內有血則榮氣熱有沫則榮氣寒元氣裕者腫根墳起而癰處熱元氣弱者腫根萎瘦而癰處不熱毒盛氣竭者多如屍臭元氣與毒俱竭者但覺黲澹創將斂則白

暈環生膿如桃膠而護創癰將陷則腫根驟軟膿水忽乾

而創縮

右論膿潰

靈樞刺節真邪篇膿不寫則爛筋傷骨玉版篇已成膿血者惟砭石鈹鋒之所取官鍼篇鈹針取法於劍鋒廣二分半長四寸宜寫大癰膿鋒針取法於絮針箭其身鋒其末長一寸六分主刺癰熱出血玉版篇諸病皆有逆順工不察而刺之如刀劍之可以殺生人故有刺禁之傳素問刺禁論刺跗上中大脈陰股中大脈血出不止者皆死刺頭中腦户入腦刺臂太陰脈出血多皆立死刺膺中陷中肺

為喘逆仰息三日死刺舌下中脈血出不止為瘖刺足少陰脈出血為舌難言刺郄中大脈令人仆脱色刺足下布絡中脈血不出為腫刺氣街中脈血不出為腫鼠僕刺面中溜脈為盲刺匡上陷骨中脈為漏為盲刺客主人内陷中脈為内漏為聾刺缺盆中内陷氣泄令人喘欬逆刺手魚腹内陷為腫刺肘中内陷氣歸之為不得屈伸刺少腹中膀胱溺出令人少腹滿刺乳上中乳房為腫根蝕刺脊間中髓為傴刺膝臏上出液為跛刺關節中液出為不得屈伸根結篇形氣不足病氣不足刺之則陰陽俱竭血氣盡五藏空虚筋骨髓枯老者絶滅壯者不復矣是刺法不

善則戕人壽命況寫膿去血其害更有甚於凡刺者刺齊論刺皮毋傷肉刺肉毋傷筋長刺節論刺腐上視癰大小淺深外臺腫都堅為氣都軟為血灸之即結焦痂觸去則血泄不止是可刺不可刺之部位淺深皆有一定之法也

右論刺法

瘍醫雅言卷二

武進曹禾

癰疽下篇

集方

千金翼五香湯　主惡氣毒腫

沉香　丁香　麝香湯成入千金作藿香　薰陸香　青木香各一兩

水五升煮取二升分三服滓薄腫上

又漏蘆湯　主癰熱

漏蘆　白蘞千金作白及　黃芩　枳實　芍藥　升麻

麻黄　甘草各三兩　大黄五兩

水一斗煮取三升分三服　一方用白微二兩

又黄耆湯　主癰腫虚弱

黄耆四兩　升麻三兩　桂心二分　黄芩一兩　竹葉一升

茯苓　甘草　生薑各二兩

水二斗煮竹葉減五升去滓澄取九升内諸藥煮

取三升去滓分三服日三

又黄耆湯　主癰腫熱口乾

黄耆　升麻　栝樓　乾地黄各二兩　麥門冬

芍藥各二兩　黄芩一兩五錢　梔子二十枚

水一斗煮取三升分三服　劉涓子用升麻一兩

梔子十四枚餘同

又瞿麥散　主排膿止痛利小便

瞿麥　麥門冬　黃耆　當歸　白斂各一兩　赤小豆半合　桂心半兩　芎藭　芍藥各二兩

擣篩為散先食溫酒服方寸匕日三服

又薏苡仁散　主癰腫令自潰長肌肉

薏苡仁　乾地黃一作乾薑　肉蓯蓉　白斂　當歸　桂心各一兩

擣篩為散先食以溫酒服方寸匕日三夜三服

又王不留行散　治癰腫不潰困若無聊

王不留行子一升千金作三合　龍骨　當歸各二兩　野葛皮半分　乾薑　桂心各一兩　栝樓根六分

治下篩食後溫酒服方寸匕日三四肢習習為度不知更作

千金黃耆茯苓湯　治癰疽潰膿過多虛熱

黃耆　麥門冬各三兩　生薑四兩　五味子四合　芎藭　茯苓　桂心各二兩　大棗三十枚

水一斗半煮取四升分六服　千金翼有遠志當歸人參各一兩甘草六兩

南京中醫藥大學圖書館藏未刊中醫稿抄本精粹·傷科、外科、藥物卷

又温中湯　主癰疽取冷過多寒中下利完穀

甘草　乾薑　附子炮各一兩半　蜀椒二百四十粒炒去汗

水六升煮取三升分三服

外臺廣濟排膿散　療癰疽

黃耆十分膿多倍　青小豆一分熱口乾倍　芎藭三分肉不生倍　芍藥三分痛不止倍　白歛三分有膿不合倍　栝樓三分渴小便利倍　甘草三分

為散酒服方寸匕日三服千金同一方無白歛甘草

靈樞癰疽篇治敗疵方

蔆翹草根各一升水一斗六升煮取三升即强飲厚
衣坐釜上令汗出至足已

千金翼搨湯　主癰疽始發焮熱寖長

大黄　黄芩　白斂各三兩　芒硝一兩半

水六升煮取三升以故帛四重内汁中取搨腫上
煖復易晝夜為之

外臺删繁猪蹄洗湯　療癰疽潰爛

猪蹄一具治如食法　薔薇根一斤　甘草五兩炙　芍藥五兩

白芷五兩

水二斗煮猪蹄取八升去滓内諸藥煮取四升稍

稍洗瘡

千金翼八味黄耆薄　主癰疽熱腫

黄耆　芎藭　大黄　黄連　芍藥　莽草　黄芩

梔子各等分

為散以雞子白和如泥塗布上隨腫大小薄之燥

即易瘡上開孔令得泄氣

千金鍊石散　治癰堅如石色不變

麤理黄石一斤　鹿角八兩燒　白斂三兩

醋五升先燒石令赤内醋中不限次數醋減半止

細擣末以餘醋和如泥厚傅乾則易并治諸漏及

瘰癧

又烏麻膏　治癰瘍丁漏惡瘡諸毒

·生烏麻油一斤　黄丹四兩　蠟四分　皆大兩大斤

臘日前一日午時内油銅器中微火煎至明旦看油減一分下黄丹消盡下蠟令沫消藥成至午時出忌小兒婦人女子六畜見

外臺范汪飛黄散　主食惡肉

取丹砂着瓦盆南雌黄着中央磁石北曾青東白石英西礬石上石膏次鍾乳下雄黄覆雲母薄布下各二兩先擣篩瓦盆中以一盆覆上羊毛泥令厚作三

偶竈燒以陳葦一日成取其飛者使之

又近效方　主癰疽定後生肌

麝香二錢　棗皮灰半兩　生麻油六合

重湯煎十餘沸稀稠成膏取故綿塗貼瘡上忌喫

諸豆

又療一切癰腫單方　亂髮燒灰酒服方寸匕或燒古蜂

爲粉雞子白和傅之鹿角灰醋和塗之腫痛煩困以楸

葉十重貼之亦可薄削楸皮貼之冬無鮮葉預收乾葉

臨時鹽湯沃潤用之

桂枝湯　治邪中榮衛無形而有痛處嗇嗇惡寒淅淅惡

風翕翕發熱出傷寒論太陽上篇

桂枝人參湯　治癰疽有形而痛發熱或利出傷寒論太陽下篇

桂枝附子湯　治邪壅為癰身體疼痛不能轉側出傷寒論太陰上篇

小柴胡湯　治癰始有形往來寒熱心煩欲嘔出傷寒論太陽中篇

桂枝去芍藥加蜀漆龍骨牡蠣救逆湯　治癰膿汗出煩擾或因燔鍼焠刺艾灸火氣內迫煩躁汗出起臥不安出傷寒論太陽中篇

炙甘草湯　治癰疽未潰血氣虛衰邪欲內陷已潰翕翕發熱惙惙虛乏出傷寒論太陽下篇

鱉甲煎丸　治瘀與痰液結於絡脈發為癰疽（出金匱要畧瘧病篇）

橘皮竹茹湯（出金匱要畧嘔吐噦篇）　治癰潰胃氣未復時欲嘔吐不喜穀食

酸棗仁湯　治癰潰榮氣未復虛煩不得眠（出金匱要畧虛勞篇）

麥門冬湯（出金匱要畧欬嗽篇）　治癰潰津氣未復火逆上氣咽中乾燥

附藥

主癰腫　石脂蒺藜子絡石薇銜紫參澤蘭芥草芫花鹿茸鹿角土蜂子蝦蟆（癰疽）黃耆營實王不留行白斂桑上寄生（癰瘍）續斷絡石白及（癰瘡）菖蒲牡丹蚤

休蔘實赤癰淫羊藿結氣癰腫海藻面癰腫天鼠矢頸腋癰腫

大戟癰腫結熱連翹癰腫惡結防已

消癰腫　磁石伏龍肝芍藥半夏虎掌大豆醋散癰腫紫石英通草元參除癰腫苦參敗醬商陸決癰腫瞿麥潰癰腫螻蛄

除寒熱　紫石英天門冬柴胡升麻薯蕷麻黄葶藶枳實厚朴露蜂房鼈甲貝子赤小豆秫米莧實薤藏府寒熱甘草冬葵子五藏間寒熱旋覆花脾胃寒熱通草胃中寒熱紫菀筋骨寒熱蔓荊實骨中寒熱龍胆龍齒龜甲

除熱　鉛丹丹參五味子苦參秦艽貝母敗醬大青水萍

竹葉 白歛 秦皮 小麥（皮膚熱） 凝水石 遠志 石斛 漏蘆 地膚子 青葙子 澤漆（胃中熱） 鹿茸（骨節間熱） 草蒿（骨髓痼熱） 礬石（關節畱熱） 牡蠣（頭熱） 茵陳蒿（胃中煩熱） 菊花 莎草根 天名精、射干 蟹（心下煩熱） 雞卵白 杏仁（腹中邪熱） 貫衆（心腹邪熱） 酸棗仁（五內邪熱） 槐實（五藏積熱） 消石（五藏客熱） 營實（三焦大熱） 石膏（腸胃中熱） 桔樓根 茅根 紫參 垣衣 榆皮 蘗木（腸熱） 大黃 猪懸蹄（胃熱） 龍胆 黃芩 松脂 梔子 雷丸 韭（膀胱熱） 防己 甘遂（痰熱） 竹葉 瀝（風熱） 松蘿

通血脈

丹砂 人參 地黃 桂 蜀椒（通順血脈） 芍藥（通利血脈） 通草（利血脈） 菊花（復血脈） 麻子（利血氣） 甘草（通經脈） 芒消

利關節　絡石　營實　蛇床子　牡桂通關節　磁石調關節　蜀椒通關節　石鍾乳通利關節　通草關節緩急　薏苡仁

除結氣　莽草主結氣　紫石英散結氣　白斂散結　薤去畱結　滑石去惡氣　沉香　藿香　乳香寒熱結氣　雀甕百節中結氣　羖羊角皮膚間結氣　乾薑筋骨邪氣　薏苡仁逐邪惡氣　鹿角除邪惡氣　虎骨破結聚氣　假蘇

排膿血　澤蘭　黃耆　烏喙　白棘　烏賊魚骨　麻蕡　赤小豆宿血　芒消瘀血　車前根葉　蒲黃　王瓜　天名精　茅根　大黃　琥珀　乾漆　牛角鰓　水蛭　桃仁　大豆　假蘇惡血　石硫黃　乾地黃　蒺藜子　芍藥　瞿麥　羚羊角　蠐螬寒血　兎

絲子積血沙參元參老血秦椒牡蠣客血當歸關節老血萆薢腹中畱血鹿茸陰中畱血鹿角心脾間老血射干腸胃間畱血牡丹腰臍間血朮五藏間惡血黃耆胃腹五藏賊血蜚蝱腸中聚血紫參五藏血脉中熱血代赭石養血丹參破血麻子飴糖止血茜根王不畱行小麥亂髮

長肌肉

甘草地黃薯蕷石斛蒺藜子胡麻生陰中肌五味子養肌膚天門冬兔絲子堅肌雲母充肌膚桑上寄生

堅筋骨

甘草兔絲子絡石淫羊藿桂杜仲胡麻巴戟天

處瘰癧疽大法凡八一曰消散瘰癧腫二曰除寒熱三曰通血脉四曰利關節五曰除結氣六曰排膿血七曰生肌肉

八曰堅筋骨夫癰疽之生非邪氣外中則瘀氣内結邪有寒熱瘀有久新皆當求其源以濬其流察其末以理其本膿須排決血必宣行血脈壅則導之使通關節硋則調之使利迨膿腐既盡乃生其肌肉堅其筋骨俾復聯貫運用之常然癰名有腫疽瘡傷之分癰處有藏府筋骨血氣經脈皮膚之别治法有消散除決潰生養堅之異適事為故各得其宜界限次第不可紊也若欲求藥物性味功用之全自有農經陶錄在

瘍醫雅言卷三

武進曹禾

内癰

述古

素問腹中論伏梁裹大膿血居腸胃之外少腹盛上下左右皆有根下則因陰下膿血上則迫胃脘生鬲侠胃脘内癰不可治治之每切按之致死居齊上為逆齊下為從風根伏梁其氣溢於大腸而著於肓肓之原在齊下故環齊而痛身體髀股胻皆腫不可動動之為水溺濇之病病能論胃脘癰者脈當沉細沉細者氣逆人迎甚盛而熱

逆而盛則熱聚胃口不行而為癰

厥論少陽厥逆機關不利腰不可以行項不可以顧發腸癰不可治驚者死

靈樞刺節真邪論有所結氣歸之衛氣津液久留不得反合為腸溜久者數歲乃成以手按之柔

金匱腸癰之病身甲錯腹皮急按之濡如腫狀腹無積聚身無熱脈數此為腸內有癰膿

腫癰者少腹腫痞按之即痛如淋小便自調時時發熱自汗出復惡寒脈遲緊為膿未成可下之脈洪數膿已成不可下也

病源腸癰甚者腹脹大轉側聞水聲或繞臍生瘡穿而膿出或自齊中或自大便出凡腸內有結痛或在脇下或在齊左近結塊而壯熱者必作癰膿

素問大奇論腎滿肝滿肺滿皆實即為腫肺癰喘而兩胠滿肝癰兩胠滿卧則驚不得小便腎癰脚甲乙經作胠下滿脛有大小髀胻大跛易偏枯

金匱肺癰脉滑數實口中辟辟燥欬即胸中隱隱痛寸口脉數虛其人欬口中反有濁唾涎沫者為肺痿膿成吐如米粥則死

千金肺乘肝即為癰腫肝脉大盛為內癰肺邪傳肝肝旺

不受畱而為積名曰息賁久發肺癰膿未成其脉緊數緊
去但數其膿已成

釋義

按腹中論之伏梁厥論之腸癰即金匱之腫癰金匱之腸
癰即刺節真邪篇之腸溜也夫伏梁緣膿血風氣居於腸
胃之外上則俠胃脘内癰下則因陰下膿血或内溢於腸
外繞於臍致膿從臍出或臍傍生瘡潰出或動之則水溺
濇或切按及驚則致死是鬲下之藏府無所不被其蹯肝
腎二癰亦必係此病之浸淫腸溜為衛氣與津液久畱腸
癰又腹無積聚身無熱則病居腸内不能外擾於藏府故

膿洩當瘥其病能論之胃脘癰僅屬熱聚胃口亦不得與
伏梁之挾胃脘内癰比類至肺癰肺痿皆欬唾濁沫咽燥
不渴惟胸中痛脉數實爲肺痿所無是痿如花木之萎而
屬虚癰若癰疽之壅而屬實矣

集方

金匱桔梗湯　治肺癰欬而胸滿振寒脉數咽乾不渴時
　出濁唾腥臭久久吐膿如米粥

又甘草乾薑湯　治肺痿吐涎沫不欬不渴遺尿小便數
　頭眩多涎唾

又皂莢丸　治欬逆上氣時時吐濁但坐不得眠

又麥門冬湯　治火逆上氣咽喉不利

又葶藶大棗瀉肺湯　治肺癰喘不得卧

千金生薑甘草湯　治肺痿欬唾涎沫不止咽燥而渴

又葦莖湯　治肺癰欬有微熱煩滿胸中甲錯

又桂枝去芍藥加皂莢湯　治肺痿吐涎沫

外臺炙甘草湯　治肺痿涎唾多心中温温液液者

又桔梗白散　治同桔梗湯十方皆見金匱要畧肺癰肺痿門

金匱薏苡附子敗醬散　治腸癰

又大黄牡丹湯　治腫癰

又排膿散排膿湯　治內癰有膿四方皆見金匱要畧腸癰門

千金腸癰湯

牡丹　甘草　敗醬　生薑　茯苓各二兩　桔梗

薏苡仁　麥門冬各三兩　丹參　芍藥各四兩　生地

黃五兩

水一斗煮取二升分三服日三

附藥

腸癰　龍骨猪懸蹄

藥二味無論

瘍醫雅言卷四

武進曹禾

金瘡折傷

述古

病源被金及所傷若瘡邊乾急肌肉不生青黄汁出瘡邊寒清肉消臭敗前出赤血後出黑血如熟爛胃及血出不止白汁隨出或中絡脈髀内陰股天聰眉角横斷腓腸乳上及鳩尾攢毛小腹承從瘡出氣如賁豚及腦出者多凶少愈

凡金瘡通内血多内漏若腹與兩腸脹滿不能食者死

或傷中於腹則氣激腸從瘡孔出如斷而一頭見者不可連兩頭見者可連若腹痛短氣不得飲食者大腸一日半死小腸三日死

凡腸斷兩頭見者速以針縷如法連續塗以鷄血勿令氣泄即推内之但出不斷者濃煮大麥取汁漬而内之飲以研米粥二十日後稍與强糜百日後始可進飲設飽食致腸痛決漏當服錢屑散若腸腹䐃從瘡出如手其下牢核煩滿短氣發作有時三日内必死若䐃下不留安定不煩喘氣息如常但瘡痛者以生絲縷繫之一宿後截之勿閉其口膏稍導之凡始縫其瘡各有縱橫鷄舌隔角當次陰

陽上下逆順急緩使陽者附陰陰者附陽以復腠理皮脈之常夫瘡難再縫膏不再粱不曉此法則陰陽閉塞榮衛不通畱結為癰致晝夜不卧語言失常者其人必凶瘡内有碎骨鉠及則膿汁不絶肌肉不生當破出之

錢屑散方闕外臺救急接骨方用鈷鉾銅錯取末更擣絹篩少酒和服應即錢屑散之類

考工記鮑人注羊猪戕釋文俗謂羊猪脂為胹戕胹皆音素干反音既相同似可通用通俗文在骨在胃皆曰胹腸腹胹為腸上腹裡之脂也腹傷胹出為淺故可繫截而愈腸傷胹出為深故不可治而死

若截斷諸解身軀肘中及腕膝髀若踝際亦可連續若傷
經筋致榮衛不得循行雖愈則筋急不能屈伸
或血脈虛竭榮衛傷穿風氣得入五藏受寒則痙其狀口
急背直搖頭馬鳴腰為反折須臾大發氣息如絕汗出如
雨救遲者死卒無汗者為中風邊自出黄汁者為中水並
欲作痙急治之痛不在瘡處者為傷經絡亦死
更有創愈後因驚而腫按之激手躍動大者如盂小者如
盂名曰盜血由內未充滿因作勞而血涌出皮中雖不散
亦不成膿盜血之滿為加血二血不可妄破破則血出不
止設止亦令人氣短命絕

再著風則腫著水則膿傷氣多欬傷津多渴生熱多煩血竭多驚創愈犯房室多血汁重出裹縛不如法每敗壞生蟲內有破骨斷筋伏血腐肉缺刄竹刺不出令瘡久不愈或重寒傷榮重熱傷衛筋勞結急肉勞驚腫骨勞折沸難以屈伸血脈勞者變化作膿榮衛不通留結成癰

外臺金瘡禁忌序金瘡去血當忌渴而食乾食肥脂若飲粥食鹹則致血溢莫救又忌嗔怒言笑思想陰陽行動作勞若食酸鹹酒熱羨臛葷皆能令瘡腫痛甚至於死差後須百日半年始可稍稍復常

凡傷諸跳脈藏府輸皆是死處及破腦出血不能言目直

視咽聲沸口唾出手妄舉皆必死腦雖破而無諸候者可
生

卒被重物壓迮或從高墜下致吐下血則為内損有瘀血
者其人喜妄不欲聞物聲胸滿唇萎舌青口燥但欲漱水
不欲嚥無熱脈微大腹不滿自言腹滿者是也

血當出不出而内結則為畜血其人胸滿口乾髆痛渴無
寒熱或腹滿口燥不渴唾如漿凡出血多脈虚細者生實
大者死瘀在内腹脹脈强者生弱者死傷折後盜汗為髓
斷七日死不汗不死

洗冤錄骨脈論人兩手指甲相連者小節小節之後中節

中節之後者本節本節之後肢骨之前生掌骨掌骨上生掌肉掌肉後可屈曲者腕腕左起高骨者手外踝右起高骨者右手踝二踝相連生者臂骨輔臂骨者髀骨三骨相繼者肘骨前可屈曲者曲肘曲肘上生者臑嫩骨骨臑骨上生者肩髃膊前肉也肩髃之前者橫髃骨橫髃骨之前者髀骨髀骨之中陷者缺盆即血盆骨缺盆之上者頸頸之前者嗓喉嗓喉之上者結喉結喉之上者胲胲兩旁者曲頷曲頷兩旁者頤頤兩旁者頰車頰車上者耳耳上者曲鬢曲鬢上行者頂頂前者顖門顖門之下者髮際髮際正下者額額下者眉際眉際之末者太陽穴太陽穴前者目目兩旁兩

小背兩小背上者上瞼下者下瞼正位能瞻視者目瞳子
瞳子近鼻者兩大背近兩大背者鼻山根鼻山根上印堂
印堂上者腦角腦角下者承枕骨脊骨下橫生者髖骨體兩
脤間髖骨兩旁者釵骨釵骨下中者腰門骨釵骨下連生者
腿骨腿骨下可屈曲者曲脷曲脷上生者膝蓋骨膝蓋骨
下生者脛骨脛骨旁生者䯒骨䯒骨下外起高大者兩足
外踝內起高大者兩足內踝脛骨前垂者兩足跂骨跂骨
前者足本節本節前者小節小節相連者足指甲指甲後
生者足前趺趺凹陷者足心下生者足掌骨掌骨後生者
踵肉踵骨踵後生者腳跟也

人有三百六十五節按周天三百六十五度男子骨白婦人骨黑髑髏骨男子自項及耳并腦後共八片蔡州人腦有九片後橫一縫當正直下至髮際別有一直縫婦人只六片腦後橫一縫當正直下無縫牙有二十四或二十八或三十二或三十六胸前骨三條心骨一片狀如錢大項與脊骨各十二節自項至腰共二十四顀骨上有一大顀骨人身項骨五節背骨十九節合之得二十有四是項之大顀即在二十四骨之內肩井及左右飯匙骨各一片左右肋骨男子各十二條八條長四條短婦人各十四條男女腰間各有一骨大如掌有八孔作四行樣[redacted]手脚各二段男子左右手腕及左右臁肕骨邊皆有髀骨婦人無兩足膝頭各有

[illegible]

頷骨隱在其間如大指大手掌脚板各五縫手脚大拇指并脚第五指各二節餘十四指並三節尾蛆骨若猪腰子仰在骨節下男子者其綴脊處凹兩邊皆有尖瓣如稜角周有九竅婦人者其綴脊處平直周布六竅大小便處各一竅

正面致命十六處

頂心　偏左　偏右　顖門　額顱　額角　兩太陽穴

兩耳竅　咽喉　胸膛　兩乳　心坎　肚腹　兩脇

臍肚　腎囊婦人產門女子陰户

正面不致命三十六處

兩眉　眉叢　兩眼胞　兩眼睛　兩腮頰　兩耳　兩
耳輪　兩耳垂　鼻準梁　鼻竅　人中　上下唇吻　上
下牙齒口舌　頷頦　食氣嗓　兩血盆骨　兩肩甲
兩腋胑　兩胳膊　兩曲䐐　兩手腕　兩手　兩手心
十指　十指肚　十指甲縫　兩肋　兩胯　莖物
兩腿　兩膝　兩臁肕　兩脚腕　兩脚面
十趾　十趾甲
背面致命六處
腦後　兩耳根　脊背　脊膂　兩後脇　腰眼
背面不致命二十處

髮際　項頸　兩臂膊　兩肐肘　兩手腕　兩手背
十指　十指甲　兩後肋　兩臀　穀道　兩腿　兩曲
瞅　兩腿肚　兩脚踝　兩脚根　兩脚心　十趾　十
趾肚　十趾甲縫

釋義

金創傷折莫詳於病源莫備於洗冤錄綜核治法之要則
金創重筋脈傷折重骨髓金創則責之於虛折傷則責之
於實虛者以血氣外溢而竭之實者以血氣內瘀而閉塞
然金創亦有內瘀而閉塞者不可盡謂之虛折傷亦有內
外交損而血溢血漏者不可盡謂之實夫諸脈從肉諸筋

從骨骨三百六十五聯屬纏固血行脈中周灌無窮肢體藉之以運用倉卒之間或傷金或觸木石致血洩莫禦筋骨損斷髀臼挫脫五内瘀滯輕則篤廢重則斃命故金創傷折特冠雜瘍之首

集方

金匱療金瘡王不留行散方

王不留行十分八月八日採燒　蒴藋細葉十分七月七日採燒　甘草十八分

桑東南根白皮十分三月三日採燒　黄芩二分　川椒三分

厚朴二分　乾薑二分　芍藥二分

别杵合篩大瘡服方寸匕小瘡粉之

外臺深師消血理中膏　療墮落瘀血

大黄二兩　猪脂二斤　桂心　乾薑各一兩　當歸二兩

通草　亂髮各一兩

膏髮同煎至髮消離火諸藥擣篩極細内膏中攪匀微火煎三上三下藥成好酒服一兩日二

又廣濟療墮傷内損吐血不止面目黑如漆欲死者方

黄耆　芎藭　當歸　芍藥　甘草各三兩　生薑八兩

水九升煮取二升五合去滓分温三服

千金療從高墮下損有瘀血方

蒲黄八兩　附子一兩炮去皮

為散酒服五六錢匕日三不知增之

外臺肘後療被打擊有瘀血在腹內久不消時發動方

大黃二兩　乾地黃四兩

擣篩為丸酒服三十丸日再亦可為散

又療為人所打舉身盡有瘀血方

青竹皮二升　亂髮鷄子大四枚燒灰　延胡索二兩

擣散以藥一合酒一升煎三沸頓服日三四

又療因瘡著風方

鷄矢一合　烏頭二升

鐺中熬令焦黑以酒二大升淋之與服令盡取汗

無汗更作

又療金折諸瘡因當風臥濕自扇致中風發痓口噤則死若覺頸項强身中急束者急服此方飲竹瀝二三升已噤者撬齒灌之禁飲酒及冷飲食

附藥

金瘡　石胆芎藭續斷當實王不留行葛根當歸通草藁本地榆澤蘭白頭翁垣衣附子貫衆桑上寄生蠐螬杏核仁（金瘡止血）鉛丹車前根葉釣樟根皮馬通（産乳金瘡）石膏防風澤蘭（金瘡癰）甘草（金瘡止痛）胡麻仁（金瘡風痓）貝母（金瘡敗）薤（金瘡風寒所擊）獨活

折傷　通草白膠鹿角烏鷄血鮑魚蠐螬牡鼠（踒跌）茜根
蝸牛李核仁（傷撻）營實猪四足鷹矢白（踠跌瘀血）生地黄
（踠傷內漏血）續斷（絶筋破骨）雄黄（續絶）雲母地黄兔絲子牛膝
栝樓根地榆乾漆蜜蠟白蠟

金瘡者刀及所傷折傷者墮跌打觸外傷則裂肉斷骨內傷則藏府沸亂瘀血攻注折傷外損同金瘡內損則血溢於皮膚注結於瘡口宜理血脉擾亂產乳更防風痓瘀阻必察其病之所急而亟解之其二創愈後設有瘀留關節絡隧致血脉之源絶而不續者又當流動其氣機接續其血脉別類而用不可忽也

瘍醫雅言卷五

武進曹禾

丁惡瘡疥癬䵟䵴皻皰

述古

病源雄丁大如錢孔色赤黑黶四畔皰漿不腫而熱刺之不痛

雌丁大如錢孔色赤黃黶四畔皰漿腫而冷不痛多汗

牛丁色不變頭黑而腫挑之黃水出旁赤如茱萸房

魚臍丁頭黑而深四畔浮漿狹長如魚臍破之出黃水

赤根丁狀如赤豆或生掖下大如鴨子

紫色火赤丁紫黑如火色

千金麻子丁肉上起頭大如黍米色微黑邊微赤多癢

石丁皮肉相連色黑如豆甚硬刺之微痛

火丁瘡頭黑靨四畔皰漿如赤粟米狀如湯火燒灼

爛丁狀大小如匙面色微黑有白瘢潰有膿水

三十六丁頭黑浮如豆四畔大赤色日生一滿三十六者

不治

蛇眼丁黑皮上浮形如小豆及蛇眼而硬

鹽膚丁大如匙面四畔赤而有黑粟

水洗丁大如錢小如錢孔白裏黑靨汁出中硬

刀鎌丁濶狹如薤葉大長一寸左側肉黑如燒灼忌鍼刺

浮漚丁曲圓長狹如薤葉内黄外黑刺黑處不痛黄處則痛

牛拘丁肉皰起掐不破

病源瘑瘡多生手足間如茱萸子相對而生燥者毒浅但痒搔之出白屑而枯痛濕者毒深時痛痒搔之汁出皆時劇時瘥久則變化生蟲

疽瘡多發支節脚脛間相對作細孔如鍼頭其裏有蟲癢痛搔之黄汁出隨瘥隨發

甲疽皮厚甲錯剝起

查疽隱胗赤起如查樹子

根疽根觸便侵食而潤

頑疽隱胗生瘡但痒不痛

月食瘡生諸孔竅之側侵食筋骨月盈則盛月虧則衰小兒耳下每生之久不差則變成瘻

甜瘡生面上不痒痛常有肥汁出汁所漬處即成瘡小兒多生之

浸淫瘡初生甚小先痒後痛汁出浸潰肌肉而遍肢體

血瘡但出血

反花瘡初生如飯粒破則血出而生惡肉漸大有根膿汁

出肉反散如花又凡惡瘡久不瘥者亦如此形

白頭瘡似大疥而痒漸白頭有膿四邊赤痛

無名瘡非癰疽疥癬惡瘡而狀頗類或瘥或劇人不能名

猪灰瘡坐處生瘡赤黑有竅深如大豆中陷作臼四旁色青

鴈瘡先四肢而遍身體大而熱痛如濕癬癮瘍鴈來則生鴈去則瘥

蜂窠瘡如疽瘻有小孔如蜂窠

斷咽瘡遶頸而生皮傷赤匝頸則害人

毒瘡生指節及指頭初如疥甚痒經宿則紫黑

晦瘡兩兩相對頭戴白膿

集瘡十數箇集生一處

鳥啄瘡四旁起中央空如鳥所啄

鷄督瘡生脇旁形如鷄屎

斷耳瘡生於耳邊久不瘥則耳斷亦月食之類而不隨月盈虧者

新婦瘡繞腰生如蠼螋尿不痛

上風瘡如風胗而頭破乍發乍瘥

逸風瘡遍體如癬疥而痒

甑帶瘡遶腰而生如甑帶匝則殺人

王爛瘡一名王灼瘡初生作漿如火灼之皰又名洪燭瘡露敗瘡惡瘡觸水露氣年久不瘥作黑痂肉肉如破霜瓠皮而斷

沸爛瘡狀如湯沸輕者如粟重者浸漬

病源大疥作瘡有膿赤而痒痛

馮疥皮肉隱嶙有根搔之不痛

水疥痦癗有漿摘破出水

乾疥搔之皮起作痂

濕疥皮薄常有汁出五疥皆從手足而遍肢體

乾癬皮膚枯索搔之出白屑

濕癬皮膚浸淫搔之出白汁

風癬圓文匡郭頑痺不知痛痒

白癬白色而痒

牛癬皮厚靭而痒

圓癬圓文隱起四畔赤而痒痛

狗癬微白點綴相連而微痒

雀眼癬文細似雀眼亦痒

刀癬無匡郭縱斜不定

風隱軫寒多者色赤風多者色白甚則痒痛搔之生瘡

風痦瘟如麻豆甚者大而生瘡

蛇身皮膚上如蛇皮而有鱗甲
赤疵皮肉變赤大如手小如錢不痒痛
白癜狀如赤疵而色白
癧瘍黑點斑剝相連而圓不痒痛
鬼舐頭髮落肌枯大如指小如錢
白秃髮落不生痒起白痂
赤秃髮落皮赤而痒
面皰面生白皰如米
皯䵳面生黑點如烏麻雀卵色
酒皻面生赤皰

酮面面皰内有滓如米

釋義

素問生氣通天論高粱之變足生大丁受如持虛汗出見濕乃生痤疿勞汗當風寒薄為皶病源瘡初生有頭如丁葢子令人惡寒四肢强痛一二日便變色光起根硬强痛不可近在手足頭面骨節間者最急若流入諸脉如箭入身又好着口中頰邊舌上狀如黑珠子碜痛應心毒陷入腹則煩悶恍惚如醉而死其狀有十一瘡頭烏强而凹二白而腫實三如豆埾色四似皰紅色五内有黑脉六赤而浮虛七皰而黄八若金箔九如茱萸十如石榴子爾雅釋

魚魚枕謂之丁釋名釋天丁壯也廣雅釋詁四丁强也禮記禮器百官皆足注足猶得也是丁者瘡頭若魚枕之堅結性復强壯而猛悍難馭也高粱之人體質本虛受邪如持虛器而不覺其變足得以生大丁是指一端而言也左傳襄十九年荀偃癉疽生瘍於頭注癉疽惡瘡在頭曰瘍釋名釋疾病頭有創曰瘍髭頭生瘡也集韻瘍疽痒病啟元子本注痤小癤色赤形如酸棗內蘊血膿痱風癮釋疾病又疥齘也痒搔之齒噤齘也癬徙也移徙處日廣青徐間謂癬為瘊是痤癬疥瘍及病源根疽疽瘡之疽皆惡瘡之屬說文禿無髮也髑鬢禿也白禿赤禿鬼舐頭瘍之屬

風隱疹風瘖癗疿之屬玉篇皻皰也今作齇鼻上皰皰面皮生氣也皯黑也面黑氣也䵳面黑也皰皯䵳赤疵白癜癧瘍酮面皆皻之屬夫邪毒與血氣相搏始而欲內不得欲外不能繼而與血脉并居相摩相盪氣聚力專則為丁內攻藏府殺人俄頃氣散力緩則為瘡錯處肌肉侵耗血液久則內伐元氣亦可斃命至疥癬久皆有蟲疥可治之而愈癬則治亦不愈延成風癩痼疾終身皻皯踞於頭面悽愴容華形徵病惡外治諸法皆宜慎擇而施內治必溯其病本求諸經方庶可致於十全也

集方

外臺廣濟治丁腫方

亂髮一鷄子大 反勾棘鍼二升爛者 露蜂房一升 蛇蜕皮一升 絳緋一尺

分五分以緋裹之用麻急纏於炭火上燒至煙欲斷即收存性為末酒和空腹服方寸匕日二夜一

千金齊州榮姥治丁腫方

牡礪九兩爛者 鍾乳 枸杞根皮各二兩 白石英一兩

桔梗二兩半 白薑石一斤軟黄者

細擣絹篩合和先取伏龍肝末九升清酒一斗二升攪渾澄取二升和藥作餅大六分厚二分布於

龍上前餘泥酒置盆中安藥龍於上以氣蒸之數
攪泥酒令氣散發俟藥餅乾收內瓦器中以紙隔
之勿令藥相着以泥窨封三七日貯乾處用法以
鍼刺丁及四畔令血出刀刮藥如大豆許塗鍼孔
上日三四度丁在身內者以清水和藥二杏仁許
服之日三夜四忌房室猪羊鷄魚葵韭葱蒜芸薹
胡荽酒醋麵等犯此忌而病甚者取枸杞根湯和
藥服合藥以五月五七月七九月九臘月臘日靜
室焚香不得觸穢忌孝服產婦廢疾六畜見之

又療一切丁腫單方　蒼耳草根莖苗子但取一色燒灰

醋和塗之乾即易或取小豆花為末傅之燒蛇蜕皮灰鷄子清和塗之或擣蒼耳苗汁飲之或鐵漿飲之或鐵衣末人乳和傅之

外臺崔氏犀角湯　治惡腫

薰陸香　青木香　鷄舌香　藿香　犀角　沉香各二分　升麻七分

水六升煮取二升半去滓分三服

千金苦瓠散　治浸淫瘡本方下注云瘡表裏相當名為浸淫按方義可借以治丁

苦瓠一兩　蜂房　蛇蜕各半兩　大豆十合　梁上塵一合

治下篩以粉為粥和傅紙上貼之日三

又治惡瘡方

礬石　松脂　亂髮　蠟各一分　猪膏四兩

煎髮俟消內礬石次內松脂次內蠟去滓洗瘡令淨內藥塗之日三

千金翼香瀝　主惡瘡瘑疥及癬

沉香　松節各一斤

擣碎以布袋盛置麻油中半時許取出以瓦盆底穿一孔如鷄子取松葉一把益孔著藥於上黃泥封厚五六分取盆置碗上以熾炭安泥上煅之則藥瀝流入盌中取搽瘡上　外臺有杉節柏節各

一斤

外臺廣濟藜蘆膏 治諸惡瘡有蟲

藜蘆 苦參各六分 礬石熬汁盡 松脂 黃連 雄黃各研八分

擣篩以猪膏二升煎令膏成去滓入雄黃礬石末攪和待凝傅之

又治疥癬惡瘡方

石硫黃六兩 白礬十二兩

熬於磁器中研以烏麻油和調如煎餅麵更熟研傅之摩一二百下乾即移之

又集驗療疥及風瘙瘡苦痒方

丹參 苦參各四兩 蛇床一升

水六升煎洗以粉粉身日再為之

又治一切惡瘡單方 苦楝皮及枝燒灰猪脂和勻塗之

鹽湯洗之馬齒莧擣封之地榆煮汁洗之反花者煎柳葉為膏塗之

肘後治癬方

獨活根一把 附子二枚炮

擣篩以皂莢湯洗瘡拭乾好酒調藥傅之

千金療鬼舐頭方 猫屎燒灰臘月猪脂和傅

又療白禿方　桃皮煮汁飲并洗復以麵豉和擣傅之

又療赤禿方　牛羊角燒灰研細猪脂和傅

外臺備急療面上䨴礧子化面方　土瓜根擣末漿水和調夜以漿水洗面塗之旦即洗去

又蘇澄去面皯皰及粉皶方　三年大酢二升鷄子五枚清七日候子軟如泥取出寫黃白着瓷器中以胡粉兩鷄子許和研如膏蓋口蒸五斗米飯熟藥成封使不洩氣臨卧研塗面上旦以漿水洗去弗見風百日差

外臺救急滅瘢方

鷹矢白一兩　白魚二七枚

為散蜜和塗之日三

附藥

惡瘡　礬石石胆雌黃粉錫營實蛇床子地膚子王不留行苦參通草黃芩草薢地榆草蒿青葙子白及連翹馬勃竹葉鹿角虎骨狸骨文蛤蛇蛻螻蛄葵根

諸瘡　丹砂紫參當歸梔子　疽瘡　雄黃石硫黃鉄落漏蘆狼毒白斂五加皮蝦蟆班猫　頭瘍　石脂蒺藜子藜蘆夏枯草松脂榆皮龜甲　瘑瘡　防己　小兒瘡　紫草　小兒臍瘡　鼉

蝕瘡　消石

疥癬、丹砂石脂敗醬防己草蒿藜蘆羊蹄扁蓄松脂楝

實莽草班猫白花蛇馬疥馬勃柳葉疥蟲雄黃石硫黃

殺羊死角肌雲母雌黃菊花朮細辛絡石白蘚旋覆花

白及厚朴蜀椒皂莢梅實風疥青葙子乳香蠶沙蠍

䵟䵳兔絲子萎蕤辛夷天鼠矢鸕鷀矢麝香殭蠶

大豆黃卷梅實皻皰紫草梔子山茱萸滅瘢鷄矢白

衣魚原蠶蛾頭禿石硫黃雌黃水銀羊蹄

䵟皻皰

丁為惡瘡之尤疥癬亦惡瘡之類治法故與惡瘡同例䵟䵳皻皰既非惡瘡亦非疥癬以其狀貌似是故類歸一門夫丁惡瘡感濁戾之氣疥癬染污穢之毒治宜刼其毒以殺其蟲然毒藥僅供外治內服仍不離乎泄熱除濕諸中

和之味點炮屬血氣之滯為創甚微取效甚罕惟有滑膩
去垢以澤皮膚無内服法也

瘍醫雅言卷六

武進曹禾

瘻瘿瘤

述古

狼瘻根在肝得之憂恚腫無頭根起缺盆上連耳根皆出病源

蠐螬瘻根在心得之喜怒哭泣無頭尾如棗核在皮中移動使人寒熱心滿

浮疽瘻根在膽得之思慮憂愁如雨指使人寒熱欲卧

蚍蜉瘻根在肺千金作腎得之寒使人壯熱如傷寒似疥癬婁婁孔出

瘰癧瘻根在腎得之濕在皮間如梅李棗核大小相連時發寒熱

鼠瘻根在肺（千金作胃）得之飲食不擇蛆蟲及鼠毒狀如鼷鼠使人寒、熱脫肉

螻蛄瘻根在大腸得之食瓜果中蟲毒腫如蝸形搔之隱胗而出

蜂瘻根在脾得之勞倦渴飲流水中蜂毒（千金作風毒）發於項歷累相連如蜂臺及癰腫差而復移

轉脈瘻根在小腸得之酒醉驚臥失枕濯濯脈轉身振寒、熱如大豆浮在脈中

尸瘻得之五尸内發氣喘心腹脹胸脇刺痛腰脊攣急因而寒熱頸掖下結瘰癧膿潰後時還内衝腹脹痛

花瘻得之風濕與血氣相搏内外突如花開之狀世謂之反花瘡不差成瘻

蟻瘻得之食蟻精氣毒入五藏流出經絡頸項細核遍身體

蠅瘻得之食蠅窠子毒入腸胃流注血脉使人寒熱發頸下如蠅窠子狀而痒

蝦蟆瘻得之食蝦蟆毒氣入府藏流於經脉結腫寒熱因潰成瘻服藥有物如蝦蟆隨小便出

蟯蝍瘻得之飲食居處有此毒氣入藏府而流經脈狀如鼠竅直下腫如覆手而痒搔之疼痺

蚯蚓瘻得之飲食居處有此毒氣入腹流於經脈根在大腸核腫潰漏

蠍瘻得之飲食居處有此毒氣入腹流於經脈生頸掖腫如其蟲之形寒熱潰而成瘻

蚝瘻得之飲食居處有此毒氣入藏府流於經脈生面頰如其蟲之窠脫肉結腫潰而成瘻

蛙瘻得之飲食居處有此毒氣入府藏流於經脈成瘻服藥小便有物下如其形

蚍瘻得之飲食居處有此毒氣入府藏流於經脉寒熱結腫無定處潰而成瘻服藥有物從小便出如其形

螳螂瘻得之飲食居處有此毒氣入府藏流於經脉生無定處如棗核膿汁潰瘻成竅

雀瘻得之飲食居處有此毒氣入藏流脉發無定處腫潰成瘻服藥有物隨小便出如雀殼

撅瘻瘡撗濶作頭如杏子亦似瘰癧出血

腦瘻頭頸上下逐氣疼痛

鵰鳥鶴瘻腫如覆手疼痛一年生孔道數十出黄水

石瘻鞹如石有兩頭如梅李核寒熱潰而成瘻

鞠瘻初生癰如大桃及瘤膿潰不治成石瘻世呼為石鞠瘻

骨疽瘻或因寒熱搏於經脈或因蟲氣食入藏府腫而破破而合傍更生膿潰侵食於骨

内瘻瘡色黑有結久積生膿侵食筋骨

久瘻諸瘻連滯經久不差或暫差復發或移易相應

赤白瘻瘡色赤白分明而成瘻者

風瘻一因風邪在經結聚而成腫狀如覆手乍腫乍減生根附骨搔之皮脫赤汁出潰則成瘻不消不潰變成石癰令人寒寒熱熱惡氣入腹悶絶刺心頸項悉腫一年不治即死

或諸瘡遇冷得風膿汁不盡亦成
冷瘻瘡得風冷膿汁不絕久不差而成瘻
癰瘻癰潰膿汁不盡因變生蟲成瘻
蟲瘻諸瘻本皆有蟲此瘻因瘡久不差變蟲成瘻
膿瘻諸瘻本皆有膿此瘻因瘡久不差成瘻而膿不絕
靈樞刺節真邪篇有所結氣歸之津液留邪氣中凝結日
甚連以聚居為昔瘤以手按之堅
病源瘻因憂恚氣結者垂核塠塠然疑即千金方憂瘻
瘻因飲沙水隨氣入脈者無根浮動有核癌癌在皮
血瘻可破氣瘻可針息肉瘻可割無病狀

千金方五癭石癭勞癭憂癭泥癭氣癭皆無病狀

肘後方瘤者皮肉中忽腫如梅李漸長大不痒痛結强久則塸大不能消不殺人亦不可破按之柔軟者血瘤也

千金方骨瘤肉瘤血瘤膿瘤石瘤大如桮盂升斗潰則令人骨消肉盡驚惕寐寤不安體中掣縮肉瘤療則殺人

外臺深師脂瘤細瘤治之當熟作膿脂細細從孔出而愈疑即俗之豆渣瘤

腦濕頭上忽生肉如角

疣目生手足邊如豆及結筋三五相連

鼠乳身面忽生肉如鼠乳

釋義

素問生氣通天論曰陷脈為瘻留連肉腠靈樞寒熱篇曰寒熱瘰癧皆鼠瘻寒熱之毒氣本在藏而末上出於頸腋之間其浮於脈中未着肌肉而外為膿血者從其本引其末可使衰去而絶其寒熱小如麥者一刺知三刺已按説文瘻頸腫也山海中山經注瘻癰屬也病源曰瘻病之生或因邪中致血氣壅結或因食毒入藏府流於經脈變生腫內皆累累有脈是狼瘻之屬多因食毒變生尸瘻之屬皆緣邪中而致內瘻之屬則為癰類癰瘻之屬則與漏同千金方瘻每作漏可與滲漏之義通蓋瘻出頸腋而根在

藏故寒熱篇有目中赤脈上下貫瞳子一脈見一歲死不下貫瞳子可治之文鞠瘻一候得之沉鬱愈潰愈堅血流氣織以至於死發於九竅之端者世謂之巖以其如石之巖巖也生於頸腋者世謂之失榮以其嘗貴後賤嘗富後貧而脫榮失精也釋名釋疾病瘿瓔也在頸瓔喉也瘤流也血流聚而生腫也瘤結無定處形如榴實之湛瘻處於皮膚狀若纓絡之垂而血液瘀濁融冶鈎連藥腐刀割每致僨事其屬又有腦濕疣目鼠乳皆無所苦而不需措治所列皆解邪氣食毒之方若七情五志之傷又當別求處療矣

集方

外臺經心錄射干湯　治瘰癧惡毒身強痛

射干　桂心各二兩　麻黄　生薑　甘草各四兩　杏仁四十粒

水四升煮取三升去滓分三服

又經效犀角丸　治瘰癧

犀角四分　升麻三分　大黄六分　牛蒡子八分　烏蛇十分　元參八分

末之蜜丸如梧子每日午後煎牛蒡湯下三十五丸

千金方治風漏及鼠漏方

赤小豆　白斂　黄耆　牡蠣各等分

治下篩酒服方寸匕日三

又薔薇圓　治身體有熱氣瘰癧及常有細瘡

薔薇根三兩　黄耆　黄芩　鼠李根皮　栝樓根

芍藥　苦參　石龍芮　防風一作防己　白斂　龍膽各一兩　梔子仁四兩

為末蜜丸如梧子飲服十五丸日再　千金翼有黄蘗一兩

又治九漏方

班猫七十枚　蝟皮　真珠　雄黃各等分

治下篩酒服半錢匕日三

又方

班猫二七枚　雄黃　桂心　犀角各一兩

治下篩酒服一錢匕日再服病從小便出

千金治螻蛄瘻方　先以泔清煮槲葉取汁洗瘡拭乾次以槲葉灰内瘡中

又治蜂瘻方　初生搔痒時熬鹽熨之作孔以石硫黃燒汁着之又可以人屎蛇蛻灰臘月猪膏和傅之

又治蟻瘻方　鯪鯉甲二七枚燒末以猪膏和傅之

又治蟯螂瘻方　牛屎燒灰臘月猪脂和傅之

又治蚯蚓瘻方　牛屎蚯蚓屎為末猪髓和傅之

又治蠍瘻方　茅根擣汁着孔中

又治蝦蟆瘻方　五月五日蛇頭及野猪脂水衣封之

又治蛇瘻方　蛇蜕燒灰臘月猪脂和封之

又治蛙瘻方　蛇腹中蛙燒灰封之

又治顛當瘻方　土瓜根擣傅之慎口味

又治雀瘻方　母猪屎燒灰臘月猪膏和傅之

又治冷瘻方　人吐蛔燒灰先用甘草湯洗傅之慎口味

又治鼠瘻方　死鼠一枚亂髮一鷄子大臘月猪脂煎令

消盡去滓成膏分二分一分塗瘡一分酒服又以地黄
猪脂煎六七沸桑灰汁洗去惡汁傅之日一易
又治石瘻方　擣槐子和井花水封之
又治瘰癧方　殭蠶擣篩水服五分匕日三
又治膿瘻方　桃花末猪膏和封之
又治瘻作瘡孔方　露蜂房為末臘月猪脂和傅
千金治瘻瘤方
昆布　桂心　逆流水柳鬚各一兩　海藻　乾薑各二
兩　羊靨七枚
為末蜜丸如小彈子大含一丸咽津

外臺必效療氣癭方

白頭翁半兩　昆布十分　海藻七分　通草七分　元參

連翹各八分　桂心三分　白歛二分

擣篩蜜丸如梧子酒服五丸

又古今錄驗小麥湯　療癭初起咽喉浮氣去來相搏遂

停住腫起方

小麥三升　昆布　橘皮　附子　海藻各二兩　厚朴

一兩　生薑五兩　半夏五兩　白前三兩　杏仁一百枚

水一斗煮取三升半分五服相去一炊頃

又深師療癭方

海藻　龍膽草　昆布　土瓜根　半夏　小麥麵各等分

為散先食酒服方寸匕日三忌羊肉餳

又范汪療五癭方

昆布三兩　海蛤　松蘿　海藻　通草　白蘞　桂心各二兩

作散酒服方寸匕日三　千金翼同

千金陷腫散　治五癭六瘤

烏賊骨　石硫黃各一分　白石英　紫石英　鍾乳各二分　丹參三分　琥珀　附子　胡燕窠　大黃

乾薑各四分

治下篩韋囊盛勿泄氣瘡濕即傅乾以猪脂和封

日三四若不消加芒硝二兩

附藥

諸瘻　丹砂消石水銀王不留行地榆鼠瘻石胆雄黄磁石

黄耆薇銜通草王瓜狼毒虎骨狸骨牡蠣文蛤斑

猫瘰癧淫羊藿連翹夏枯草鼠李假蘇瘡瘻馬兜鈴鰻

鱺魚蟻瘻雉肉鮫鯉甲

瘿瘤　海藻昆布白頭翁連翹夏枯草

竄伏者為鼠瘻滋蔓者為瘰癧或緣氣與津液褁結或緣

飲食居處中毒内治利其氣液外治蝕其殭腐所謂從本引末以去之也瘿病重𤸎瘤患擁腫皆痼疾難治故僅有散結之藥無攻蝕之方耳

瘍醫雅言卷七

武進曹禾

丹䘌

述古

病源赤丹初發軫起大者如連錢小者如麻豆肉上粟起如鷄冠之色又名茱萸丹（小兒同）

白丹初發痒痛微腫軫起白色不痛不赤（小兒同）

黑丹初發痒痛或熛腫微黑色（小兒曰赤黑丹）

室火丹始於髀腸如指大長二三寸而瘦色赤且熱

熛火丹色赤或在背或在臂（小兒及穀道）

瘍火丹發於髀色赤散走無恒處

螢火丹發於髆至脇皮赤小兒同

石火丹發通身皮色青黑突如栗小兒同

天竈火丹兩股內漸引至陰頭赤腫小兒及尻陰頭流血

廢竈火丹色赤在足趺上小兒同

尿竈火丹發於胸腹及齊連陰頭皆赤小兒從膝上兩股齊間入陰頭

丹軫肉色不變不赤但隱軫相連微痒

五色丹色改變不常五色皆具以下諸丹皆小兒專患

丹火赤如火燒須臾即起熛漿

火丹如傷赤日漸大

天火丹竟體斑出如火之燒
神火丹發兩髎不過一日便赤黑
厲火丹從骼下起赤色移走
鬼火丹兩臂赤起如李子
野火丹赤斑如梅子竟背腹
家火丹發兩腋下兩髎上
風火丹肉黑腫起
殃火丹發兩脇及掖下髎上
暴火丹微黑皰色
畱火丹一日夜即成瘡如棗大正赤色

鬱火丹從背起

飛火丹着兩臂及背膝

遊火丹發兩臂及如火炙

伊火丹發於骨青黑色

骨火丹在臂正赤若黑

朱田火丹發背起遍身一日夜成瘡

茱萸火丹發背起遍身如細纈

風毒腫赤腫熱痛上生瘭漿

游腫游走皮膚肉上微光而無定色

冷流腫臂髆背上隱痛手按即腫

熱流腫四肢熱腫移無常處或如手或如盤聖濟總錄謂之結陽

膈病赤脈起如編繩急痛壯熱足從鼠髁起至踝臂從掖下起至手可變癰腫

惡脈身起赤脈朧聚如死蚯蚓狀似有水在脈中長短皆逐絡脈能結成瘻

藍注結聚成核皮肉之色如藍經久不歇禾按亦有不腫者並不害人

赤游腫皮膚赤而腫起游行不定

濕䘌不能飲食忽忽喜睡綿綿微熱骨節沉重齒無色舌上白生瘡如細粟虫食五藏則心煩懊上唇生瘡虫食下部則肛門爛府藏被食則齒上下齗悉生瘡齒色紫黑剥

血

白瘖皮枯槁面失顔色

赤瘖頭髮焦枯

蟯瘖體重浮腫

瘖蠶下部疼痒腰脊攣急

黑瘖多下黑血數日即死

釋義

素問至真要大論少陽司天客勝則為丹熛火淫則皮膚痛色變赤熛説文作㶼火飛也病源丹者身體忽赤如丹塗而痛或致壞爛出膿血發於節則流入四肢入腹者殺

人是丹乃惡毒之氣結於皮膚流於經脈患害如火之熛飛金匱陽毒面赤斑如錦紋趙良注邪傷陽之經絡則為陽毒傷陰之經絡則為陰毒二毒疑是丹熛之屬陰陽應象大論風勝則動熱勝則腫陰陽別論結陽者腫四肢其病則風毒腫熱流腫等五類皆風熱邪氣之結於陽經者膈惡脈藍注亦丹腫之流也公羊十八年秋有蜮釋文蜮猶惑短狐也或謂之射工左氏是章經注蓋以含沙射人為災廣雅釋虫蠱䖟蝕夫狐食於陰蜮食於喉與蠱之食肛爛咽無異而疳蠱之下部疼痒病源謂嗜甘之人胃潤氣緩虫動侵食故名曰疳則狐惑疳蠱明是一病矣

集方

陽毒面赤斑斑如錦紋咽喉痛吐膿血五日可治七日不可治升麻鼈甲湯主之

陰毒面目青身痛如被杖咽喉痛五日可治七日不可治升麻鼈甲湯去雄黃蜀椒主之（已上金匱陽毒篇）

外臺小品治丹毒方　赤小豆一升擣篩以鷄子白和如泥塗之乾即易

又崔氏治丹毒方　鼠粘草根弗使見風及犬洗去土擣敷兼絞取汁飲

狐惑狀如傷寒默默欲眠目不得閉臥起不安蝕於喉為

惑蝕於陰為狐不欲飲食惡聞食臭面目乍赤乍黑乍白蝕於上部則聲嗄甘草瀉心湯主之蝕於下部則咽乾苦參湯洗之蝕於肛者雄黃薰之

病者脉數無熱微煩默默但欲卧汗出初得之三四日目赤如鳩眼七八日目四眥黑若能食者膿已成也赤豆當歸散主之 已上方見金匱狐惑篇

肘後治病人齒斷無色舌上白或喜眠憒憒不知痛痒或下利宜急療下部不曉此者但攻其上不以為意下部生蟲食肛肛爛見五藏便死 燒馬蹄作灰細末猪膏和塗綿以導下部日數度

外臺深師治傷寒八九日至十餘日大煩渴熱甚三焦有瘡䘌者多下或張口吐舌呵吁咽爛口鼻生瘡吟語不識人宜服龍骨湯除熱毒止利　龍骨碎半斤水一斗煮取四升澄清頻服

又黃連犀角湯　治病後蟲出下部而煩

黃連一兩　烏梅十四枚　犀角三兩　青木香半兩

水五升煮取一升半分再服忌猪肉冷水

附藥

丹毒○茅根

毒腫○解毒升麻　犀角風毒腫　丁香　衛矛　牽牛子風水毒腫　沉香　藿

香風水惡核毒腫乳香寒熱身腫忍冬、皮間風水結腫术諸瘡中風寒水腫薤
蠱○雄黃石硫黃雌黃食鹽苦參艾葉馬鞭草蚺蛇胆葫
丹腫蠱皆戾氣也治丹主清寒治腫主芳潔治蠱內主苦
泄外主辛滑悉隨其病之所從而鼓動蕩滌之若曲折細
微則仍當求諸傷寒金匱

瘍醫雅言卷八

武進曹禾

陽竅

述古

病源目風腫瞼内結腫如杏核酸棗

目赤爛背背瞼赤爛見風彌甚

睊目背癢淚出

目飛血血脉生於白睛之上

睢目瞼皮緩縱垂覆於目不能開

目息肉白睛膚瞼之間生息肉割傷經脉則痛劇血不止

目丁狀如丁

目珠管狀如珠管

偷針如皰在眥頭三五日便生膿

膿漏眥内膿常不盡

目蜡蠅蛆目眥成瘡

目膚瞖睛上有物如蠅翅久則長而侵覆瞳子

目眇睛内偏生一障覆瞳子

肥目白睛上生點注如浮萍榆莢羡上脂青黑色或如胡粉色

鼻息肉鼻齆不知香臭而生息肉

鼻瘡鼻痛生瘡

聤耳耳内腫痛生膿汁

耳瘡耳内生瘡

齒齲齗腫痛膿出而臭

齒䘌有虫蝕齗

齒漏膿恒不盡

外臺齒齗虚軟而無膿血

口䘌觸即出膿血

口疳不觸自出膿血

口瘻齗有小孔如蜂窠齗當作齗下同

齒疳斷骨脆爛與唇口吻俱變作白色或作青紫色者為急疳死不過十日

瀋唇唇生瘡微腫濕爛乍瘥乍發又名緊唇

唇核唇内結腫成核

唇瘡唇内生瘡

唇口面皴唇口面皴裂

鷰口口吻生瘡濕爛

滯頤頤下腫結

重舌舌本下血脉腫起如舌

舌腫舌腫强

喉痹喉裡腫塞痹痛水漿不得入令人惡寒壯熱

馬喉痹喉腫連頰壯熱煩滿而數吐氣

喉癰喉腫結壅成膿

咽喉瘡咽内生瘡

尸咽腹内尸蟲食咽或痛或癢

喉中生穀賊喉裡腫結强澁如吞穀賊（穀賊禾裡有短穗而强澁者誤作米食戟人咽）

懸癰懸癰長腫倒垂（懸癰即會厭）

釋義

素問陰陽應象大論脾主口心主舌肝主目肺主鼻腎主

耳靈樞五閱五使篇口脣者脾之官舌者心之官目者肝之官鼻者肺之官耳者腎之官是七竅五官各應五藏矣靈樞大惑論五藏六府之精皆上注於目而為之睛睛之窠為眼骨之精為瞳子筋之精為黑眼氣之精為白眼血之精為絡肌肉之精為約束瞳子黑眼法於陰白眼赤脈法於陽是目雖為肝之竅心之使實五藏六府精華之所注其病自內生如雀盲青盲烏風綠翳未有不源本藏府者病緣外中為風腫息肉等但宜求其屬以衰之息肉不特生於目更有生於鼻者啟元子素問病能論夫癰氣之息者注息為死肉殆贅疣之類然在目則長如蜆肉在鼻

則結如絮毬每致畢生不瘳亦窘乎其病矣耳之聤則膿痛氣臭齒之齲亦膿痛氣臭齒復有生蟲成蠹者舌有腫而生瘡者唇有腫而皴者皆本藏氣之亢害邪氣之寒熱靈樞憂恚無言篇咽喉者水穀之道喉嚨者氣之所以上下素問陰陽別論一陰一陽結謂之喉痹塞而不通癰膿内結皆客邪與濁液搏聚而成若陽氣外絶則上熱下寒或腹熱背寒腫不紅而面赤陰氣内絶則壯熱吐血躁渴神昏腫殷紅而氣臭皆死不治所謂一陰一陽結者是也若勞極之咽痛喉蝕病後餘邪之狐惑又當稽核本病而措治矣至鞠瘻之發於諸竅潰而成巖者論具瘻部

集方

傷寒論桔梗湯　治咽痛

又苦酒湯　治咽痛生瘡

又半夏散及湯　治客寒咽痛

又猪膚湯　治客熱咽痛（方見少陰篇）

金匱麥門冬湯　治火逆上氣咽喉不利（方見肺癰門）

千金膏方　治寒結喉痺

當歸　射干　升麻（各一兩）　附子（半兩）　白蜜（四兩）

以猪脂四兩先煎成膏下火候溫內諸藥微火煎令附子黃色絞去滓內蜜復上火一二沸令相得

置器中令凝取如杏人大含咽日四五次

又下氣方　治寒痹已退咽喉不利

射干　杏仁　人參　附子　桂心各一兩

為末蜜丸如指大含一丸稍稍嚥之令藥味相接

又烏翣膏　喉嚨者脾胃之候若藏熱則喉嚨腫塞神氣不通此方主之

烏翣十兩　升麻三兩　羚羊角　通草　芍藥各二兩

薔薇根一升　生地黃五合　猪脂二升　艾葉六銖生者更佳

綿裹苦酒一升浸一宿内猪脂中微火煎取苦酒盡膏不鳴為度去滓薄綿裹膏似杏仁大内喉中

細細呑之

又母薑酒 咽門者肝膽之候若藏熱則咽門塞而氣閉府寒則咽門破而聲嘶此方主之

母薑汁二升 酥 牛髓 油各一斤 桂心 秦椒各一兩 防風一兩半 芎藭 獨活各一兩六銖

為末內薑汁中煎取相濡下髓酥油等令調微火煎三上三下藥成平旦以清酒一升和藥三合細呑之日三夜一

外臺古今錄驗射干丸 治熱結喉痺

射干二兩 豉三合 芎藭 杏仁各一兩 犀角一兩 升

麻二兩　甘草一兩

擣下篩蜜和丸含之稍稍咽津日五六

又集驗升麻湯　療傷寒熱病喉中痛

升麻　羚羊角　芍藥各三兩　通草四兩　射干二兩

蘆根一升

水七升煮取二升半去滓分三服徐嚥

千金治喉痺單方　荊瀝稍稍咽之或煮金取汁服之濃煮桂汁服之或煮大豆及豉取汁飲之或蜜炙附子片含之或削桂着舌下咽之或擣韭熬熱傅之又可剝塞耳鼻

外臺治喉痺單方　綿裹巴豆繩繫隨腫左右內鼻中吸取氣杏人亦可復濃煎礬石湯漬手足

千金療懸癰暴腫垂長方（遮蔽咽喉之軟肉名曰懸癰感寒則腫垂）

乾薑　半夏（各等分）

末之以少許著舌本

又治口瘡方

黃蘗（二兩）　升麻（三兩）　生地黃（五兩）　薔薇根皮（四兩）

水七升煮取三升去滓含嚥

又治齒根動且痛方

生地黃　獨活（各三兩）

水一升漬一宿含之

又治齒根腫方

松葉一把　鹽一合

酒三升煮取一升含之

又治齒齗血出方

苦竹葉一升　鹽少許

濃煎含之冷即吐

外臺雄黃膏　姜生論曰唇頰邊有赤白黑脉急須針去惡血燒鐵篦烙之或附齒有黃色物如爛骨者名食床急以鉗刀去之齒齗內著齒根處有如鷄子膜及蟬翼纒著

齒者亦須察之主以此方

牸牛酥五大兩　蜜蠟半兩　雄黃一小兩　硃砂二分　藁本半大兩　藜蘆二分　杏仁四分　芎藭　白芷　鰻鱺魚　升麻各三分

以酥煎諸藥令黃色去滓入蠟煎至沫盡成膏傾器中攪至凝定十二月合可用一二年不爾難久貯諸藥為末和入不去滓更良

千金治鼻窒塞方

槐葉五升　葱白一升　豉一合

水五升煮取三升去滓分溫三服

外臺古今錄驗皂莢散　療鼻窒

皂莢去皮子炙　菖蒲各等分

為末卧時綿裹塞鼻中

又肘後療耳卒痛單方　蒸鹽以綿裹熨之

千金神麴丸　陽氣衰則目瞋陰氣絶則目瞑主明目方

神麴四兩　磁石二兩　光明砂一兩

為末蜜丸如梧子飲服三丸日三

又治目中生息肉膚瞖閉瞳子及生珠管方

貝齒七枚燒為末　真珠等分

合治如粉注瞖肉上日三度

外臺必效青葙子丸　主眼風闇有花方

青葙子　槐子　覆盆子　地膚子　菥蓂子　車前子各五分

擣篩蜜丸如梧子日服十五丸

附藥

九竅　石鍾乳滑石菖蒲遠志細辛苦參通草紫草紫參防己蔓荊實辛夷竹葉瀝山茱萸皂莢蜚蝱大棗

芥

明目　丹砂戎鹽草蒿秦椒梓白皮螢火胡麻蓼實蔥白
赤痛　石胆菊花白斂車前子黃連決明子梔子黃蘗

鯉魚胆蚺蛇胆白翳秦皮貝子莧實青盲羖羊角石決明背爛萎蕤蕤核木蝱瞑瘡伏翼眵瞒旋覆花淚出蔓荆實

聤耳　磁石菖蒲山茱萸

鼻息肉　礬石雄黄雌黄通草藜蘆瓜蒂

喉痺　升麻細辛絡石蒺藜子百合貝母款冬花半夏桔梗藜蘆射干牡桂竹葉秦椒荞草蜚蝱牡蠣杏仁葱白

口瘡　升麻黄連大青蘗木石蜜葱白爛臭蒲黄重舌絡石瀋唇鯉魚

堅齒　礬石蔓荆實秦椒齒蠹疳丁香齲齒郁李根

瘍醫雅言　卷八

夫竅者藏府精華之所注有以虛靈為用者若目之燭物耳之審聲鼻之別臭是也有以運動為職者若目胞之闢闔唇之啟閉舌之轉掉齒之齧嚼咽喉之出納是也苟有濁滯隔閡其機括則虛靈昏昧運動廢弛當各求其屬以理之故藥有專治耳鼻口唇喉舌者明目者堅齒者並利九竅者用貴適宜不容紊也

瘍醫雅言卷九

武進曹禾

陰竅

述古

病源牡痔肛邊生鼠乳時出膿血

牝痔肛邊腫生瘡出血酒痔狀同

脈痔肛邊生瘡癢痛出血

腸痔肛邊結核痛寒熱出血

血痔大便清血出

外臺氣痔大便難肛出良久始入

病源𤸷病陰核腫大有時小歇發則甚腫寒熱詵詵然引
少腹急痛

釋義

金匱真言論北方黑色入通於腎開竅於二陰靈樞邪氣藏府病形篇腎脈微濇為沉痔是二陰之病皆係於腎經脈篇足厥陰之別循脛上睾結於莖氣逆則睾腫卒疝實則挺長虛則暴癢則前陰更兼係於肝釋名𤸷作隤氣下隤也又謂之疝痔食也蟲食之也生氣通天論因而飽食經脈橫解腸澼為痔病源醉飽合陰陽致血氣勞擾經脈流溢衝發下部成痔男子每有得自負重遠行者婦人得

自產時氣陷者痔久不瘥恒變爲漏生於肛旁結腫核痛潰則畢生不歛如蟲之食久則生支延蔓亦致成勞病源勞傷舉重傷於少陰之經其氣下衝於陰成㿉丸㿉者一丸偏大漸長如升斗而堅如石囊㿉者囊日厚大甚如栲栳但重墜而不潰爛陽道則全縮無有亦有成膿潰爛者俗名囊癰子癰葢㿉病緣陰濁下凝痔病係血氣下墜也

集方

肘後礬石附子丸　治腸痔大便下血

礬石　附子各一兩

擣篩蜜丸如梧子酒服二丸日三稍增之

千金蝟皮圓　治痔及瘻

蝟皮一具　礬石　當歸　連翹　乾薑　附子　續斷　黃耆各二兩　槐子三兩　乾地黃五兩

為末蜜太如梧子飲服十五丸日再加至四十丸

外臺古今錄驗主腸痔肛出下血如鷄肝牡痔橫肛中牝痔乳生肛邊因飽勞氣生始發用此方

大黃十兩　滑石七兩　芒硝三兩　桑白皮二兩　棗三十枚　黃芩五兩　杏仁二兩

酒一斗二升煮取二升去滓盡服取下

又小品紫參丸　統治五痔

紫參 秦艽 亂髮灰 紫菀 厚朴一兩 藁本二兩

雷丸半升 白芷一兩 䗪蟲半兩 猪後懸蹄甲十四枚

貫衆三兩 蝱蟲半兩 石南半兩

擣篩以羊脊髓猪脂各半斤煎和丸如梧子未食酒服十五丸日再夜一飲下亦可有熱人可除羊髓以赤蜜代

又五痔散 主酒客勞損下部有孔起居血即縫橫出

赤小豆四分 黃耆三分 附子 白斂 桂心各一分

芍藥 黃芩各二分

擣篩酒服方寸匕日三

又崔氏薤白湯　治腸痔

薤白七合　羊腎脂一升

綫火煎令薤白黄去滓頓服得膿血與糞相和即差

又張文仲治腸痔方

白薔薇根　枸杞根各二分

暴乾擣篩服方寸匕日三至五六日後瘡小腫是中病

又廣濟黄耆丸　療痔下血

黄耆　枳實各三兩　烏蛇　當歸　赤石脂各二兩

蝟皮二兩

擣篩蜜丸如梧子空腹酒下二十丸日二

肘後單方　桃葉煎湯洗之菟絲子或杏人熬黑以鷄子黄擣和塗之

又療腸肛脱出單方　擣栝樓汁温服之猪肉煮汁漬而以手抑按入之

千金治痔單方　桃根或槐根煮湯洗之熊膽汁塗之

外臺治痔單方　生地黄漬酒飲之擣萹蓄根汁服之濃煮葱湯浸之

千金治㿉圓　㿉有四腫腸㿉卵㿉氣㿉水㿉此方皆主

之

桃人　蜘蛛各十五枚　桂心　蒺藜子　地膚子　澤瀉　防風　五味子　橘皮　茯苓　防葵　芍藥各二兩　牡丹皮　細辛　海藻各一兩　狐陰一具

為末蜜丸如梧子服十丸加至三十丸

又治癩疝卵偏氣上方

牡丹　防風各一分

擣篩溫酒服方寸匕日二

外臺備急治男子陰卒腫痛方

鷄翎六枚　蛇床各等分

為末飲服少許隨卵左右取鷄羽

又古今錄驗牡丹五等散　療癩疝陰卵偏大氣上下腫脹

牡丹皮　防風　黃蘗　桂心各一分　桃人二分

擣篩酒服一刀圭小兒以藥一大豆許乳汁和服

又葛氏療陰濕癢方

槐皮　苦參　黃蘗　香薷各等分

煮汁洗之

附藥

五痔　石脂雄黃石硫黃黃耆漏蘆敗醬青葙子萹蓄馬

兜鈴槐實蘗木桐葉榧實龜甲文蛤蠡魚蝟皮露

蜂房鼈甲鰻鱺魚

癀　蒺藜子海藻狐陰莖蜘蛛

痔瘺皆下疾痔則血多氣少瘺則血少氣多痔屬濕熱蘊釀癀為寒濕閉塞治痔之法血瘀則行血漏需止熱留則清以泄之氣陷則舉以攝之治癀第散其結氣而已然皆痼疾匪可瘳也

瘍醫雅言卷十

武進曹禾

婦人乳陰

述古

病源乳癰乳疽腫痛潰膿如癰疽

乳瘡乳生瘡

石癰乳內結核如石

陰瘡陰中生瘡

陰挺出陰中有物挺出

陰中生息肉陰內生息肉狀如鼠乳

釋義

靈樞經脈篇足陽明之經胃之脈直者從缺盆下乳足厥陰肝病婦人少腹腫病源婦人胃虛蟲動則陰生瘡而癢蝕胞損風乘則陰不生瘡而腫痛因產用力或帶下舉重則胞絡傷損陰挺下脫或腸下乘而成㿗是陰病多緣氣虛下迫也乳癰乳疽有邪與血氣相搏而結者自同癰疽因新產乳脈正行兒未能飲及飲不盡或斷乳時乳汁尚多不能還回致乳汁停蓄化熱成膿者謂之妬乳因乳子時熱食汗出露乳傷風邪搏為膿者謂之吹乳又有妊娠因作勞動氣乳腫或潰出膿俗曰內吹產後當治愈而無

害盖懷娠癰發陽明陽明胃脉主肌肉故癰不傷藏也乳瘡自病者少吮傷及兒病口疳發熱薫染者多盖自病則邪搏血脉吮染則邪搏乳汁也若夫石癰即鞠瘻之在乳者潰成巖穴氣臭血流至死是情志傷抑非藥石可療矣

集方

金匱竹皮大丸　治婦人乳中虚煩亂嘔逆安中益氣

又枳實芍藥散　治乳癰氣滯膿阻不達二方見產後門

又當歸芍藥散　治妬乳腫痛方見妊娠門

又膠艾湯　治乳瘻方見婦人雜病門

千金鍾乳湯　治妬乳乳汁不通欲化熱成膿者

石鍾乳四兩　甘草二兩一方無　漏蘆三兩　通草　栝樓根各五兩

水一斗煮取三升分三服　一方作栝樓實一枚

又鹿角散　治妬乳生瘡汁出痛極

鹿角三分　甘草一分

治下篩和鷄子黃於銅器中炙溫傅之

又單方　擣葱白汁飲滓傅之

又赤龍皮湯　洗諸乳瘍已潰

槲皮三升

水一斗煮取五升夏冷秋冬溫洗

又飛烏膏方　傅乳瘍已未潰

細粉（三兩是燒朱砂作水銀上黑烟）　礬石（三兩燒粉）

研細絹篩以甲煎和令如脂傅乳日三

外臺猪蹄湯　治乳汁不通

猪蹄（二枚）　通草（八兩）

清酒一斗浸之稍稍飲盡

附藥

婦人乳（下乳汁）　石鍾乳細辛漏蘆王不留行王瓜桑上寄

生猪四足蠐螬（乳癰）莽草

女子陰蝕　石胆石硫黄羊蹄萹蓄（陰腫）黄連蛇床子白鮮

白斂 松蘿 龜甲

婦人乳病之源有二一曰乳阻是乳汁停阻當下其所停之汁二曰乳癰是瘀熱互結當利其所結之瘀汁通瘀解自無癰腫之害設潰而成膿又當與療癰同例矣

瘍醫雅言卷十一

武進曹禾

揚黴瘡

新論

養生方曰醉而交接或致惡瘡然未言發何等瘡也核西洋人身圖說正面全身言凡與女人污穢者交則小腹下横骨受熱發便毒揚梅等瘡外臺妬精瘡男子在陰頭節下女子在玉門内病源陰陽過度則傷胞絡穢液帶帶而下勞傷腎氣生熱成淋素問玉機真藏論少腹冤熱而痛出白名曰蠱是妬精瘡即便毒之類淫蕩男子未有不患

淋帶而少腹冤熱者左傳昭元年近女室疾如蠱於文皿蟲為蠱穀之飛亦曰蠱是蠱者不特惑亂心志少腹冤熱而痛出白且有飛揚為瘡之害而楊梅當作揚黴廣韻黴黧垢瘍貌淫媾受穢生瘡猶物受濕熱蒸鬱而黴變黧垢也瘡因淫媾而生者先必淋濁埑蝕不因淫媾僅染生瘡人便溺中穢氣而生者先必肛邊發瘡如小菌因乳有毒之兒而生者先必乳頭旁發瘡如櫻桃核其瘡喜散著髮內及孔竅肢節屈伸開闔之端小大相偶或燥或濕或痛癢或不痛癢雖能蔓延絶無根暈然傳之室人禍及妊子故名綿子患害寖廣又名廣瘡世用藥火劫薰逼毒內竄

入骨伏於咽則咽痛腦則鼻塞頭悶關節則一二處不能屈伸或脊瘦骨腫有若刺節真邪篇之骨疽肉疽骨蝕漸至潰爛臭穢面目咽腭鼻唇殘壞頻年累歲祈死不得捷於取效則別有禁方其滌盪邪穢法特選儲以待用

集方

金匱硝石礬石散

又猪膏髮煎 方見黄癉門

千金五香連翹湯 治揚黴瘡初發

青木香 沉香 丁香 薰陸香 麝香 連翹

射干 升麻 獨活 寄生 通草各二兩 大黄三兩

水九升煮取四升內竹瀝二升更煮取三升分三
服取快利

外臺近效犀角丸　治黴瘡

犀角（十二分）　蜀升麻　黄芩（各四分）　大黄（五分）　防風（四分）　巴豆（二十二枚）　人参　當歸　黄耆　乾蓼藍　黄連　甘草　梔子人（各四分）

擣篩別擣巴豆成膏和藥與錬蜜擣令相得丸如梧子煖湯服三丸取利兩三行不利加至四五丸利漸減之利甚吃冷粥即止

秘傳紫金丹　治黴毒

龜甲五具酒浸炙淬五次　石決明五具童便浸炙淬三次　血餘灰一兩

硃砂五錢

共研極細末肥皂子內膜五錢水浸飯上蒸熟打膏糊丸如菉豆大每服三錢土茯苓湯下

附藥

陰蝕　礬石石脂營實蚤休蘗木五加皮龍骨龜甲蝟皮鼈甲烏賊魚骨蝦蟆下部瘡　淫羊藿桐葉

男子陰蝕亦備精淫穢之毒也外臺必效以白膿出者為陰蝕但亦作瘡為熱瘡陰邊生瘡如粟粒為粟瘡或用黃芩黃連黃蘗或用礬石槐皮千金療妬精瘡作臼烙以銀

[illegible]
鈙熱以槐枝塗以麝香等是温芳逐穢若寒〻折毒原可互
施而揚黴治法之出入變化當亦不離乎此其婦人因產
育而致陰蝕者别歸乳陰門

瘍醫雅言卷十二

武進曹禾

雜療

集古

千金方　療皸裂皮急肉折破尸脚脚跟折破胼胝手足皮澁厚圓短如繭

　猪胆内熱酒中洗之

又方　療肉刺脚指間生肉如刺逆臚手足爪甲間皮剝起

　湯浸木耳使柔貼之

外臺小品方　療代指指先腫焮熱痛後緣爪甲邊結膿極者爪脱是筋骨中熱盛攝結而成

　煮甘草湯漬之

又崔氏方　療甲疽或因割甲傷肌甲長浸肉靴鞋窄小傷指成瘡腫焮潰爛壞指而及於趺

　綠礬石煆至沸定去火候冷為末乾摻綿裹以酥潤之

又集驗方　療漏腋腋下濕臭生瘡

　甘枸杞根半兩　胡粉一兩　乾商陸根一兩　滑石一兩

　乾薔薇根半兩　甘草半兩

擣篩苦酒和塗腋下當微汗出易衣復塗多傅瘍入腋

又近效療火油及天火瘡初出似沸子漸大如水泡赤色熱翕須臾浸淫方

芒硝　大黄　生鐵衣

等分為末以芸薹菜汁調如稀糊傅之乾即易

千金療火瘡方凡被火燒忌冷水冷物搨熱氣得冷內轉入深爛肌至骨令人筋攣

生麻油和梔子人末厚塗之

外臺范汪療湯火灼瘡方　破鷄子取白塗之

又集驗療灸瘡痛腫方灸日食毒物灸後犯房室則瘡洪腫疼痛病本不瘥火毒傷藏每致

於死

竈中黃土為末水和煮熱漬之或以白蜜烏賊骨末相和塗之

千金漆瘡方重者身面浮腫生瘡痛痒如軫癩毛髮脫落心煩恍惚不得眠療遲遂變他疾鹽湯洗之擣蟹取汁塗之肥肉敷之

外臺療竹木刺不出方

温小便漬之煮瞿麥汁飲之水磨象牙塗之嚼豉封之

千金翼方 療狐尿刺凡諸蟲類盛暑孕育之時遊於物上必有精汁乾久有毒人手觸之成瘡痛極不得眠

蒲公草莖中白汁塗令厚一分許乾易

外臺救急療蛇螫嚙方

雄黃麝香乾薑等分擣篩蜜和為膏傅之

又方　擣慈孤草傅之紫莧菜汁飲之又用常思葉即蒼耳擣汁飲滓傅瘡上

又療蝮蛇螫方　燒蜈蚣為末傅之嚼鹽唾瘡上灸之鎔蠟蜜漬之

又療虺螫方　頭垢塗之擣葵根傅之以兩刀於水中久摩飲之

千金療蜘蛛螫方　烏麻油和胡粉塗之

又療蜂螫方　尿泥塗之醋泥亦可

外臺療蜈蚣螫方　嚼鹽塗之

又療蠍螫方　蠍有雌雄雄者痛在一處雌者痛牽諸處

新汲水漬之温即易日則用井底泥及溝泥塗之夜則滴蠟燭熱脂封之或以黃丹塗之

千金療蠼螋尿瘡方　是蟲能尿人影使瘡其狀磣痛如芒刺或如蟲螫後起瘖癗作聚如茱萸子四邊赤中有白膿如黍令人皮急惡寒壯熱劇者連徧腰脇

磨犀角塗之擣扁豆葉傅之煮敗蒲扇汁洗之瘡習習然黃水出者猪脂和鷰巢中土傅之甘草湯洗之

外臺必效療惡蚝刺人方　楝木根皮煎水洗之胡葱煨

爛搨之

又療沙蝨毒方禾按此蟲處處有之夏秋陰濕驟熱器物在隱處者每生此蟲不獨山水草間有也着人則皮上痒痛如刺起瘡赤色大如小豆細如黍粟三日後令人百節强痛寒熱

鹽五合水一斗煮一沸漬洗

禾按射工溪毒嶺南始有經方治法甚詳可以檢用茲不具載

又療常犬咋人方

煮桃東南枝汁飲之破者竈中熱灰粉以裹之腫者苦酒和灰傅之

又療狂犬咋人方春末夏初犬受惡氣每發狂猘被其咋者令人精神昏惑唻作犬聲急者禍在旦夕緩者百日必死始得之急以冷水洗令血淨封裹忌風

生薑韭薤地黄皆可擣汁飲之擣杏人作餅貼之

又療猪齧方　鍊松脂貼之

又療剝死馬馬骨傷手毒攻欲死方　即以死馬腹中屎塗之及飲人屎汁禾按剝死牛牛骨傷手亦可依此法治

又療馬咋蹈人方　婦人月經傅之禾按月布燒灰猪脂調傅亦良

又療馬骨刺傷及馬血入舊瘡中毒痛欲死方

熱湯淋洗人糞泥之又擣馬莧傅之

又療體先有瘡而乘馬致馬汗馬毛入瘡及馬氣所蒸腫痛煩熱入腹殺人方　熱水漬瘡燒馬鞭皮猪膏和傅復燒鷄毛末酒服方寸匕大飲醇酒取醉

釋義

雜療者非癰疽瘡瘍而有腫為膿者食而腐者不腫不食為腐為膿者或得之血脈傷損或得之物毒外侵微者僅楚於皮膚甚者每陷於藏府因擷經方主療之化工聊備民間不時之需用云

瘍醫雅言卷十三

武進曹禾

丹藥

集方

一炁丹　消結潰堅

汞一兩　硃砂三錢　硝石二兩　鵬砂三錢　白礬三兩　信三分　戎鹽二兩

大癰用丹一分小癰用丹半分置貼中心以紙剌孔覆丹着腫上勿令着肉能作痛起泡

三仙丹　蝕膿去腐生新

汞一兩　硝石　白礬各一兩二錢

大昇丹

汞一兩　硝石二兩　白礬二兩　皂礬六錢　雄黃　硃砂各五錢

小昇丹

汞　硝石　白礬　皂礬各一兩　硃砂三分　雄黃五分

白升丹

汞一兩　硝石　白礬　皂礬各二兩　青鹽五錢　鉛六錢

紫升丹

汞一兩　硝石　白礬　皂礬各二兩　鉛六錢　雄黃

硫黃　青鹽各五錢

紅升丹

汞一兩　硝石三兩　白礬二兩　鉛九錢　硃砂四錢　雄黃三錢

大五毒丹

汞一兩五錢　硝石　白礬各三兩　硃砂一兩　雄黃八錢五分

小五毒丹

汞一兩　硝石一兩六錢　白礬一兩　硃砂　雄黃各五錢

大五烝丹

汞一兩　硝石一兩二錢五分　白礬　皂礬　青鹽各一兩二錢

小五烝丹

汞　硝石　白礬　皂礬　青鹽各一兩

拔萃丹

汞　硝石　白礬　鉛　青鹽各一兩

七星丹

汞　硝石　白礬　皂礬　青鹽　鵬砂各一兩　硃砂二錢

金蟾丹

汞三錢　雄黃一兩火酒二斤煮乾同汞研細紙包　大蟾一隻破腹去腸納包鐵絲紮緊　硝石　白礬各一兩研末覆蟾

降龍丹　提黴瘡邪毒化為濁涎瘀血從齦滲出

汞　硝石　白礬　青鹽各一兩

每丹一錢配生菉豆粉三錢棗肉三錢研和糊丸每服一錢松蘿茶下服至三日以牙齦腫出臭涎瘀血為度如不可支以貫衆黄連各一兩煎汁一日服盡則解

六白丹　用同降龍

汞　硃砂各八錢　硝石　皂礬　青鹽　食鹽各七錢

伏龍丹　黴瘡點之即滅

汞一兩　硝石　白礬　皂礬　青鹽各二兩　雄黄

硃砂各三錢

每丹一兩配白酒藥三兩研合清水和丸如豌豆

大用時清水研化攪澄去渣蘸點瘡上

五虎丹　用同伏龍

汞六錢　硝石一兩二錢　白礬一兩八錢　皂礬　青鹽各一兩二錢

五黃丹

汞一兩　硝石　白礬　青鹽各一兩二錢半　皂礬一兩

升龍丹　點黴毒爛臭

汞一兩　硃砂　硫黃　雄黃各三錢

四綠丹　用同升龍

汞　皂礬　硃砂　雄黄各三錢

大降丹　蝕腐

汞一兩　硝石三兩　白礬　皂礬　青鹽各二兩　膽礬

硃砂　雄黄各三錢　信五分

用法同一炁丹減分兩之半

小降丹

汞一兩　硝石　白礬　皂礬　青鹽各九錢　硇砂

硃砂　雄黄各三錢　信三分

白降丹

汞一兩　硝石　白礬　皂礬　青鹽各二兩五錢　鵬砂五錢　硃砂　雄黃各三錢

紫降丹

汞一兩　硝石二兩五錢　白礬三兩　皂礬二兩　青鹽一兩

鉛五錢　雄黃　鵬砂各三錢　信三分

升法　諸藥異研合和入小厚鐵鐺內中捺一窩安汞掩以餘藥取新碗覆鐺令密鐵錠壓頂稻柴灰封口築令稍堅置三隅竈文火煆錬以少許新棉着碗頂候綿色微黃退火冷定揭開剗取盞底飛上之丹

降法　諸藥研合用銷銀白泥罐置赤炭上徐徐入藥煆

令凝結捺窩安汞再入餘藥烘結成胎倒覆碗內稻柴灰封口以瓦盆盛水置盞水中外作三隅竈熾炭三斤布窑文煆至灰盡開罐刮取盞底飛下之丹亦有不用水者名曰單降

凡丹竈背風則火文迎風則火武文則汞起徐緩而丹足武則汞飛不定而丹耗安爐宜先熾赤炭於底勻鋪黑炭於面鐺傍竅塞令無罅隙若一隅有隙透火則一隅色黑無藥炭先赤者亦然必至一炷線香時綿黃火準早黃則病在火武而汞走遲黃則病在火鈌而汞伏均令丹少

凡煆鍊時封口灰上烟起有聲是硝礬性發待性定胎結自止守爐者加灰輕築不可妄動俗傳混元盒既濟鼎百

[illegible]
眼爐九轉還元顛倒升降七日夜金粟火三日夜文武火
皆方士欺人之術造作艱難消耗貲本每煉藥不成歸咎
根基禁忌殊可恨也

此書刊於咸豐二年板成即燬故流傳絕少此本原為莊曜采先生所藏卷首有楊沂孫題記云此書係青巖先生所贈今聞板經兵火無傳既閣下有意重刻甚奉此書徑留尊案無須見還矣沂孫記曜采吾兄光緒庚辰六月又題末卷書眉云此鍊丹藥之妙法瘍醫秘之不肯傳于人者若以此示世俗瘍醫必以為未盡其妙不可用也青巖先生故無心切一視同仁故從直栞布以公天下後無依此法煅鍊升降施用切勿被庸醫所欺增減更易以敗厥事濠叟奉白同治癸酉五月

癰疽禁方録

〔清〕曹　禾／撰

提要

《癰疽禁方録》不分卷，一册。書高二十四點一厘米，寬十三點五厘米。是書用公文紙抄寫，無邊框、界行，每半葉約十五至十七行，行約二十至二十七字，抄寫不甚規整。是書成書于清道光二十一年（一八四一），清代曹禾撰，橋南老人節録抄寫於清光緒二十五年己亥（一八九九）。

曹禾（？—一八六〇），字青岩，號畸庵，原籍安徽含山，自祖父始徙居江蘇武進陽湖，精醫，擅外科瘡瘍、兒科痘疹與傷寒，曾任五品禦醫。博學多聞，工詩文，好論兵，著有醫書十種。

橋南老人，生平不可考。本館藏另一部武進名醫法徵麟著作《醫學要覽》的手抄本，其後亦有這位橋南老人的題識。故初步推測，橋南老人可能爲武進人。因其在光緒二十五年（一八九九）自稱老人，推測其活動時期可能在咸豐、同治、光緒三朝。

是書正文記録了治療外科癰疽病證的各種秘驗方劑，每方詳述其功用、主治、適應證與用法。按照方藥劑型的不同，具體又分爲薄藥方、貼藥方、丹藥方、丸藥方、散藥方、治喉痹方六大部分。

據書後題識可知，是書節抄自曹禾另一部瘍科著作《瘍醫蛾術録》。《瘍醫蛾術録》之癰疽禁方録，本有七篇，因第七篇爲骨部經脉類文，爲附録，性質與禁方無關，故舍而未録。（程茜撰）

目録

癰疽禁方録

癰疽禁方錄序

武進曹禾

昔扁鵲受禁方於長桑君長桑君戒其無泄太倉公受禁方于公乘陽慶
公乘陽慶亦戒勿教人華陀臨死出書一卷而復索火燒之是禁方爲古人
所吝惜而勿傳者也然扁鵲之弟子如子陽厲治鍼石子豹治熨劑倉公之
門人若宋邑學五診高期王禹學砭灸馮信學和齊湯法杜信學筋
脉五診唐安學五診經脉奇咳華陀弟子吳普依準陀療多所全
劑樊阿善鍼術是禁方未嘗不傳恐傳非其人不如不傳之爲愈
也苟人可傳矣其材不能竟吾之所欲傳則教以一技之抵以成其名
量其力以成其志也盡習禁方者未嘗不明医經不治經方故能決死生之可
治扁鵲能飲藥三十日視見垣一方人始能出以治病盡見五藏癥結太倉
公盡去故方受脉書上下經五色診奇咳術揆度陰陽外變藥論石神
接陰陽禁書受讀解驗三年始能診決精良是医經不明雖得禁
方亦不足恃也医經既明雖無禁方亦足任也治病者貴能別病之源
流斯處療切當如宜僚弄丸圓轉不息蒼鷹搏兔狡藏莫及嫣
医能諳習医經經加復得禁方出而問世厥疾有不瘳者㢤吾不信也治医經竟
以禁方殿之骨部經脉更殿之道光辛丑秋日曹禾

癰疽禁方録

薄藥方第一

雲母薄方 專治癰疽結于血肉，根散漫，色不變，或潰後膿不暢，痛不止者

雲母石粉四兩 礪石四兩 醋淬七次 極大極 生犀角四兩 烏頭二兩 南星二兩 共杵極細末

醋調，蜜文火熬膏，傅腫上四圍。

芙蓉薄方 專治癰疽結于肌膚，色紅腫痛

芙蓉葉四兩 蛭甘草四兩 荞草葉四兩 蚕沙二兩 共搗極細末，蜜調成膏

傅腫上四圍。

右薄藥方二道，一用溫药化陰通陽，融瘀濁以去死肌，為癰踞血肉之要劑；一用涼药抑陽利陰，解熱毒以除結氣，為疽害肌膚之主方。古人以藥著腫上曰傅，又曰薄。傅，敷也。廣雅釋古：敷，布也。詩小是傅。薄，迫也。爾雅廣言。藥布腫上，迫逐癰瘀，使之渙釋，是亦濬流暢源之一助也。

貼藥方第二

黑貼方　專治腫潰癰疽，既可逼丹散之性內達，又能禦風寒濕之邪外侵。

麻油一斤八兩　白油八兩　皂莢二挺　生薑二兩，合煎去渣，每油一斤，用鉛粉六兩五錢，徐徐投入，不住手攪，如沸，投亂髮攪之，則煙止，髮化，復加，試摘水中，撚之不軟不硬，則藥已成，再攪之，面上無泡為度，清水浸三日，油畫心紙攤貼，暑月加鉛粉五錢。

白貼方　專治癰疽瘡瘻濕爛

麻油十二兩　白油四兩　草麻子四兩　生薑二兩

熬枯去渣，熟油一斤，用鉛粉十兩，候油極沸投入，不住手攪，沸則離火再攪，滴水中撚之軟硬適中為度，火旺則色黑質脆無用。

紅貼方　專能生新肉，清血熱

紫草一兩　麻油十兩

浸三日，文火煎至氣香色艷，去渣，入白占二兩，烊化，參紅紙攤貼，或取膏攤手心中，候烊搽瘡口

黄貼方　主金瘡生肉

藤黄一兩　麻油十兩　再入油内文火煎、和入白占一二兩烊化、

先以少油浸藤黄、飯上蒸化、腐深者搽瘡内、淺者攤紙上貼之。

青貼方　専治悪疮、移爛、

土木鱉炭一兩　血餘灰一兩研細末共　麻油八兩　側柏葉二兩

煎枯去渣、入白占二兩烊化、入藥末攪匀、爛深者着肉、淺者隔紙

剌孔攤貼

右貼藥方五道、分粘潤二種。古人以藥粘置疮上曰貼、又曰膏。按説文新坿貼

以物為質也左氏春秋序疏膏脂之澤者。是粘貼、以鉛丹之金鎮為体、功専固

護；潤貼、以虫蠟之滑膩為質、用資濡澤、必藉油之浸淫、克成固

護。濡澤之効、紫草之属、不過賛襄騁使者耳。方雖寥寥、大端不

外是矣。

丹藥方第三

一炁丹、世名大消結潰堅功冠羣丹 忽仙丹

汞一両 硃砂三錢 硝二両 硼砂三錢 礬三両 信三分 戎鹽二両

每丹一兩，配飛硃砂五錢，研合大。癰用丹五厘，小癰用丹三厘，置貼中心，另以一貼刺孔覆丹，着腫上，不應，以紙兩覆丹，油潤著之，勿令着肉，着既（作）漏匙淹。

此丹性升，着肉雖痛，須時即定，降丹性沉，能潰良肉，揭去痛亦不止，得此可廢諸降，此方世罕真傳，余曾得五方，或藥物互異，分兩參差，傳者又大議火候之難，目際僧師，不啻撥雲見月，謹述真方捷法，以公同好。

三仙丹 蝕朧去腐生新，已潰直用至收口

汞一両 硝 礬各一兩二錢

大升丹

汞一両 硝二両 礬二両 皂礬五両六錢 雄黃 硃砂各五錢

一方

汞硝礬皂各一两 硃三分 雄五分

白昇丹

汞一两 硝礬皂礬各二两 青塩五錢 鉛六錢

紫升丹

汞一两 硝礬皂礬各二两 鉛六錢 雄硫青塩各五錢

紅升丹

汞一两 硝三两 礬二两 鉛九錢 硃四錢 雄三錢

五虎丹

汞一两 硝一两六錢 礬一两 硃半两 雄半两

一方

汞一两半 硝礬各三两 雄八錢五分 硃一两

五烝丹

汞硝礬皂青塩各一两

一方

汞一两 硝一两二錢 石五分 礬皂皂青塩各一两二錢

拔萃丹

汞　硝　礬　鉛　青鹽各一兩

七星丹

汞　硝　礬　皂　青鹽　蓬砂各一兩　硃二錢

金蟾丹

汞三錢　雄一兩大酒二斤煑乾，同汞研細，紙包　大蟾一隻，破腹去腸，納包，鐵絲紮緊　硝　礬各一兩，研末覆蟾

降龍丹　提黴瘡邪毒，化為瘀濁，從臍滲出，而瘡即消滅

汞　硝　礬　青鹽各一兩

每丹一錢，配生菉豆粉三錢、棗肉三錢，研和糊丸，每服三分，松蘿茶下，重者五分，服至三日，以牙腫出臭涎瘀血為度，如不可支，以貫衆、黄連各一兩，煎湯一日服盡則解

六戰丹　用同降龍

汞　硃各八錢　硝　皂　青鹽　食鹽各七錢

伏龍丹　黴透不退，點之即滅

汞一兩　硝　礬　皂　青鹽各二兩　雄　硃各三兩

每丹一兩，配白酒藥三兩，研合，清水和丸，如豌豆大，清水研化，攪澄去渣，蘸點瘡上

五虎丹 用同伏龍

汞六錢 硝一两二錢 礬一两八錢 皂 青鹽各一两二錢

一方

汞一两 硝 礬 青鹽各一两二錢半 皂一两

升龍丹 黴瘡結毒潰爛臭穢外用

汞一两 硃 硫 雄各三錢

四聖丹 用同升龍

汞 皂 硃 雄各三两

以上共廿一方皆升丹

降丹 消結蝕腐性极峻烈

汞一两 硝三两 礬 皂礬 青鹽各二两 膽礬 硃砂 雄黄各三錢 信五分

每丹一两配蘆甘石五錢研和用法同一怒丹

八仙丹

汞一两 硝 礬 皂 青鹽各二两五錢 蓬砂五錢 硃 雄各三錢

九炁丹

汞、硝、礬、皂、青鹽各九錢　硃、雄黃各三錢　硇砂如無以蓬砂代三錢　信三分

萬應靈丹

汞一兩　硝二兩五錢　礬三兩　皂二兩　青鹽一兩　鉛五錢　雄　蓬砂各三錢　信三分

升丹法

諸藥異研合和、入以厚鉄鐺内中捺一窩、安汞霞以餘藥、取新碗覆鐺令密、鉄鎚壓頂、煅石膏作粉封口、稻柴灰蓋面、築令稍堅、置三隅灶、文火煅煉、以少許新棉着碗頂、候至取看棉色微黄、則火已足、下爐令冷、開鐺剝取盞底飛上之藥、是名曰丹、鐺底為胎殼、無用。

降丹法

諸藥研令用消銀白泥罐置赤炭上、徐徐入藥、煅令凝結、捺窩安汞霞藥、烘結成胎、倒覆碗内、稻灰封口、以瓦盆盛水、置盞水中、外作三隅灶、熾炭三斤布令密、文火煅至炭盡、丹成開罐、剝取盞底飛下之藥、是名曰丹、罐與胎殼無用

凡丹竈背風則火文、迎風則火武、文則汞炁徐緩而丹足、武則汞炁不定而丹耗、

安炉則宜熾炭赤炭於底、勻鋪赤黑炭灰于面、鍋傍密塞、令無罅隙、若一隙有隙透火、則一陽色黑無藥、一陽炭先赤者亦然、必至一炷線香時、探看鍋色微黄、火候方準、早則病在火武、是爲太過、遲則周視炉火中有無缺炭之處、若有缺處、是爲不及、太過則汞走、不及則汞伏、均令丹少、

凡煆煉時封口、灰上煙起有声、是硝礬性發、待性定胎結、自共守炉者加灰輕築、不可妄動、

凡世俗所尚混元盒、既濟鼎、百眼炉、陽城罐、九轉還元、顛倒升降、七日夜金粟火、三日夜文武火、皆方士欺人之術也、不惟造作艱難、消耗資本、而大藥不成、歸咎根基、禁忌、良可歎也、

右丹方二十五道、按島貟礪砥砮丹、蹠丹者、丹砂、神農本草經云丹砂能化爲汞、（廣雅釋器、水銀謂之汞、汞一作澒、）鎔化還丹、復化爲丹、丹赤也、（廣雅釋器）別是彩名、里白黄皆名丹也、（山海大荒西經白丹青丹注）是地產之丹、爲丹砂之丹、汞煉者爲丹藥之丹、皆有五色、以赤爲正、黄庭經九轉八瓊丹、注八瓊、朱砂、雄黄、空青、硫黄、雲母、戎鹽、雌黄、消石、素問遺篇小金丹、硃砂、雄黄、雌黄、

是為服食之祖劑、周禮鄭注五毒丹砂、石膽、紫金、慈石、雄黃、外台范汪無黃散、丹砂、曾青、雄黃、慈石、白石英、雌黃、礜石、石蒸、鍾乳、雲母、是為注着之首方、服食靡不貽禍、韓文公已力誡于前、注者每收奇蹟、諸方書均矜秘于後、良以當時列于禁方、流傳頗鮮、遂致訛謬踵起、愈神愈贋、其一炁三仙、降龍、伏龍、升龍五丹、傳自僧師、实有捷效、而升丹六、降丹四道、或出方書、或由購覓、依方修合、驗否雜遝、并有叠煉數四、皆係活汞者、諦思药物分兩异同、其中定多錯偹、且並存之、以俟博識者、

丸藥方第四

宣絡丸 專治邪氣外中、瘀血內結、發為癰疽而未成者。朱砂為衣 名醒消丸

麻黄一兩 草烏三錢 薑汁炒 地龍一兩 䗪虫三十枚 天虫一兩 蜂房三錢 鹽水浸炙

黄耆二兩 血竭五錢 木香三錢

共為極細末、寒食麵糊丸、每丸重一錢、每服一丸、葱汁酒下。不能飲者、葱豉湯下。

酥黄丸 專治丁腫惡瘡初起。竹油為衣 名梅花點舌丹

蟾酥五錢 生大黄 麻黄各一兩 麝香二分

共研細末、火酒化蟾酥為丸、每丸重三分、每服一丸、敲碎嚼爛、葱白包藥、開水下。

大噙化丸 專治喉痺腫閉、

梅礬一錢 玄丹三分 百草霜 甘草 冰片各五分 薄荷四錢、川貝母二分

梅礬與百草霜先研、次入玄丹、又次入薄荷甘草貝母末、又次入冰片研勻。臨時用藥四分、煉蜜和丸、噙化嚥津、

羊角丸 專治鼠瘻瘰癧、

烏羊角一对 成靈仙四兩

同煎至角軟，取角切片，燒紅新瓦上炙脆，研細末，每角一兩，加木香一錢、白芥子三錢，研和煉蜜丸，每服一錢，夏苦草湯下，七服後，大便色黑為度。忌生冷煎炒房事。

珠龍丸 專治瀸毒，內蒸服之，使洪

蜈蚣三条 地龍五錢 蠍七枚 蚯七条炙 䗪虫十枚 血竭三錢 木香一錢 巴豆三錢 鼠屎兩頭尖者三七枚

共研細末，煉蜜丸，如菉豆大，每服三丸，沸水下，取瀉，不瀉更服，可至九丸。

紫金丸，專治瀸瘡結毒

龜角五具酒浸炙淬五次 石決明五具童便浸炙淬三次 血餘灰一兩 硃砂五錢

共研極細末，肥皂四膜五錢，水浸飯上蒸熟，打膏糊丸，如菉豆大，每服三錢，土茯苓湯下。

右丸藥方六道。丸，古方悉作圓，圓、輪丸之屬。淮南原道員者常轉注，丸，完也。廣雅釋詁四劑量藥物，摶合成顆，一法，輪丸之圓，轉流利，下咽滑疾而不戟，一取性味之完善渾堅，入胃緩化，以去病。諸方類皆踈浚迅烈之劑，以滌除痰濁，通暢血脈，実症屢博功效矣。虛者可漫嘗試，以恬過求禁方，匪人勿傳，殆為是歟。

年　月　日

散藥方第五

黑虎散 專治癰疽腫赤痛劇之屬疾熱者

番木鼈不拘多少，以陳松蘿茶並臘汁浸十日，刮去皮晒乾，用麻油文火煤透，研極細末，每一兩加冰片一錢、麝香三分，合和取着瘡上，以貼封之。

凝冰石散 專治湯火傷腫痛赤爛

凝冰石 研極細末，麻油調傅。

止血散 立止金瘡血液。

故棉絮，燒灰存性，篩細，厚掩創上，以膏蓋之。

右散方三道。散，雜亂貌，淮南精神不与物散注；布也，廣雅釋詁三；不相從也，漢書天文志。散之為義，乃雜萃藥屑，以為粉，布于瘡腫之上，令邪毒瘀濁不与氣血相從，厥功肆矣。四方皆極微賤之物，具極神奇之用，洵已不希斯名。設博諸匪人，使操必勝之權，圖難盈之壑，漠視剝膚之痛，奇征無厭之貲，以仁存心者能不髮豎眥裂矣。禁方烏可盡也。

僧奎光治喉痹方第六

玉丹 專能開頑痰

製礬三分 草霜半茶匙掃取燒山柴鍋底輕浮者、 共研合入元丹二厘 再研勻和入大粉草末三茶匙 薄荷葉末、二分 研极細入氷片、五分 研令相得貯用不可過十日、陰雨天合者佳、春夏礬少薄荷多、色青 秋冬礬多薄荷少、色白 引痰加牙皂月石少許、

金丹 專能開結氣

製硝石一錢八分 生蒲黃四分 共研合入殭蚕末一分取細條小腹者刷去灰瓦上文火炙至醬色折之脆、斷去頭尾用、 牙皂末一分瓦上炙至色亮而脆去兩頭 氷片一分 研和如鵝黄色加牛黄二分 研令相得、可用一年、

用法、初起玉丹、九分 金丹一分 吹五管、第二次玉丹八分 金丹六分、第三次玉丹七分 金丹三分 重症玉丹金丹各五分 吹引吐痰後金丹六分 玉丹四分 极重症金丹八分 玉丹二分、重吹入咽、

製元丹法 細白灯草、置小口罎中燒赤、以濕紙丸盦悶熄取出入紙袋懸風處七日可用、

製硝法．牙硝揀牙長質明者，以白蘿蔔汁煮，再以甘草湯煮，提出待燥，研收。冬三月製，極陳者良。

製礬法．明礬打如豆大，入洋銀罐，桴炭火煅烊，銅筋攪之無塊，加火硝末十之三，再煅，又加月石十之三，勿動，少時，再入礬硝月石，如前法，待蘇至罐口如饅頭樣，加武火煅之，將乾，用新瓦覆蓋一時，去起，滴入人乳化牛黃五六匙，文火烘乾，地上襯紙，以罐覆紙上，七日後去起，以輕鬆無竪紋者留用，有竪紋者起去。其火候初宜不文不武，則礬化透，投硝硼時宜更武，則礬提鬆，滴乳時須看頂上微動，則汁沁入，不動則藥已結，汁不能入，若初起即武，則硝走無用，每罐藥須少放漸添，多則藥必泛無用，如罐溫濕則炸，此礬愈久愈佳。

青藥　專治熱涎痺

青黛　薄荷各六錢　九丹一錢　冰片三分　百草霜少許　玉丹四錢

以序研細，臨用配合更佳。

黃藥　專治寒痺，欲作癰膿

殭蠶　蒲黃　蓬砂各四錢　皂莢二条　合研極細貯用

紫藥 專治咽喉腐爛

兒茶 龍骨 甘草各一錢 薄荷五分 細白芷一錢二分 共為細末，臨用時，加入冰片，五分 製黃栢一錢

製黃柏法 每黃柏一兩，用荊芥甘草各三錢，煎汁浸至軟，而不苦，乃上炙火令黃而勿焦，白蜜水浸洗，晒乾研用。

右明僧奎光治喉痺方六道，顧澄已列其半于瘍醫大全，餘皆從專科秘稾得之，原書演疾繪圖至七十二候，誕妄不經極矣。因刪論存四方，又若諸家分兩配合各不相侔，此係僧師傳本，應無譌誤，然實症痰涎壅塞，稍腐者所着用之，靡不立效，虛症誤施，無禍不旋踵。慎術者，當深察焉。

武進曹禾著瘍醫蛾術錄，未見傳本，茲偶見殘抄本，先錄其第十二卷癰疽禁方錄，此卷原有七篇，其第七篇為骨部經脈類文，為附錄性質，与禁方無关，因節之，禁方則首尾備具，其中一粒等五丹禁方傳自明季僧人，尤為珍秘，篇帙雖少，洵秘笈也。己亥仲秋橋南老人裘竟漫識

瘍科補苴

〔清〕沙書玉／輯

提要

《瘍科補苴》不分卷，一册。書高二十四點一厘米，寬十三點五厘米。無邊框、界行，每半葉九行，行二十一至二十二字。有他序一篇，作者自序一篇，無目録。清代沙石安輯，成書於清光緒三年丁丑（一八七七），曾經付梓。是本抄録者不詳。部分章節有墨筆句讀。偶見雙行夾注或行間小字批注。抄寫極爲工整，品相甚佳。書册前鈐有「沙載陽」篆字朱方。沙石安爲沙載陽之先曾伯祖。此書爲沙氏後人所捐贈。

沙書玉（一八〇二—一八八七），字石安，毘陵人，後遷丹徒，入丹徒籍。先世爲武進縣孟河鎮（今屬江蘇常州）人，自祖父沙九成徙居丹徒大港鎮。沙家以醫術著世，祖孫六代行醫，世有「大港沙派」之謂。書玉得家傳，益精醫術，精内、外、咽喉各科，尤以治温病見長，聲振大江南北。著有《醫原記略》《瘍科補苴》《醫原雜記》。

書前有影抄清光緒丁丑（一八七七）洪溪書屋刻本牌記、光緒五年（一八七九）徐兆英序、光緒四年（一八七八）作者自序。全書内容可分爲四個部分。第一部分，講述古聖先賢對癰疽外證的認識，包括《内經》論「六腑不和則留結爲癰」「諸痛癢瘡皆屬於心」「多食咸則脉凝泣而變色」，張仲景論「陽强者熱自發，陰弱者汗自出」「諸浮數脉應當發熱，而反灑淅惡寒，若有處，當發其癰」，劉河間論「熱生癰疽而惡寒者，由邪在表不可汗也」。第二部分，論述外瘍的形成機理，認爲外瘍以燥火濕熱居多，陽證居多，陰證極少；外瘍痛與不痛的關鍵，在於火灼血與不灼血，濕多與濕不多；癰疽堅硬有「火燒堅」「冰凍堅」的不同；治法貫穿「顧陰」兩字。第三部分，論述刀針治療排膿的必要性，并指出刀針手術的嚴格禁忌證。第四部分，舉例臨床病案二十餘則，大部分皆爲誤藥致死之案。

書名取爲「補苴」，有彌補外瘍證治罅隙之意。該書論述外瘍證治，理論與實踐悉備，其觀點頗多突破前人藩籬，有獨特見解，是一部較有參考價值的臨床著作。（程茜撰）

目録

光緒丁丑年仲春月鐫

瘍科補苴

洪溪書屋藏板

序

醫學肇自軒岐靈素諸書率多幽奥難解自漢仲聖出而後醫學始有門牆可窺惜所著卒病論未入金匱燬於兵火所存之說多詳於傷寒後賢代出各有發明皆足補前人所未備如劉河間著病機一十九條補出燥證治法李東垣著脾胃論補出升陽治法朱丹溪著陽常有餘陰常不足之論補出滋陰治法吳又可補出瘟疫與

温病不同治法喻嘉言補出秋傷於燥一節而立清燥救肺治法近代葉天士又補出温病逆傳手經不似傷寒偏傳足經治法靈素妙義抉發無遺醫學此燦然大備矣然皆詳於内症而畧於外症外症古今相傳以高腫疼痛者為陽症易治平塌不痛者由陰難症治相治因執守不可破而外症之死於温補者不知凡幾矣惟徐靈胎先生有云外病陰症

千不得一況平塌即為陰疮也然是說但引其端未見（竟）其緒後學仍無所遵循京江沙石安先生邃於醫學流著醫方名醫亦記畧發明天地陰陽五行之理探賾精微無所不到又著瘍科補苴歷叙外疮治法辨晰精透得未曾有其尤為緊要關健（鍵）則在補出外疮之平塌不痛者有火伏濕中一疮似當甘寒淡透滲濕不得用溫補非託此乃發前人未發之蘊

其有功司命豈淺鮮哉以視昔之河間諸賢自出手眼各補精義者殆不多讓信是書之必傳也決矣

光緒五年歲次己卯荷月中浣鄉晚徐兆英拜序

自序

軒岐問難註在靈素合天紀察地理調攝陰陽分六經辨六氣備九鍼療疾病無微不至古訓深邃難明自漢儒以書禮合經旨疏明精奧而文義始暢張長沙依經發明論治立方立法言簡意賅為醫中聖迨唐宋分十三科則各有專司使之易明而反昧即如外科一門二千年外來瘍初起不離辛散繼用溫補辛熱也溫亦熱也外瘍屬火最忌辛溫醫不知助陰托毒為善舉此一端醫道之難可知矣內經原有始寒化熱之句後醫宗寒忘熱皆曰痈屬陽

不痛屬陰皆不知火爍血脈血生於心心通靈而知痛火爍筋骨肉猶木石土而無知則不痛癰疽火伏陰中名為陰疽非寒症也世醫不解直以陰字作寒字講多誤於此外瘍本屬溼溫燥火食色之毒伏聚臟腑出絡而成亦非外感證也即有寒結之疽終必化熱則寒者甚屬幾希溫熱病與外瘍大同而小異余治外瘍多從經旨溫熱發明其義以補前賢之未言者曰瘍科補苴自抒管見質之當世有道君子以為何如

光緒四年九月沙書玉書於潤東大港鎮時年七十有七

友人　評

潤州　趙彥偁　君舉

趙邦彥　綏之

郭寶青　柘農

門人

邗江　高燧生　雨農

潤州　范仁厚　寛夫

王明琛　蘭谷

王澍棠　雨郇

邗江　陳步瀛　侶樵

濟寧　張炳

婺源　汪時深　竹溪

潤州　趙　如川

真州　尹德坤　莘農

壻花譽春　杏農

姻再姪花錫甲　韻午

武進姻姪馬醴齡　靜甫　　潤州　袁光軫　靜山

門人　評

揚州高燧生　雨濃　　邵伯　劉　卓齋

鎮江范仁厚　寬夫

王明琛　蘭谷

徽州汪時深　竹溪

真州尹德坤　莘農

花錫甲　韻午

武進馬醴齡　靜甫

瘍科補苴卷上

潤東沙書玉石安輯　男　用圭桐君　校

祖　曉峯公世醫毘陵　先君繼之入籍丹徒載入縣志

我　朝諸多名醫較先賢既精且細惟外科一門不明

內科貽誤至今多錯　余宗經旨火熱以證之

靈樞癰疽篇曰夫血脈營衛周流不休上應星宿下應經數寒邪客於經絡之中則血泣血泣則不通不通則衛氣歸之不得復反故癰腫寒氣化為熱熱勝則腐肉肉腐則為膿膿不寫則爛筋筋爛則傷骨骨傷則髓消不當骨空

不得洩寫血枯空虛則筋骨肌肉不相榮經脈敗漏薰於五臟臟傷故死矣泣與澀通血脈營衛周流不休應乎天地營行脈中衛行脈外血為陰得陽則通陽通血曰營氣為陽得陰則固陰固氣曰衛營者衛人身之陰陽也上古無衣衾而野處易受寒涼寒客絡而營入使血澀不通衛氣阻塞不得復反初無腫硬日久化熱腫硬曰癰疽曰化火腐肉為膿膿不寫則爛筋筋爛傷骨枯髓此不當骨空之謂也若當骨空要六通臟之處更當洩寫其膿不得洩寫其膿久

則穿破流膿不已如臟未傷尚可治療若臟傷氣血不能相榮敗漏日深則死經所謂冬傷於寒春必病溫夏為熱病寒久化熱內外諸證同一理也

靈樞刺節真邪論曰熱勝其寒則爛肉腐肌為膿內傷骨內傷骨為骨蝕。以手按之堅日以益大則為骨疽有所結中於肉有熱則化而為膿無熱則為肉疽骨蝕即今之多骨疽也骨疽即名附骨疽肉疽即肉內堅硬之疽初起言也後醫更名有遵經穴為名有象形比類立名名雖繁衍總不外表裏寒熱虛實六字而已

人性靜躁不同靜生陰躁生熱古名將多發背疽而死為將性暴火鬱生疽外瘍屬熱燥火證也

靈樞脈度篇曰六腑不和則留結為癰

火毒出臟為疽疽者沮也熱毒出腑為癰癰者壅也皆溫毒壅沮留結者也熱蘊六經為溫病結聚一處為外瘍能治溫病即能治癰疽理相通也時醫不察經旨以癰疽初起皮色如常肌膚不熱為寒證其實伏熱在內一用溫藥引動伏熱化火腐肉為膿甚至爛筋蝕骨莫此為甚莫若用涼滋營毋使熱生使營清靜而不潰最

為捷徑

素問病機十九條曰諸痛癢瘡皆屬於心

諸字總括外瘍內癰屬心心腎交則為既濟不交火從心生溼從腎起癰疽初起如粟故曰瘡痒輕而痛重燥火灼營則痛火微動血則癢痛癢關心同氣相求癰疽屬火不曰火而曰心義有在也心為君主色赤肺為相傅色白宰傅以白素之精輔助心君由白化赤逆來順受助成赤心統制一身肢體完固癰疽莫能起設心君不受白素之精以循營勢必陽孤聚結而蝕陰陽蝕陰

如火熱肉煎血變白為膿赤變白火克金毀傷之象亦白錯綜損益可知有不痛不癢與微痛之癰疽皆屬於澀澀潤血而不痛不[其氣]癢緩澀與水同源而異名上承清靜水為生物水下沈污濁水為腐爛水大抵外瘍痛於燥火之烈潰於澀水之濁劉河間曰清水為煎則為濁矣澀之為病猶小人浸潤而不覺以其不關痛癢然澀之微小可以潤血滋營張石頑曰澀熱體以澀為生澀盡則死若澀勝血血為陰使陰柔化血為水為澀為水腫水腫之證未見有疼痛之苦澀之微也

素問生氣通天論曰汗出見溼乃生痤痱膏粱之變足生大丁受如持虛

痤痱乃外感暑溼而作膏粱之變熱從內生熱生暗耗陰精久則變生大毒受如持虛持虛者器也器血陰質也陰質空虛易於受納諸醫皆以氣虛受毒而補氣非也間有久潰陰虛氣亦虛者補氣可也如婁全善治一男子腫瘍手足厥冷諸藥不效服獨參湯而止此氣寒作冷血熱發厥人參補氣兼補血非專補氣而效也足見外證虛寒者甚少若泥外科書偏於補氣非其治也

五常政大論曰少陰司天熱氣下臨大暑流行甚則癰瘍燔灼

經言癰瘍皆為熱證無疑然間有筋骨着痛不定外喜熱按數以熱藥服以溫散溫補陽和湯之類而愈者此乃寒勝之痛痺溼勝之著痺實非骨疽肉疽若服溫藥而痛不除診脈沉小而數寒久亦可化熱溼久亦可化毒變成疽證甚至經年累月着骨而潰每成漏管積膿煎乾致成多骨而難療此識之不真治之失當致人有易治之症反罹終身之患甚至殞命醫之咎也

靈樞本神篇曰五臟主藏精者也不可傷傷則失守失守則陰虛陰虛則無氣無氣則死矣

經旨專言藏精於臟以真陰之元精固守真陽之元氣為元運之宗實為生身之根蒂若有所傷使臟精不藏命曰陰虛如果損傷真陰則氣無依氣無依勢必陰陽離脫所謂陽藏陰内陰活陽亦活陽出陰外陽死陰亦死矣即以外瘍重證言之屬陰虛者居多何也陰虛則氣有餘丹溪以氣有餘便是火又為元氣之賊經云氣食少火少火生氣化為壯火散氣氣無精則死矣

素問陰陽應象大論曰年四十而陰氣自半也起居衰矣人生於陽而成於陰陰為人生之根本人至中年陰氣就衰每發腦疽發背重證以其陰衰於内陽盛於外易成敗證若未至强仕雖在前證可保無虞以其陰氣未虧也

靈樞五味論曰天地之精氣其大數常出三入一故穀食不入半日則氣衰一日則氣少矣

天地之精氣施之於人精氣者陰氣也穀食補其陰以保其陽陽氣固方能鼓陰化精微以奉生身如無人事

煩勞陰精暗耗其大數所存留者幾希之一其所不存留者大便汗溺常出其三是故絕永穀陰不斂陽必散是以半日則氣衰一日則氣少矣再加癰疽腐爛流膿精氣外泄可不懼哉是以外瘍以要食為且瘍科瘍字瘍者陽也當補陰托毒能固真精斯為良矣諺云餓不死的傷寒石芾南以饑字須作一讀乃是不死的傷寒以其胃氣尚存故不死也比論最確與吃不死的痢疾同

五臟生成篇曰多食鹹則脈凝泣而變色

五味土涵木而甘生得地之中水承上而淡生得天之和惟五穀得中和之氣資生五臟以交易言木火革金而辛生金寒曲木而酸生水制火而苦生火涸水而鹹生此四者為偏助之資過偏則害如多食鹹損傷血脈書洪範水曰潤下作鹹經疏水性本甘久浸其地變而為鹵海水是矣鹵人造曰鹽鹵味苦火初蓄鹽味鹹火終結火燬物死氣也水養物生氣也火焠水沸冷定養魚不活水得死氣然也鹹火涸血變血凝紫而腥凝澀脈絡生瘡變血為膿人食鹹血亦鹹血出凝獸食淡血

亦淡血出稀拔鹹則凝家畜禽獸間食鹹尚生瘡癩鹹之徵也獸穴居野處食具食寒冷淡未見有腫硬生瘡淡之和也時醫療石疽乳岩與陰疽之堅硬皆作寒凝治之未獲一效陰疽之名實鹹火伏陰而害陰知其火伏陰而以顧陰之法治之得之矣陰之一字前醫誤作寒字講至今不悟寃哉病者受其荼毒而無告譬如冰凍之堅得溫則釋人獸體溫似不得與冰寒比若冰寒則氣絶矣人死肉硬血肉鹹也禽獸死肉軟淡也淡肉醃之亦硬是以腫硬之疽皆屬鹹火燒堅食淡無之

仲景先師曰陽强者熱自發陰弱者汗自出陽强自當發熱陽勝陰必弱矣陰弱營不能守則汗自出然外瘍每有身熱汗出熱平此種汗能食助胃之汗汗出必鹹津汗鹹火之餘也鹹火從汗洩去是以熱平如發汗用銀翹散辛涼微汗可也經以汗之則瘡已言在表之瘡瘍也如内伏突出之癰疽又當禁汗若用辛溫發汗汗出淡耗陰液毒愈盛猶叔兵餉而助寇師又曰瘡家忌汗此之謂歟瘡家二字癰疽之總稱耳

仲景先師又曰諸浮數脉應當發熱而反灑淅惡寒若有

處當發其癰

灑淅惡寒脉當浮緊寒證也不浮緊而反浮數熱病也當審的身痛不身痛風寒熱病之身痛遍身皆痛癰疽疼痛結聚一處寒勝之疽寒閉營内之陽津而惡寒發熱以寒勝為重發熱為輕陽不勝陰之熱熱勝之疽熱耗衛内之陰液以熱勝為重惡寒為輕陰不勝陽之寒寒熱在傷寒論中以六七日解者傳經言也外瘍溫病以五日解者一候言也寒從表受汗之即解寒從裏出溫之即退熱從表入清之即平熱從裏出涼之即除初

起言也風溼風火之瘡多發於肌膚之間脉數微浮寒溼寒燥痛在筋骨脉多遲緊暑溼溼温潰膿必稀形多平漫脉多濡數燥火灼營之潰紅焮高尖膿多稠厚脉多滑數此為外瘍六淫之大概也如煩勞思慮耗其心陰炙煿厚味損其脾土抑鬱動肝火涸其陰液色慾傷腎之精七情六慾之中此四者所關最重惟色慾之精乃後天飲食所生之精有節制無妨無節制損先天真陰之元精如斯内外諸證蜂起而難療凡外證未有不本諸内而形諸外也

劉河間曰熱生癰疽而惡寒者由邪在表不可汗也

癰疽惡寒乃陽毒結聚突然出表是熱極生寒邪熱傷陰陰不得不與陽爭寒不勝陽之假寒是故陰少之人不可汗也汗則傷陰使癰疽化熱為重也

劉河間又曰人近火者微熱則癢熱甚則痛附近則灼之為瘡皆火之用也或癢痛如針輕刺者猶飛迸火星灼之然也或疑癢瘍皆屬火熱而反腐爛出膿水者何也猶穀肉菓菜熱極則腐爛而潰為污水火熱過極反兼水化也此言陽極生陰在人身猶火湯泡泡中生水火灼之處

陰液必來護救護救之陰即是水也

徐靈胎曰千年之木往往自焚陰盡火炎萬物皆然誤汗

胃陰亡亦能結胸

木能生火火勝仍自焚其木六氣從火化居多徐氏以木氣久鬱津枯即從火化喻以誤汗劫其肺胃之陰致成結胸之證然癰疽每有結胸干嘔之證因燥火溼溫釀成熱毒消耗胃陰胃陰涸而不降勢必嘔逆書所謂火曰炎上是也余常用甘寒潤降泄熱化毒胸悶自寬嘔逆自止而穀食進陰生而陽亢自平矣如溼溫化火

未透微加苦辛以泄之如此治法痊愈者不知凡幾矣前醫不察投火燥溼温二氣一見嘔悶便言寒證或用温燥宜中以燥投燥如斯火鑠陰中陰水救護口反不渴甚增泄瀉或吐苦酸粘水酸乃鬱熱之象苦係炎上之徵苦燥火結胸之干嘔誤作寒治陰亡必敗

孫一奎曰顫振有謂作諸禁鼓慄者非也諸禁鼓慄乃鬥牙戰搖似寒而實熱也顫振乃兼木氣而言惟手足肘前戰動外無懍慄之狀

顫振如寒狀覆被寒不減不覆被冷亦不加熱之振也

總錄謂消渴末傳能食者必發腦疽背瘡皆為不治之證消渴病乃陰虛陽亢之證肺消腎消飲一溲二中消消穀由陰精内奪壯火食氣内之液液不能存暴注溺多引飲救陰急食救胃陽强不能密陰氣乃絶已屬難療況發腦背之疽乎因其穀氣與熱相薄熱藏於中而遺於外其必死也明矣

外瘍無陰證有假陽證

人之始生即易之咸無心之感為太極太極動男女分孕於母腹包藏極熱之軀生來秉賦純陽全憑純陰胞漿之

水以涵之陰陽和方能存命於胎中斯為先天陰不固則胎墮諺云胎前宜涼是矣丹溪曰人身陽常有餘陰常不足誠哉斯言也產生時囫的一聲為後天哺乳需於食乳食陰也陽生而陰長是以飲食不可以一日無也上古飲水以養氣陽食淡以養血陰清靜淨無為常動陽攝陰精神內守壽終天年今人不然也以酒為漿以妄為常動陽損陰所以半百而衰如血內陽津少氣內陰液內瘟疫不染外瘍幾希若氣陰虛血陽甚易患溫熱病與外瘍外科以瘍字立名誠有義焉易字加音淋丁火陰火灼血液於

陰中痛緩之癰疽漫腫易消陰多故也易內火陽火灼津血疼痛速有顆粒之癰疽易潰而難消陽多故也液助血不痛之證多不潰氣頸肉瘤枯筋翦之類陰多終身無害人氣根於骨臂虛火動灼氣液溼無形灼筋骨肉有形俱不痛痛詳醫原記畧痛痒麻木講經云諸痛癢瘡皆屬於心血根於心知痛者惟心與血前醫以癰疽腫硬皮色如常不痛為陰證痛為陽證後醫宗之貽誤深矣且夫不痛之證有五火燒肉硬不痛一也火從陰出皮色不及變不痛二也火灼氣液溼未灼血不痛三也有對口發背腐爛根腳軟而癢

按之不痛，此為生機之不痛四也。如前證流膿敗穢腐硬如石，重按不痛，此種不痛乃血死無知，方為死證之不痛五也。世醫因不痛，不知毒火陷陰，名曰陰疽，誤認陽入陰為寒，未識用清涼敗毒法為正治，反言忌用寒涼，概用溫補熱藥，使陰精告匱，陽無依而離脫，至死不痛，寃哉！縱有陰足之人，治以溫補完功，必須百日，且溫燥服多，陰液被涸，壽源暗促，是有形之證痊於外，無形之病伏於中，陰損於內，數年內陰亡病作，雖盧扁無藥可救。余治重險癰疽，用顧陰法，先使之不痛，痛定則飲食便可多進，顧脾陰正

所以養臟陰也較前法完功折半愈後飲食倍常精神不
億使畢身之疾病袪盡不為有損反可延年蓋未損臟陰
余用此法補陰涵活人無算豈虛語哉夫天地主靜陰多
於陽人身主動陽多於陰陽多火易生由是觀之外瘍屬
火具無陰證可知女子外瘍更無陰證左史云女陽物也
女體陰何為陽物女確是陰卦易曰陰卦多陽故也業醫
者有終身難遇之假陽證
余三十歲時夏六月額生暑瘧數粒二三日間瘧發滿額
而紅焮以小恙未藥餌洗面時以熱手巾按之覺快數寒

寒涼其痛異常自診脈象虛緩溲清不濁陽浮寐不安寢
斯時方悟有形之戴陽證至晚即用桂附八味重劑涼服
而卧卧覺怏憹乃陽降陰之機即時便寐寤覺時額瘡似
若全無不日痂落謗云證屬陽則痛虛寒證亦痛痛與不
痛分陰陽非也未幾友人趙東里亦發此患服前方一劑
初解從此以後未見有此證又有裏陽不藏陰多逼陽於
上陰内之陽上乘太陽經或督脈經發出偏正小腦疽腦
屬陰陰多瘡根收束而不大坐避風處揭膏覺有寒風到
腦腦疽畏涼如此診脈虛緩乃營衛之陽不能固服十全

大補以固陽氣其效更效甚速陽易復也治陽虛之對口五十餘年只過數人而已丁未年廣行爛喉痧有徐姓者年三十二邀余診視脈象虛濇喉內不紅坐臥不安亦不語言面紅目赤他醫作爛喉痧治用犀角地黄一劑較重以極熱手巾試面甚喜試以冷手巾惡而棄之此乃虛陽上冒之證非爛喉痧也服參附都氣一劑神定面目紅退三劑乃安此證只過一人生於世陰證少陽證多也有腿足腰髀畏冷而痛脈沉遠陽不降致成寒燥之痛無寒熱服陽和湯即解或悶寒證反無惡寒發熱 又何言哉乃寒

勝陽陽不振不能相爭於表陰主靜也有寒熱外瘍痛而非寒陽能勝陰陰不固陽氣爭勝於表陽主動也以上虛寒證不可誤用寒涼之必致內戕也

癰疽部陰陽總論

頭為諸陽之會背之陰精上承腦髓神靈出此四肢為諸陽之本手三陽陽氣堅筋骨動則輕蹻手三陰陰血潤肌膚膚靜則堅實頭腦之實內陰外陽手足之實內陽外陰地塊堅實實處屬陰陽氣聚而陰精凝腹為諸陰之總心之陽氣下潛丹田壽考在茲背為陽臟陰係於背脊之內

足三陰循於胸腹之外背內空外陽內陰胸腹空內陽外陰天氣虛空空處屬陽陰氣會而陽氣洽陽處反實陰處反空誠陰陽互根而不離離則病矣凡腦項眉鬢耳後肩背之癰疽口鼻之疔暴起有顆粒者重陽重於外無顆粒者輕陰循於內脇肋胸腹手髀（臂）股腿足之癰疽以漫腫內潰皮色如常者重陽重於裏有顆粒紅焮者輕陰循於外內癰尤重毒潰臟腑反是而重者乃陰虛陽亢於先也人身陽經循於外肌肉硬疽多癰少陰經循於內肌肉軟癰多疽少醫言癰輕疽重未明前義鄒樹學曰瘍科渾言

癰輕疽重靈樞癰疽篇有名癰而深重名疽而輕淺癰疽之名不必泥淺深之致適事為故也總之陰液足雖潰無妨陰液不足不潰亦能神昏毒陷唇疔天疽鋭毒之類

癰疽部位惡寒發熱論

腦項眉鬢肩背之疽口鼻之疔外陽內陰之處瘡顆未顯先有寒熱者輕陰來爭陽一寒熱即罷裡陰能制外陽是故瘡顆不能速出雖有外潰無妨裡陰足也若先見顆粒後有寒熱者重陰不守陽陽毒直出之顆外陽反來爭裡之陰陰不勝陽則為痺熱不寒為潰外不堪之險逆證也

如前部位漫腫之癰疽先有寒熱者重陽毒入伏陰營未顯陽爭陰之熱熱多不退腫痛內潰而勢大裡陰不能勝陽如先現漫腫之疽後有寒熱者輕裏陰能任表陽即有寒熱而易解潰膿為易治之證

腦肋胸腹手臂股髀腿足內陽外陰之處瘡顆未出先有寒熱者重後有寒熱者輕漫腫之疽未現先有寒熱者輕後有寒熱者重與前實為對待之義

癰疽每有將潰發顫振者因服清熱以助陰液火毒不得存留陰水驟復之機最為佳兆如石灰得水而熇煤得水

而焰乃陰助陽伏火直出之象當此之時不可驚慌亂投他醫藥以致誤也又有外瀉久不完功時寒時熱欬嗽骨蒸爲敗漏之瘡瘺亦由誤治致此而無救矣

癰疽陰陽論

癰疽初起如粟俗云未老先白頭較瘡顆輕淺之白頭有異癰疽疔瘡之白頭顆粒如珠而高突揑之有根細視四圍毛孔似閉而不鬆如發背將起背如負重或作蜂芒木刺痒痛徹心痛定毒已至矣此爲最烈之毒火從毛孔中突然而出以理言之謂之火眼此等顆粒驟發不能消散

者以表為陽陽從陽為陽中之火證火性急也漫腫附骨疽皮色如常毎得消散者以裡為陰陰勝則陽毒解為陰中之火證也寒邪伏於筋骨之間血凝而痛者得煖即瘥得冷更痛寒乘陰為陰中之寒證也外腫氣浮熱不受寒涼敷貼者為陽中之寒證也有先實火而後虛寒者先火而後寒也有先寒而後熱者先寒而後火也有經寒絡熱經熱絡寒俱宜隨症施治惟溼重液多之證起發完功全不知痛潰則膿水易生腐爛腥穢腐肉易脱火灼溼不灼血陰溼多為不死之證火得液養液護血而不痛惟溼水

多不可誤作寒治作寒治者多敗溼溫不痛較火重灼營而痛者易治若無溼而潰爛膿稠不痛者雖得完功終非佳兆五年內防病多危蓋由血敗於前氣傷於後至於燥火溼溫蘊毒藏於精血血本鹹而有火精本靜而不熱色慾過度使精化火高粱炙煿毒火入陰此皆為毒之原也老子曰亭之毒之淮南子曰味者甘立而五味亭亭毒者化育之謂也師古曰味厚者為毒人人之生也食食離久而為毒毒即害生成之性食色原是天性不可使之過以過養生實足以戕生也陽孤為獨孫火燄獨行不與陰為

耦又有陽毒陰毒之說陽并陽熇灼盛則成陽毒陽害陰聚結陰則為陰毒凡內證胃爛於內發斑於外死後發斑或青或紫毒火陷陰為害如此若以陰毒陰字作寒字講誤矣

腐肉膿水腥穢論

外瘍腐由肉化膿由血變水為陰液護救如內潰者放膿宜早外潰者脫腐為先膿腐易出腫硬易消者易治陰輔陽也癰疽無論大小腫硬外潰內潰過二十朝腐肉不脫者真陰亡也用降靈丹燒枯之黑肉多日不脫不在此例服大劑益陰敗毒陰

液生而腐脱者猶有生機若腐仍不脱者腫硬處與好肉交會不清雖華陀莫能治譬如禽獸宰殺之後夏秋用井水連毛水浸不時換水浸至極冷春冬凍硬再用滚水撏毛入釜煨之其肉糜爛肉得陰而易腐若未冷用滚水撏毛肉煨撤而不糜爛乃陽無陰不化再試以雞蛋生時乘熱煨之則殭重陽者剛如瓿酒吊鍋之上用冷水涼之酒漿自淋熱則淋止陽得陰生以物理言之畧見一斑如膿出微有腥氣者吉血雖傷液未損也腥而兼穢者半凶半吉血液耗陰漸傷也敗穢之氣如酒漿氣者多凶毒火重

陰液敗也真陰之體本清靜而不穢真陰之氣本運動亦不穢火灼血陰不能守陰傷穢自出矣然腥穢之膿水形狀有表裏大小之别部位穴道有險順不同即如口内生癰手指蛀節疔肛癰小至疥瘡膿顆足了破爛易潰易穢乃陰遏陽而小陰主收束是以根盤不大雖有穢氣陰束之穢穢中有生氣不致傷身者瘡小而在表也肺癰腸癰流注對口發背囊癰敗穢氣多者死陽亢陰亡之穢以其大而從裏發也腥穢之中有生氣存焉有敗氣蓄焉試以鹹蛋驗之如蛋外鹹汎潮潤雖數月之久蛋黄變黑而穢

黑穢之中有生氣存焉食之而覺美若蛋外流乾蛋黃未及變黑而穢其氣穢而敗人多惡食從此以求可知有陰無陰之穢矣又有膿水不腥不穢其證淺水多為陰液足無大害也癰疽重證內潰外潰未有不熱腥氣者正當腐爛大潰之際未有不腥穢者腥穢氣正是陰與陽爭陽重則穢亦重陽微則穢亦微用滋陰敗毒陽毒解腥穢除而完功速如腐爛不堪反無腥穢氣者死毒火內陷陰亡而陽無附陰自陰陽自陽陰陽離脫無薰蒸變化之機其死速無陰之速也陽毒重陰亦足而膿厚若陰不足其膿涸

死更速又潰瘍乳岩瘰癧螻蛄串膿水微腥而有溺氣者火從臟出液從肝泄肝陰泄盡乃死其死緩有陰之緩也若乳岩瘰癧等症轉得稠厚膿者陰從裏托毒從胃化方可完功完功亦緩一得水生而不穢陰陽和也陽從陰化一得水死而有溺氣陰從陽耗陰將絶也一得稠厚膿而生陰助陽也陽毒外泄一得膿涸不穢而死陽毒内戕其腑臟陰亡也辨膿水腐爛以腥穢而腥穢而定死生可該其餘矣

外瘍顧陰論

外瘍屬火陰液必傷凡燥火灼血之痛上半身多溼火灼血之痛下半身多誤服溫補使胃陽燔增嘔惡或熱鬱煎陽津而泄瀉不可利利則傷陰不可止止則毒火內遏又損其陰仍宜顧陰為治便燥溼之火下行穢濁去泄其外勢熱鬱盡化瀉自止矣陰液復脾土生肺金瘡口起白邊白屬肺肺主皮毛脾主肌肉新肉生如石榴子淡紅色高凸處即肌肉之腠理汗孔完其舊也外用涼潤以滋之若用燥火之升藥劫陰液肌受燥火灼津為厚膿如斯燥火從內入胃發牙疳致牙齦腐爛而穢臭外用溫燥尚如此

内服温燥更可知矣如現肉色深紅而光亮不癢而痛陰液涸每多暴脱陰液救裏難支救表更為不及用寒涼而痛甚得温暖而痛定方為虛寒的證如此虛寒者十百中難得一二究屬陰虛證多若腐爛不堪或内潰勢大用益陰敗毒穀食不減而反增是陰生而陽成虛寒證得温煖而穀食多是陽生而陰成陰多補陰而食減陽多補陽食亦減是實其實也瘍毒已傷其陰再服温補諸恙蜂起矣是虛其虛也是以瘍證總以顧陰為主顧陽者審而辨之每有胃家燥火搏血之脘痛有據口燥溺濁便結服涼潤

脘痛除根而無後患服辛香溫燥火鬱發之暫可定痛終不除根而有後患久服辛溫陰被火吸直與服丹石同陰精暗耗發毒必重可不慎歟

癰疽堅硬論

癰疽堅硬灼熱高火圓滿陽有餘陰亦足腫硬歪斜勢大陰不足陽有餘譬如磚坯之土土乾則硬未經火燒得水則柔生物如故猶癰疽得涼則解若土坯經火燒磚具硬如石入水不柔不能生物土陰全絕就如石疽岩證之堅肉雖屬土肉內之硬不比無水之土燒堅肉中尚有微陰

得涼即軟軟則火微以其陰液未絕猶可救療如火燔灼不已使陰涸盡之堅方為死證至寒凝之硬乃氣不足以充實腠理溫之則和如冰得溫釋而為水復能生物火灼樹本半時得水則活火炕則枯矣如患癰疽之人素有痹氣寒溼或體質虛寒間有用溫補者比補陰其效更速陽易復也如不能效火尚伏而未能外現但陰已暗耗燥結不解其硬不能速消還是補陰陰雖養也亦有溫補而愈者此人陰精未虧假藉完功然精神凝頻致成未濟雖活已屬行尸一朝有故莫之能救矣不如借陰收納陽氣煉

成既濟以享天年若完功竟有遲延乃陰不足以生肌湊合仍宜育陰為治經云陽得陰藏陰平陽秘精神乃治此之謂也

誤治不如不治

對曰發背初起無甚根盤輕淺之類本不足為害一經庸醫溫散溫補輕轉為重釀成潰勢僥倖完功而病者受痛為已深矣醫不以為過反以為功猶詡詡自矜曰痛屬陽者不死不痛屬陰者必死非我治之之善必致屬陰而成不測不知者竟受其愚皆命之曰神手醫者適藉旁人口

而得名一過重險之症火灼陰亡敗象迭出仍用温補病勢日重乃告病家曰如此補托不能起發脱腐又加泄瀉不食非我之藥不能療也不知泄瀉用温補之壅塞不能食仍委之於命即延他醫亦復如是衆口同聲決其必死病家信以為真嗚呼如此而死非死於證實死於醫之不精不明陰陽證治余嘗見窮民患對口發背不經醫治食不過藜藿外不過湯洗膏貼自愈者亦復不少豈真不服藥為中醫歟蓋重證誤治不如不治不治或有生機誤治斷無生理焉

癰疽艾灸不如湯藥洗

癰疽初起古法用艾灸神燈照等法以火治火陰鮮不傷當　五朝將潰之際莫妙於用辛涼敗毒之藥煎湯薰洗以火煎水火存水中假水中之火兼藥性以通營液較前用無陰之死火為善在表之血喜溫畏涼表和裏陰至疽得陰而痛減假陽生陰從治之法理當然也平人氣血無內傷外感自然融和氣陽血陰稍有不和陰性滯而累陽如溫水沐浴陽動陰隨氣和血運肌體鬆爽冷水浴身陰勝血滯血滯則陽爭於表陽爭則肌體反燒傷敗之象也

凡外瘍從六淫表受者易治，七情裏發者難療。七情瘍從裏出，透膜穿經，其發也不拘時節，有緩有急，急則暴亡，緩則經年累月而斃，實係陰陽交錯，錯盡乃亡。六淫惟暑溼燥火夏秋最多，風寒氣候瘍少。瘍科立名繁冗，徒令眩人耳目，知其要者一言而終，不知其要流散無窮。余治外瘍擇其要者言之，輕證亦可類推矣。

外瘍初起，無論有無寒熱，但知服蟾酥丸、梅花點舌丹、柰米寸金丹之類，以毒攻毒之說，毒即火之别名，以毒助火可乎否乎？或服萬靈丹一派溫燥劫裏陰，風藥洩汗耗表，均非正治近來皮色如常漫腫不紅之流注醫者皆誤認為陰證悉服陽和湯托裏温中湯外貼亦用陽和解凝膏温散之類漸次陰傷陽發終難消散每至深潰傷筋灼熱煩渴疼痛不安之象外科仍終身用之不悟傷哉不知此證始由溼濁之氣凝滯經絡遂致鬱熱釀毒隨氣陽之流行走串以致流者注而注者復流或三或五甚至於九數單屬陽不過半月間即潰潰則膿毒稠濁而腥如係陰證何潰有如此之速也瘍科所謂疽屬陰證前論中已備述之矣疽則從陰中發出氣化最緩是以皮色不變非寒也茲

則皮色不變者由火伏溼中血被溼混不及外灼使然即潰之時色亦轉紅血肉蒸成膿腐試問寒為之乎寒證不過為筋骨痹痛本屬無形並無腫硬之象溫之則消皆由瘍科之不深講究以致自誤誤人者多矣即至潰膿仍慣用補托使脈絡阻滯毒難外洩然虛則補矣而毒蘊未化難免有變遷痼結之害所以潰久不完經絡敗漏幼為勞瘵者有之此證初起宜宣絡化溼潰即烙針洩毒治宜清化陰來毒解究功速矣至於敷貼亦宜辛涼通化破潰即揷撚上藥切不可用升提以劫陰液灼成厚膿且疼痛

刀鍼説

古者燧人氏鑽木取火鑽取尖金木取四時夫庚金長生在巳巳為火火生金主降金火静而内閉乙木長生在午午為火火隱木主升木火動而外越堅金鑽急致静為動木受金鑽致静而不動動静相爭則火出而木燃陽燧火也至於水晶石精而明通乎陽也晶琢圓而厚中厚中則陽聚陽聚則水聚是以日照晶光而火施亦陽燧火也論烹調以此火助臟腑論祭祀以此火通神明論鍼灸以此火通經絡今也取火以鐵石鐵金堅石金脆以堅擊脆金

石之氣不能閑不能閑則星星之火出於石矣此火較陽燧有微毒昔以砭石治癰疽今以刀鍼代砭石凡刀鍼之尖銳屬火刀之鋒利其利又在火煅水焠之功逼火藏金金藉火威鋒芒不可勝言也已凡癰疽皮色如常外皮頑厚而内膿成此等疽外陰内陽用火鍼烙開使外陰解而内陽洩如不烙針内膿無出陽蝕陰於裏損筋骨蝕日久自破致成敗潰不治悔之晚矣且膿出陽微完功最速者火鍼之功也如癰癤皮薄陽蝕陰於外膿成刺以眉刀或鈹鍼用刀尖刺破通陰於表使陰液外達解陽毒於肌膚

陰長則陽毒解不致腐爛不堪之苦斯為至要素問五臟別論曰拘於鬼神者不可與言至德惡於鍼石者不可與言至巧病不許治者病必不治治之無功矣然而刀鍼手法分寸有度當此之際務要慎重刺之毋使太過太過損膜毋使不及不及内膿不出用之得當轉重為輕可以起死回生用之不當轉輕為重置人死地死生反掌可不懼哉試以刀鍼諸式於左以明之

大火鍼式

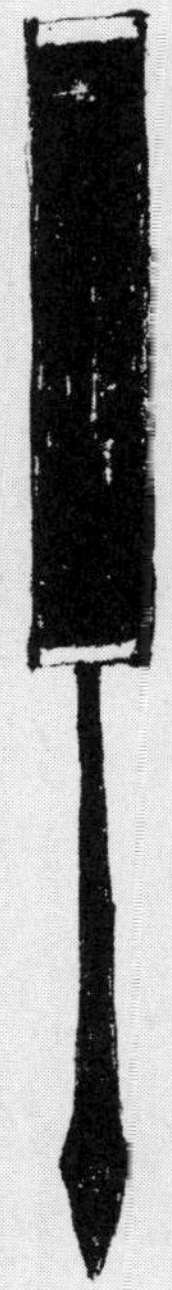

小火鍼式

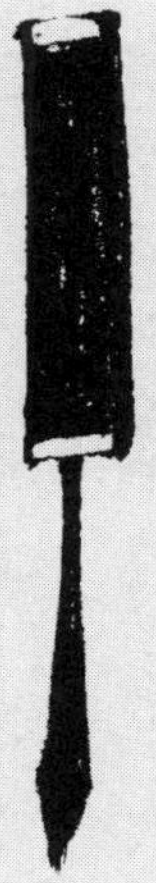

火鍼柄圓用堅木為之長一寸五分上下以銅箍管定鍼梢釘入木中如錐式鍼頭微粗長一寸三分

鍼式如前柄長一寸三分鍼長一寸較前梢細皮堅根腳小而頂軟者如瘰癧近骨之間刺二三分為準

火鍼烙刺癰疽按視皮之厚薄膿之淺深套以銅絲管不致太過不及之弊點燈用茶蔴荳油燒鍼無烟煤滯鍼之患燒紅刺入疽內手法出入要速速則痛少即用硬紙撚插入鍼孔皮薄者膿即暢流皮厚者不但膿不出連硬紙撚竟不能插入乃皮厚有夾層稍移則鍼孔不對或內堅緊縮仍用冷火鍼緩緩撚入原孔停片刻起鍼當按定無移出鍼插撚貼膏待明日拔撚出膿或膿仍不出者必有腐肉堵塞鍼孔必須用銀鍼管插入膿從管出放膿數日腫消痛定俟膿水稀少即可完功矣

銅絲管式

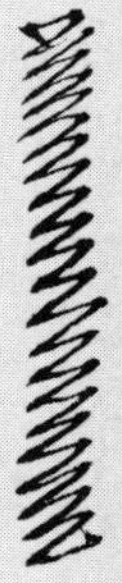

用粗銅絲纏成套管管鍼之長短刺附骨環跳等疽肥人肉厚近骨之膿鍼尖當露六七分多至寸許肌肉淺薄處三四分量淺深用套管以定準

銀鍼管式

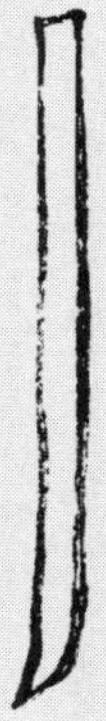

鍼管用銅銀做管如麥稭式上微粗下微細做成尖斜口利於插入鍼孔長三寸

三稜鍼式

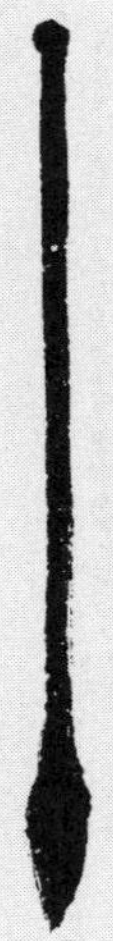

三稜鍼刺皮厚有膿或
用火鍼烙開無膿復用
此鍼透之亦可

眉刀式

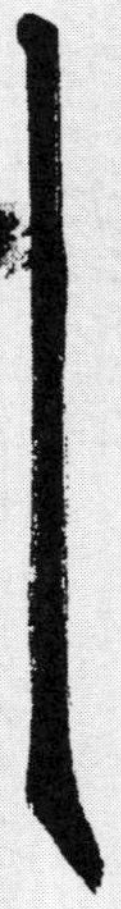

眉刀之利瀉一切皮薄
之癰疽

鈹鍼式

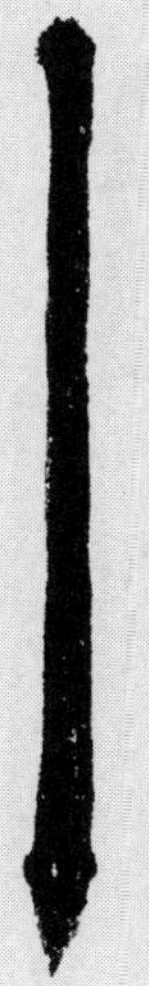

鈹鍼中間厚如劍脊尖利兩邊鋒用如眉刀瀉膿長至四寸者名喉鎗刺咽喉之膿血

銅鉗式

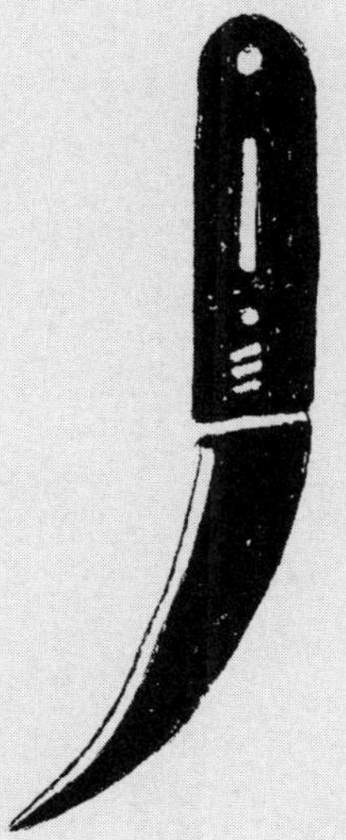

銅鉗鉗癰疽之膿腐拔木刺魚卡之類

雙火鍼式

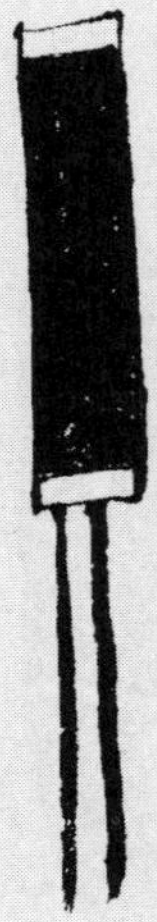

雙火鍼燒紅刺陰凝消散橫痃瘰癧之類

鋼剪式

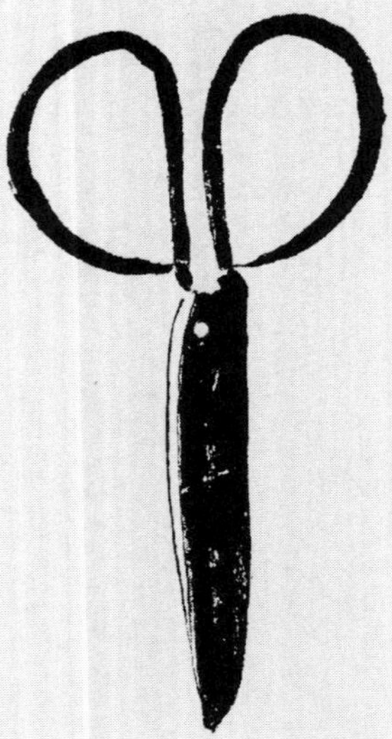

剪癰疽之腐肉肛門之漏管頭頂之鱔攻小便之皮包純綢者佳

火烙式

火烙如西瓜子式造以真金金得火而内閉烙之不潰銅鐵之烙火從外洩烙之必潰用蔴油燈燒急拭烟煤烙頭頂之肉刺宜烙焦烙喉痺宜速

銀絲式

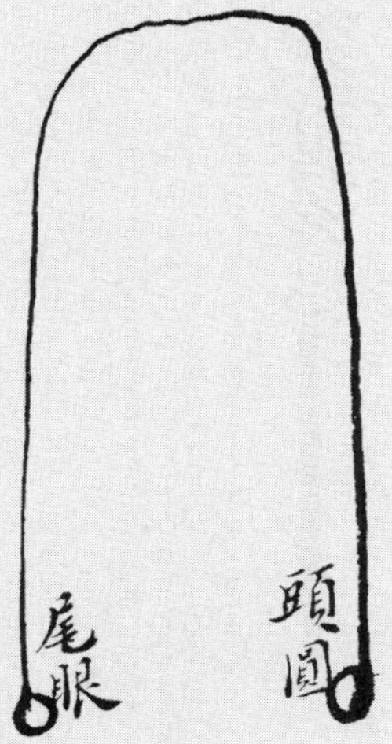

銀絲圓具頭以免刺痛試漏管之淺深尾具眼穿藥線以掛痔漏之管

毫鍼式

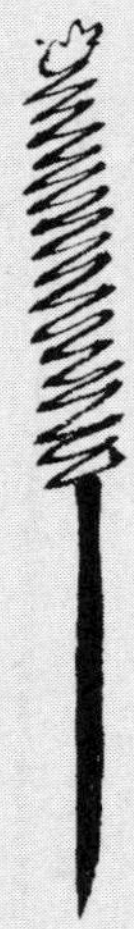

毫鍼以銅銀造之取其滑利上
用銅絲纏之以便炷艾鍼之長
短不一諒淺深用之炷艾灸散
寒痹腹痞冷鍼瀉皮水至於鍼
法又在鍼灸科求之

銅鉤式

鉤用響銅或用純鋼造之或
雙鉤亦可鉤腐肉以剪之

前式擇其要者置之至於吹喉風鼓捺舌砭磏之銅条雙火鍼剌瘰癧不移之銅圈一切零星造用得當者添之可也

刀鍼禁宜講

癰疽為無形之火而害於有形刀鍼以有形尖銳之火而功成於無形刀鍼之利全在手法而手法有緩有急又宜心小而膽大如肉厚皮堅腫高之處宜仔細按索用左手按定腫處以右手中指探之若皮厚堅硬不鬆者為無膿有一處空軟按之隨指而起者為有膿軟處用墨筆畫圈

為準烙鐵之處宜下而忌兜兜則復串反難完功皮薄之膿用眉刀鈹鍼一刺膿出總宜急刺急刺則痛少緩則痛多毫鍼之刺刺水泡雞肫疳之水腫足腫之水脹此用刀鍼之當也緩刺之處宜施之於水疔手指之端手指陽也疔火也未潰之前誤用刀鍼與急刺是火上加火反增疼痛甚至有脫指之虞必待陰生有膿有水方可用卧刀緩刺而指不損陰未損筋未損此刀鍼之用又在半禁半宜之間也如乳岩玉莖腫硬血癅肉癅石疽失榮膝蓋疵癰誤用火鍼刀刺其敗更速或肉凸翻花血脫之變致成不

治是刀鍼之禁用者也緩刺禁宜皆當慎之於始毋悔於終也

誤藥遺害致人死地病案

王燦宸嘗當後漸負心緒紛煩臟陰就涸已有失精之機因無子服種子方又服玉壺丹未幾生子玉壺丹未嘗一日離也不知陰精被劫至五十二歲硫火毒發生藕包毒於右臂服參茸無效邀余診時神昏不語殮衣已着據云肩背臃腫硬如石黑腐不化乃陰亡不能托毒肌肉乾枯之故是日即終

許梅坪母肝陽素旺易生嗔怒年少時有脘痛疾每服苦辛温燥用火鬱發之之法希圖脘痛暫平如係胃寒之痛得温即釋何致痛不能除奈治不合法是以頻發不已年深月累痛較前重久則化火肝主臟血火灼血痛也脈弦數有力化成剛象余治肝熱燥火之痛用柔養肝液無不除根世人每以痛屬寒竟不知脘痛有九種醫又不深究其源燥火之證服温燥藥如服丹石猶種毒也至五十七嵗深秋時燥氣當令發出下發背於腰下硬骨處邀余診時已延十餘朝外潰板硬不腐即用甘寒補陰敗毒陰稍

至而似腐其中黑腐過二十餘朝仍未脫無穢氣臟陰亡不得托毒於外真陰已絶三十餘日而終

。詹耀明邀余診時年已六十起連珠發背有二十餘朝言怯痿頓細問病由素嗜酒茹葷在陰多之人尚不足為患若陰少之人不惟無益而反暗耗其陰陰液不足易招暑溼溫邪季夏暑溼交加觸引外邪與内伏之熱交相為病寒熱似瘧始用小柴胡繼用柴葛解肌胸口不寬用枳朴梹榔二陳湯出入為治因便泄臭穢方用淡滲苦泄四苓芩連之類假小以愈苦辛燥溼皆是劫陰之法不知陰愈虛邪愈伏，譬如孕婦有病，一產病去，非解也，伏而不動也。正稍復而病復出，同一理也。耀未幾背出兩小瘡如粟，相去三寸許，始延醫時不用顧陰法治，初起又不問前因，即用發散耗其表，陰潰用參耆歸朮助其內，火日以益，大疼痛不安。病家問能定痛否，余告以不日痛可定，而證不治矣（也後延辭去未幾而亡）。何也？此種不痛，乃火灼血死之不痛，非滋潤血之不痛。近來脘腹痛、筋骨疼，不審血虛熱痛，誤作寒治者不一而足，致人夭亡，可慨也夫！所以喻氏有醫門法律之戒也。

制軍吳仲仙夫人樂喜好施，因周急未遂其志，以致煩鬱内生癰過營脉之氣久之肝陽内熾發出中石疽於胸右堅硬如石皮色如常醫皆曰陰疽之證服陽和湯敷貼亦係熱藥但不知火伏肝臟久必暴發木得火而自焚由是竄腫乳脅臂指現出紅色腫漫堅硬猶火燒土之堅手了肩後皮破出血疼痛食少邀診時潰破不堪脉數虚濇不調真陰已奪初夏之交陽氣升騰之際已現脱象不可治也因告辭伊仍堅留未久仙去

○文澧師家丁李海年四十餘煩心過度左肋腋下發出中石疽延已半載餘日增其重堅硬如石根盤有八九寸徑

過潰爛可納雞卵一枚時流腥穢敗腐之水火灼肉敗血敗之穢秋令買棹就診余曰石疽本屬不治之證現破潰其死速矣防血出之變復又乘舟遊玩蘇杭至上海在舟次忽然血崩數日復過我求救余用生地汁人參補陰益氣服五日到淮遂中亦未出血回署後又血崩氣脫而斃

。顏姓年三十八為雞貲生理肝膽不足由腎水不充經云腎為作強之官技巧出焉肝為將軍之官謀慮出焉膽為中正之官決斷出焉自好謀而作技巧無如膽經不足不能決事於前厥少之火直出於右額發出上石疽初起如棋子大而不痛日漸長大延醫用白降藥爛之後漸翻花潰爛不堪大如手掌下掛眼胞出血兩次邊高紅突陰難約束收口已成不治雖服藥養肝陰外用珍珠涼血油膏潤養亦無效驗後復來就診又流血兩次精神漸敗比證不久必亡

○郭鑑泉妻年四十八因肝鬱生火右乳先出小核初出起堅硬如石時常隱痛初診畏服甘寒經年勢大而潰凡乳岩石疽潰則不救以陰傷氣火內灼通於血管也腐爛三年臭穢氣敗出血而終

余治乳岩破潰皆在三十餘歲有二婦服大劑犀羚育陰得稠厚膿而完功初起即服前藥亦消散數人冰凍堅火燒堅當細審之

又牙岩舌岩玉莖岩名腎岩皆在不治之列

。王學章妻年五十性素焦躁生牙岩余用紫雪丹擦牙内服甘寒膏滋後性氣平和而愈然雖愈亦幾希矣

。仙女廟開設米行之王姓者年四十三酷暑時患中發背適余在廟便邀診視疽根散大勢如蜂窩與好肉交會不清腐不甚痛如溼痛重之證本不甚痛不痛當有膿水時

流為妙視瘡膿水反少腐肉板貼已成干陷氣血已敗陰陽無相爭之勢且敗穢腐臭已無生氣延今三十四朝尚能飲食如常外瘍以食為要無如自救之食非養陰之食生之少耗之多也他醫進參耆歸朮余曰此種治法虛寒者宜之實火者忌之此證再延六日至四十日入候時必敗衆皆曰能食能坐語言尚强斷其必死衆皆不信又延他醫復增協熱洩瀉醫用肉果補骨脂温補止瀉或告余曰現在瘡根收小將欲愈乎余曰非欲愈也乃乾陷也至四十日辰刻復邀余診氣喘神呆斯時方送回家登舟行

十里許疽忽流血殤於半途

○陳芝泉年近古稀四月間起背腧發於腰左余診已十四朝瘡形平塌黑腐腥穢有生氣仰卧不知痛瘡形是斜徑七寸右少腹又腐爛斜長四寸此處黑腐已脫兩處出水無膿穀食少進老年人因不痛亦未經醫自用膏貼身微熱脈象虛濇濡而微數濡為溼數為熱寐則神糊醒來神氣清爽此證尚有生機外用九寶丹提去黑腐湯藥日洗三次內服育陰滲溼之劑三日後上摻以紅靈珍珠斂毒散二十餘朝完功無恙但火伏溼重以溼為為生溼重之軀

得燥火之氣易生外瘍二年後又生中發背余適遠出延請他醫云以年老宜參耆補托未幾而西去

。王松山母年五十七孀居多載抑鬱熱蒸肺胃嗜食而胖熱蓄下焦致成消渴多年值癸酉陽明燥金司天少陰君火在泉又當夏暑秋燥之時着入心燥入肺生背疽於肺腧穴對心偏右初起一粒瘍小漸大不數日連發小暑痛甚多旬日內邀予桐君醫治已言消渴發疽難療十二朝延余診視根脚紅焮腫硬有五寸徑過脈數少神內潰無膿只有一孔插撚內有腐阻不入近反不渴熱已陷陰暗耗然不能不救藥石外敷洗辛涼内服甘寒數日陰稍至痛減根守似有陽得陰液化膿之象但膿内有細油珠出乃陽亢損膜油從内出五日後遇丙丁日午夜半昏熱不語診脈疾大無倫陽氣獨發投大補陰煎次日乃甦出穢又得紅黄稀水早晚各出一茶鍾有酒漿敗氣邀他醫用輕劑不日出稀紅水少而穢日見沉重念七朝又逢丁巳復熱因疽疼痛飲桂圓湯六枚煩熱不寐間有譫語晝夜勉啜稀糜三小鍾卧難起身敗證疊現復投犀角地黄汁羚羊鮮石斛三日二服胃陽假降陽似降日啜厚粥五六盃

夜進四五碗皆稱得穀者昌余曰中氣已除此為食穀自救而脈反靜又犯人病脈不病之（旨）況現出外潰黑腐剪開又無膿穢膿亦不多已犯乾陷斷以丁卯日必亡後果是日氣喘言怯而逝

○孫真人曰日消渴之人慮患大癰必卒許學士曰愚親見友人邵任道患消渴數年果發癰疽而死是故聖人不治已病治未病是也

○趙慎修妻年五十起中發背他醫腐潰時皆用溫補內托至十八日邀余診視外潰腐爛瘡形有七寸徑過乾潰無

膿日夜大痛不止斯時醫議用參附余止曰不可服外潰無膿火灼液枯火灼血痛幸脈數大有神言壯體輕此不死之證外用前法大劑甘寒且大便燥結可加瓜蔞仁夫曰此藥一服豈不是變成不痛之陰證乎余曰素與慎翁無讐又何用此害汝乎服與不服與余何干若不依此治法必無救矣執方與前醫評論皆曰不明此等治法主人翁曰他醫皆言已成不治痛死不如不痛死立意已定方纔服此大寒之劑明日痛仍如昨又邀診仍用前方日服兩劑日換膏兩次至三日得大便燥糞解後原方去蔞仁

四日疼痛稍定調治二十餘日完功壽得八十有六而終
陳子芹年六十八痰火入絡之類中風因火旺又生對口
横長六寸脈數微弦工膏數貼洗皆用前法内服六味地
黄加川貝母羚羊淡竹瀝而完功
○花芸臺封翁余之親家也年逾古稀夏患正腦疽腐爛横
長六寸許仰卧枕瘡不痛寐醒神志不清片刻神氣方得
如常是溼蒸心肺之象按脈虚數而有神此乃陽重溼亦
重之證初延余甥周子山診治即用甘寒敗毒之品復招
余往視余用加倍寫法即囑其每日食西瓜一大甌以清

邪熱匝月而痊古書云對口發背仰卧不知痛皆稱死證竟不知溼重之不痛也

○花虎卿總戎年五十三生平善飲溼自內生但酒性慓悍慓熱本寒飲酒之人陽易上升氣漸艱於下達以致足時畏冷乃酒熱之性從上而升酒質之溼日注於下溼鬱化熱陷入陰分陰傷火發致生足瘡醫不顧陰化溼徒以溫補滲利為事然溫補陰不能復而又留戀溼熱滲利尤易傷陰是以終年不愈後進育陰始得完功惟陰耗於前加以心緒紛煩何能來復厥少生機不振未數月又發耳門

聽會穴疽不知疼痛堅硬如石陰已敗矣仍邀治是之醫用大劑參耆朮附以亢其陽而涸其陰面腫神昏甫旬日而大去近來醫家抱温補之法統外瘍治不痛之證者不知凡幾可不辨哉虎卿弟余之婿也為予縷述其詳故知之審並誌此為擅用温補者戒

周漢池年五十八素本心緒紛煩常食炙煿厚味燥火内蓄結於足太陽膂脈二經發出偏腦疽初起他醫即用晋濟消毒飲神授衛生丹潰用參耆補托皆係耗陰助火之法且又陽剛之體是以日增勢大邀余診時已二十餘朝

攅長項腫腐爛一尺有餘膿水毫無間有血出不知疼痛已成大險之證如係溼不知痛應有膿水既無膿水乃被熱藥內耗有乾陷之變勉用犀羚生地銀花大劑甘寒服後明日即得稀水之膿此證陰液未絕尚可救藥命男桐君調治二十餘日完功愈後自失調養陰營未復越二年秋令又得溫瘧而亡因陰損在先正不勝邪故也

○闞新甫年五十七體素豐好啖濃厚生溼生痰兼有思鬱經云思傷脾又云脾惡溼由溼鬱生熱而嗜寐因內生熱而好食梨棗溼濁之熱混淆於中移溼移熱於太陽膀胱

經溼蘊化毒上升項左初起如粟六朝後始有寒熱延醫服表散辛而輕劑殊不知此為陽勝爭陰之寒熱非外感風寒之惡寒也熱從裏出與溼溫門之伏邪同可表也乎仲聖云瘡家忌汗忌汗者耗營內之液也如斯腦疽根腳日漸走開前論中項背之疽先有顆粒後有寒熱者重且太陽經從頭走足而入陰熱邪耗陰最速至十三朝邀余診視神志糢糊而不食脈象數大而弦滑舌苔嫩白而厚佈瘡形堅硬漫腫如蜂窩狀項腫不堪潰左右長有尺餘上下有四寸許不知疼痛又無腥穢乾爛無膿余曰溼溫

毒火太重防四候有變速用大劑甘寒育陰兼清痰火滲溼以保臟陰日服兩劑外用藥水蒸洗上九寶丹膏貼日換兩次三日後陰液爭陽陽毒外出胃陰先至舌苔退盡裏陰生神志清膿出腥穢時流不已至十日稀糜頻進至二十朝晚換膏時忽流血不已亟以冷水浸紙更換二十餘次血止自此之後溼火之毒從血而洩脈數漸減腐脫新生前後共五十日完功精神如舊前賢作陰證治在三十日必死此證統計鮮生地用四十餘兩後用乾生地六十兩銀花三觔羚羊十八兩犀角六兩鮮石斛二十餘兩

川貝天竺黃淡竹茹數兩食梨藕汁無算時在深秋越三年後晤時精神充足體健如常矣

○張選青年三十六素本陰精不足初起腦後髮際本有癬患癬上生小顆初不甚覺未數日日增勢大方纔寒熱往來潰勢有八寸疼痛不堪進大劑生地犀角羚羊銀花十餘劑日漸痛減上珍珠散一月完功此證因溼化燥清其燥火而毒自化矣

○鄧銘山年三十餘托業商賈煩心過度起銳毒於右耳後初起高突如豆大此種顆粒毒火最烈之顆二十餘日潰

爛勢大諸藥罔效項腫不堪陰不守陽血隨火升將近三十日血流不已而亡

○夏厚聯年五十困於境遇憂慮日深於無聊時以博弈自適因唉高粱厚味日久火熾致發銳毒初起高突但熱不寒而痛脈象數大無倫腫勢散漫神漸昏沉余曰毒已內陷證難治矣延至二十日而亡凡腦後生疽內通髓海不比對口部位起於項後不同

或問有終身嗜酒常食辛辣厚味熱病稀少癰疽不生者何也余應曰其人必能寡於情慾無甚擾動心陽以

助肝火比種人肌體屬寒氣內陰多勝於陽氣血內陽少
陽於陰血氣內陰多則氣易斂血內陽少則血易滯故
也亟宜溫煖以助營衛之陽然而此等人患溫熱外瘍
病者百中難得一二不可以指一二人言凡外瘍溫熱
屬陽旺者諸居多陽多之人有內外證者亟宜助陰守陽
以固營衛之陰陰陽二體不同又如此

○殷汝昌與李姓者二人皆四十餘歲起偏腦疽延十餘
朝根盤不過二寸瘡不見風而亦畏冷疽小疼痛異常
診脈虛小微弦弦為陰脈此臟寒逼陽上露之疽假陽

證也陰主收束是以根腳不大陽不勝陰之憎寒身雖熱而喜煖余用十全大補湯以肉桂易附子越三十日而完功又有汪姓亦生腦疽形證如前庸醫以毒火治之服寒涼十餘劑變成直中之陰證吐瀉肢冷而卒又有趙姓者患寒證而服涼劑使陽浮於外遍體作燒身雖熱尚欲擁衾而卧陽脱於外而死諸醫書皆云痛屬陽證非也然此種陰證乃陰多逼陽於外之假陽證用寒涼者必敗不可不察此等證千中雖一陽亢溼潰之證根腳未有不散大者散大者紅焮者皆為陰虛火實是陰虛不能收束根腳

助肝火此種人肌體屬寒氣內陰多勝於陽氣血內陽少
陽於陰血氣內陰多則氣易歛血內陽少則血易滯故
也亟宜溫煖以助營衛之陽然而此等人患溫熱外瘍
病者百中難得一二不可以指一二人言凡外瘍溫熱
屬陽旺者諸居多陽多之人有內外證者亟宜助陰守陽
以固營衛之陰陰陽二體不同又如此

○殷汝昌與李姓者二人皆四十餘歲起偏腦疽延十餘
朝根盤不過二寸瘡不見紅而亦畏冷疽小疼痛異常
診脈虛小微弦弦為陰脈此臟寒逼陽上露之疽假陽

證也陰主收束是以根脚不大陽不勝陰之憎寒身雖熱而喜煖余用十全大補湯以肉桂易附子越三十日而完功又有汪姓亦生腦疽形證如前庸醫以毒火治之服寒涼十餘劑變成直中之陰證吐瀉肢冷而卒又有趙姓者患寒證而服涼劑使陽浮於外遍體作燒身雖熱尚欲擁衾而卧陽脱於外而死諸醫書皆云痛屬陽證非也然此種陰證乃陰多逼陽於外之假陽證用寒涼者必敗不可不察此等證千中難一陽亢溼潰之證根脚未有不散大者散大者紅焮者皆為陰虛火實是陰虛不能收束根脚

誤用溫補者死人多怨咎每以痛屬陽不痛屬陰而定死生者是道聽塗説胸中無主之謂也

合藥總簿

〔清〕楊 淵／撰

提要

《合藥總簿》不分卷，一册。書高二十三點三厘米，寬十九點二厘米。無邊框、界行，每半葉十四行，行約十二至十八字。全書多見小字夾注與眉批。封面有「咸豐三年重訂」字樣，内封題「醫道貴乎識症立法用方，此爲三大關鍵。一有草率，不堪爲司命」；「綿世澤莫如積德，振家聲還是讀書」。清代吴縣（今屬江蘇蘇州）醫家楊淵稿本。

楊淵，字子安，江蘇吴縣（今屬江蘇蘇州）人，爲沈安伯弟子，以擅治傷寒稱於嘉、道間，著有《壽山筆記》一卷，同治十一年（一八七二）曾與日本訪問學者岡田篁交流醫術。書中有多處子安題記，分别爲「咸豐二年（一八五二）八月廿五日子安志」「咸豐十年（一八六〇）九月望日記」「丁卯（一八六七）嘉平初二日子安識」。判定子安即爲楊淵依據如下：一，楊淵，字子安。二，咸豐二年（一八五二）識文記載，子安時年愈四旬，而據《壽山筆記》自序「光緒七年春三月下瀚，楊淵子安識，時年六十九」推算，楊淵出生年當在一八一三年前後[一]，咸豐二年（一八五二）時剛好年滿四十，子安與楊淵年齡相同。三，咸豐十年（一八六〇）識文記載，「蘇城被災，顛沛流離——候太平再現，重游蘇台之時」，可知子安居于蘇城（蘇州），與楊淵籍貫吻合。四，《合藥總簿》字裏行間中透露，子安是一位經驗豐富的臨床醫生，子安與楊淵職業吻合。

[一] 刘昊辉，薛昊，陳仁壽．吴門钞本醫籍《楊壽山醫案》考略［J］．中華醫史雜志，2023，(02)：107－110．

本書收録内容，以驗方爲主，如《瘍科心得集》便要用方、《廣筆記》方、《醫方擇要》方、咸豐紀元續抄陳氏方、重抄沈氏秘傳方，同時也夾雜少量藥物、醫案、醫論内容，如摘讀外科要句、摘葉案既效方、補各種良藥訣、等。從批注可以看出，著者是一名經驗豐富的臨床醫生，并時常將摘録驗方付諸實踐。書中驗方出處，記録詳盡，如「王蔭蘭授」「陳莘田處抄來」「何書田」「陳莘田先生日用諸方」「竹棠夫人傳於公館」「章泰宇傳」等。著者在摘録原驗方之際，留下大量批注，多爲方解和對方劑療效的評價，如「補精血强筋壯骨，當以養血驅風之方」「臁瘡一症，爐甘石一味是君藥」「親試百驗」「韓采之試用神應非凡」「秘方極靈」等。書中摘録醫案，除方藥外，必有相關醫理論述，如「脹由乎氣，氣有餘便是火」「腫滿皆屬於脾虚也，然亦有實症。則畢竟虚多而實少」等。本書末多處預留有空白頁面，提示本書爲著者未竟之作。

本書非一時之作，而是著者歷經數十載，積累摘録的讀書筆記。著者在卷首題「凡三紅圈者皆已抄過」，且有紅圈標注方劑旁多有批注，提示該書是著者反復翻閲并記録臨症心得的案頭必備。著者有志於將多年積累的驗方秘授付於梨棗，以傳佈於世間，惜於兵災戰火，顛沛流離，家散人亡，遺藏書稿，盡行被擄，所存之稿，十去七八，只留存今日之殘編——《合藥總簿》，傷哉！（程茜撰）

目録

[illegible]豈三年重訂

合葯総簿

醫道貴乎識症立法用方此爲三大關鍵一有草率不堪

爲司命

綿世澤莫如積德

振家聲還是讀書

凡三紅圈者皆已抄過

瘍科心得集便要用方

梅花點舌丹

治一切無名腫毒未成即消已成即潰

蟾酥一錢 硃砂三錢 乳香三錢 沒藥三錢各去油

沉香一錢 血竭三錢 月石一錢 雄黃三錢

熊胆一錢 牛黃三分 射香三分 冰片三分

葶藶子三錢 共研極細末即將蟾酥熊胆酒化搗丸辰砂為衣每服三分葱頭湯下 一方要加

蝎牛輕粉 胆凡 銅綠

西黄化毒丹

治疔疽火毒内陷神識糢糊不醒人事

犀黄一分 真珠三分 血珀五分 辰砂三分 胆星三分

共為細末 均作三服燈心湯送下

瘍餘化毒丹

治疔疽餘火未清艱于收口難歛故以此化之

滴乳石一錢 犀黄一分五厘 珠子四分 天竺

黃六分陳胆星一錢血竭一錢川連五分

硃砂一分右為末加燈心灰四分

每服加三分銀花湯送下

痘後化毒丹

治痘後餘毒走絡遍体發瘍

西黃一分藥珠三分血珀二分胆星三分

燈心灰二分冰片一分天竺黃三分

甘草人中黃五分共為細末每服

三分金銀花露調下

猴疳化毒丹

治芻孩遍體胎火胎毒臀赤無皮音啞鼻塞或赤遊丹毒

真珠三分　血珀五分　飛滑石八分　右為末每服三分乳汁調下

八將丹

治一切疽毒不起疔毒不透腐肉不脫用此提毒化毒

西黃三分　冰片三分　蟬退烘七枚　射香三分

大蜈蚣炙七條　穿山甲炙七片　五倍子焙三錢

全虫炙七丁　共為細末用少許摻於

合

瘡頂上以膏蓋之。

。八寶丹　收口生肌長肉

珍珠五分　血珀一錢燈心同研　象皮一錢切片　龍骨一錢煅　辰砂一錢

乳香五分　沒藥五分　白芨一錢　共研細磁瓶容貯待用

十寶丹

琥珀五分　珍珠三分　乳香五分　沒藥五分　象皮五分　血竭五分

兒茶五分　龍骨一錢　辰砂五分　射香一分　共為極細末容

貯待用　白降丹

凡瘡疽無名大毒每用少許瘡大者用六七厘小

者用一二厘水調敷瘡頭上初起者立刻起泡消

散成膿者腐肉即脫拔毒消腫誠乃奪命金丹

也　水銀一兩　火硝一兩　白礬一兩　白砒五分　食盐一兩

石青三錢　硼砂三錢　皂礬一兩

用陽城罐一隻放微火上徐徐挑藥入罐化盡

微火逼令極乾所謂陰升之法全在此刻如火大則汞先飛走如不乹則藥必倒塌無用其難如此

結胎後以瓦盆一只盛水半盆將粗宮碗一只覆合於水内碗底上以三寸盆仰放後再以陽城罐倒合於盆内用好棉紙截寸許闊以罐子泥草鞋灰光粉三樣研細以塩滷汁和練極熟於罐口合縫一層泥一層紙糊五六層候乾再將醬缸蓋量陽城罐之大小中鑿一洞套於罐之半腰恰蓋着于盆口上外用新瓦三片鐵絲紥緊如烟通罐樣入炭用武火二炷香其丹即降于盆内退火冷開即名白雪丹

降藥之神不假刀砭一伏時便見功效勝于刀針之險多矣

上降藥法

癰疽初起堅鞕未成膿者用水調一二厘塗於瘡頂上不可貼膏藥少頃即起一泡挑破出水自消已成而內膿急脹按之隨手而起者此膿已熟矣用水調一二厘點在正頂上以膏貼之一伏時大膿自洩不假刀針

如陰疽根脚走散瘡頭平陷即用降丹七八厘或分許水調掃于瘡頭堅硬處次日即轉紅活便是吉兆也　如瘡毒內膿已成久不穿潰者只要出一小頭怕頭出過大可用綿紙一塊量瘡大小中剪一孔以水潤貼瘡上然後調降藥點放紙孔內揭去紙以膏貼之則所降之頭不致過大若瘡小藥大反令痛傷胃口焮及良肉不可不知　白降丹點在瘡毒上即追蝕毒氣

有幾分深必追至病根方止所以點後疼痛非常若内膿已脹皮殼不厚點之便不十分痛楚有用蟾酥化汁調白降丹用其疼稍減

水煉降藥法

新煉出白降丹研細用元色緞五寸將降藥篩勻緞上捲緊以蔴線捆紮極緊放瓦罐内清水煮一伏時内換水三次將緞卷取起掛風處陰乾然後打開以雞翎掃下磁瓶收貯凡瘡疽用之並無痛處

應用膏　治疔疽流注腿瘡穿潰者用此

當歸八錢　連翹八錢　白芨八錢　白蘞八錢　羌活六錢　大黄八錢
山梔八錢　官桂二錢　蒼术六錢　天麻六錢　防風六錢　黄芪六錢
荆芥六錢　川甲六錢　甘草六錢　芫花六錢　方八一兩　細地一兩
草麻子一兩

用真麻油十觔入藥文武火熬枯濾去渣再熬
至滴水成珠稱每觔淨油春秋下淘淨東丹五兩
冬四兩夏六兩收成膏後下乳香沒藥末各一兩攪匀
攤用

紫金膏　治痰核瘰癧

官桂六兩　生地十二兩　秦艽五兩　羌活三兩　鱉甲六兩　黄芩二兩
防風三兩　木通三兩　川連一兩五錢　丹參五兩　當歸九兩　木瓜六兩
白朮三兩　方八十二兩　血餘五兩　白芷三兩　紫草十二兩　茜艸六兩
遠志三兩　毛慈姑五兩　商陸根二斤　生甲片一兩五錢　蜈蚣十五條
右藥俱囫圇不切碎
加柳枝五兩　桃枝五兩　棗枝五兩　桑枝五兩　槐枝五兩
用真麻油二十斤將前藥浸十日熬枯去渣用
淨飛丹十五斤炒透收膏再下明乳香去油研五兩
沒藥五兩去油研

○白玉膏

治濕毒瘡白泡𦟛瘡燙傷等收濕生肌長肉效

鯽魚大者兩条 鉛粉一觔 象皮一兩烘研 真珠三錢研 輕粉五錢

用麻油一觔入鯽魚煎至枯瀝去骨再煎三十沸離火少頃然後下鉛粉輕粉象皮末真珠末攪勻成膏

○○○○玉紅膏

去腐生新此外科收歛藥中之神方也

白芷二錢 甘草一兩 歸身二兩 輕粉四錢 白占二兩 紫草五錢 爪兒血竭四錢

用麻油一觔先將白芷歸身甘草紫草四味入油熬枯濾去渣復煎滚下血竭化盡次下白占微火亦化退火下輕粉攪勻傾入磁罐内聽用凡用藥將抿簪挑藥施于瘡頭上以膏蓋之

○千槌紅玉膏

治濕毒流注無名腫毒未經穿潰者

草麻子（去殼）松香（四兩葱頭汁煮）南星（五錢研）半夏（五錢研）乳香（五錢去油）

沒藥（五錢去油）銀珠（八錢匕）搗成膏看老嫩以草麻肉

增減用布攤貼

○千槌綠雲膏　治瘻核甚效

草麻子（去殼）松香（四兩葱頭汁煮）海藻（五錢炙研）昆布（五錢炙研）南星（朱研）

半夏（五錢研）杏仁（五錢）糠青（一兩研）搗成膏攤貼（一方有乳香沒药各朱）

○十層膏

岀治年久新起臁瘡已經去腐生肌長肉神效

黃芩　黃蘗　白芷　乳香　沒藥（各二錢）血竭（三錢研）

黃占（一兩）白占（五錢）輕粉（一錢研）血餘（一錢）象皮（二錢炙研）密陀僧（万研）

珍珠　用麻油十兩先將芩柏芷三味入油

煎枯濾去渣次下血餘煎枯去血餘再下黃占

白占溶化然後下乳沒血竭蜜陀僧輕粉象皮珍珠末攪勻將皮紙一張分作六小張以一張染膏提出攤於槿上用手兩面泥勻再持一張染膏如前法攤在前一張上共作十層如遇膁瘡將此膏依瘡上一口揭去一層紫完瘡愈極妙神方也

○麻黄膏

治牛皮血癬營枯血燥遍體發癩發痒

川連 黄芩 黄栢 紫蘇 麻黄各一錢 細地三錢 班毛七枚 用雄猪板油十兩將上藥熬枯濾去渣入黄蠟壹兩 白蠟五錢 烊化再入草麻子肉大楓子肉各三錢 搗爛如泥調和離火俟半冷後入雄黄三錢 樟冰二錢 生礬三錢 輕粉一錢 銅青二錢 東丹二錢 金底二錢 五棓子二錢 研細調勻磁碗收貯不時頻搽

瘀閉口噤者可服

○玉樞丹一名紫金錠　治一切無名腫毒

山茨菇二兩有毛者佳洗淨去皮焙乾　川五棓二兩槌破洗刮內[illegible]焙乾　紅芽大戟二兩去芦根焙乾

大硃砂三兩水飛　明雄黃三兩水飛　射香三錢　千金子二兩去殼草紙包槌去油成霜

各研極細末，用糯米粥打和，分作四十丸。凡遇無名腫毒，或酒或米飲下一丸，外即以清水摩塗，神效。

藜洞丹　治一切跌打損傷，並可摩塗諸腫

血竭三錢研末　牛黃一錢　阿魏三錢　天竺黃三錢　孩兒茶三錢

三七三錢　藤黃一錢五分　五棓子三錢焙　乳香三錢去油　山羊血五錢

沒藥三錢去油　千金子三錢去殼油　硃砂二錢　冰片一錢　共為末

糯米糊丸，金箔為衣，每丸重一錢，陳酒送下一丸。

○紫金錠　治一切風火腫毒

大黃一兩　降香屑五錢　山茨菇三錢　紅芽大戟五錢去芦根

南星五錢　雄黃三錢　射香三分　乳香三錢　沒藥三錢　生半夏五分

共研極細末以麵打丸撚錠子鮮菊葉汁摩敷

珍珠丹　止痛生肌收口

珍珠三錢生研　蘆甘石　石羔在童便内浸四十九日朝晒夜露不可經雨煆研一两五錢　共為極細末摻之

神妙生肌散

餘腐末盡而不收口者用之

赤石脂一錢　孩兒茶一錢　海螵蛸一錢　黑鉛一錢　硼砂二錢　血竭一錢　輕粉三分　乳香二錢　没藥二錢　先將黑鉛加水銀一錢同煎化再將前藥研細入于鉛汞内研極細摻之

生肌散　收口生肌長肉

珍珠一錢生研　象皮烘二錢　白蠟一錢　孩兒茶一錢　輕粉五分　大冰片一分　瓜兒竭一錢　乳香烘一錢箬上　没藥烘一錢箬上　共乳

極細末先用猪蹄湯或濃茶洗淨用少許掺之

陽鐵箍散　此方遇陰症用之

細辛半斤　川烏半斤　草烏半斤　官桂半斤　生半夏四兩　川椒三兩　白芥子四兩　降末香一觔　陳小粉十觔炒黑研　生南星四兩

用葱頭汁調敷四圍使不走散

陰鐵箍散　此方遇陽症用之

降香末半升　大黄三斤　乳香四兩　赤小豆三升　生南星四兩　沒藥四兩　黄芩八兩　方八一斤　山茨菇四兩　陳小粉十斤炒黑研

用窨醋調敷四圍

日用應酬圍藥

生南星半斤　生半夏四兩　當歸四兩　大黄四兩　陳小粉十斤炒黑

如火甚者用芙蓉葉汁寒盛用葱頭汁調敷

四黄散

治一切白泡痛瘡濕瘡坐板燙火等瘡

合

大黃一兩黃栢一兩黃芩一兩厚朴一兩檳榔一兩川連五錢
熟石羔三兩寒水石二兩老松香一兩　共為細末香油調搽

紫靈散

治一切疥癩瘋癬搔痒難忍諸瘡症
牛烔膏一斤樟氷二兩淨東丹五兩黃芩四兩生大黃四兩
黃栢四兩松香二兩尖檳三兩西丁二兩明礬半斤銅坭三兩
共為末用麻油調搽

○五香丸

治疥癩頑癬肥瘡坐板瘡血熱等瘡
杏仁三兩去皮升藥底一兩花椒五錢炒樟氷五錢大黃一兩
蛇床子一兩黃栢一兩西丁一兩大楓子肉三兩共研
細末將楓子肉杏仁研和再加油胡桃雄猪板
油搗和為丸如芡實大遇疥瘡頑癬用夏布包
藥搽

○萬消化堅丸

治瘡疽腫毒立見奇效孕婦忌服

方、八二兩刮去皮麻油熬至浮起取出洗去油晒乾 芫花五錢如炒炭 甲片二兩黄沙拌炒鬆 川烏五錢製炒姜汁 草烏五錢製炒姜汁 乳香三錢去油 没藥三錢去油 當歸二兩 延胡二兩 全虫二兩炒 酒洗 共為細末麵糊丸如梧子大每朝服十丸陳酒送下

○化堅丸

治肝經鬱火乳疾乳癖及頸項失榮馬刀鬱疾瘰核 大生地四兩 川芎二兩酒炒 白芍二兩酒炒 當歸二兩酒炒 川楝子二兩連核打炒 丹參二兩酒炒 牡蠣三兩煅 夏枯艸三兩烘 花粉二兩酒炒 香附二兩醋炒 半夏二兩炒 石決明三兩煅 鬱金二兩炒 青皮二兩炒 楂核二兩炒 全虫一兩五錢酒炒 沉香五錢鎊研 刺蒺藜二兩炒 茯苓二兩 土貝二兩去心 延胡二兩炒 柴胡五錢炒 蘇梗粉一兩 兩頭尖三兩炒 共為末煉蜜丸每朝服五錢陳酒送下

八反丸　治瘦核瘰癧

桂心　甘遂　細辛　歸身　半夏　川烏薑汁製
甘草　白芷　芫花　海藻　紅花　全虫
牙皂　虎骨　白芨　草烏薑汁製　各一兩右炒
為末用核桃肉泡去皮四兩烏梅淨肉一觔蒸
爛明礬末半觔量加棗肉共擣為丸每服三錢
清晨用夏枯草湯送下

○五龍丸

治流注腿癰之半陰半陽者服之未成即消已
成即潰并治魚口便毒

山甲土拌炒　全虫酒拌炒　槐米炒　殭蚕炙　土貝研　各等分
右為末用麵和擣丸每服三錢陳酒送下

虎潛丸　治陰寒鶴膝風

西土豆腐煮一炷香　血竭　等分　右為末麵糊擣丸每服五分同上

子即豆

九龍丹

瀉一切下疳魚口便毒霉瘡廣痘初起

乳香 沒藥 江子肉 血竭 孩兒茶

共為末生蜜擣丸如桐子大空心陳酒送下七丸或九丸服後不可食物俟瀉三五次後然後食飯併肉補之

○分清洩濁丸

治肝經濕火淋濁管痛小溲不利併治下疳濕爛火盛者

生大黃（一兩切晒乾） 西珀（一錢鎊同燈心打）

共研和用雞蛋清雄頭七枚擣丸均作三日服空心燒酒送下服後一時許小水如金黃色

廣毒玉靈丹

治廣痘霉癬梅瘡透頂下疳結毒

要

生大黄三兩晒研 生川連五錢晒研 枎挑夾一兩盐水炒 廣珠五錢
黄芩一兩盐水炒 血餘二兩 硃砂三錢 百步一兩盐水炒 骨餘五錢土拌炒
肥皂莢灰二兩 用陳酒泛丸每日朝三錢夜二錢用
陳酒送下如不吃酒者夏枯草湯送下

○增製史國公藥酒方

治寒濕流經歷節風痹

桂枝 秦艽 防風 牛膝 萆薢 當歸
虎骨 川芎 川斷 杞子 紅花 鱉甲
莃薟 獨活 苡仁 蚕沙 桑枝 樟木
杜仲 狗脊 姜黄 草烏 槐枝 川烏
甘草 柳枝 白茄根 老松節 五靈脂
五茄皮 蒼耳子 梅風籐 先將燒酒浸
五日後再入陳酒浸煮不拘時飲之

○太乙丹

耑治一切痧症山嵐瘴氣暑氣惡心肚腹疼痛

廣木香 三分 射香 三分 丁香 一錢 茅朮 一錢去皮毛晒 沉香 一錢鎊晒 西黃 三分 雄黃 一錢二分 右為末將熊胆 一錢二分 蟾酥 一錢 用燒酒浸溶化擣藥為丸如梧子大硃砂為衣

唐棲痧藥方 治同前

茅朮 三兩 大黃 六兩 丁香 六錢 麻黃 三兩六錢 天麻 三兩六錢 寸香 三錢 蟾酥 九錢 甘草 二兩四錢 雄黃 三兩六錢 辰砂 三兩六錢 共為極細末將蟾酥燒酒化擣藥為丸如梧子大用硃砂為衣

冰硼散 一名金丹 吹喉間腫痛或蛾瘂

硼砂 二錢 風化霜 二錢 殭蚕 三錢炙 蒲荷葉 一錢 滴乳石 三錢 生礬 一錢 冰片 五分 人中白 三錢煅 共研極細磁瓶收貯

冰青散

吹口糜疳腐爛頭乳蛾喉痺喉疳喉癬

川連三分兒茶三分青代三分西黄二分氷片三分中白五分煅燈心灰三分病症重者加珠子痧痘後牙齦出血或成走馬牙疳加糠青五棓子白芷

珠黄散

治爛喉疳腫瘍湯水難入并治遠年爛喉結毒腐去蒂丁及紉稗口疳口糜

西黄一分硃砂一錢珠子三分上滴乳石一錢月石一分五厘寸香三分雄精一錢兒茶一錢梅片二分中白一錢五分煅

先將珠子研細後入餘藥

珠寶散　治火燙腐爛

珠子三分西黄一分鉛粉五分蜜陀僧一錢熟石羔一錢氷片一分大黄三錢寒水石三錢人中黄三分

研細鷄子清調敷濕爛則孔掺

硇砂散　治鼻痔

硇砂一錢 輕粉三分 冰片五釐 雄黃三分 共為末用草梗咬毛蘸藥勤點痔上日五六次自然漸化為水而愈

○翠雲錠 治眼胞菌毒

杭粉五兩 銅綠一兩 輕粉一錢 用黃連一兩同川米一百粒熬膏和藥作錠陰干或治爛弦風眼及暴赤腫痛

圓歸入外

弦门

○○清涼圓 大全 治同上

歸尾 石菖蒲 赤芍各二錢 羌活五分 地膚子一錢 生杏仁一錢 川連一錢 胆凡二分 共研粗末以紅紬包紮如櫻桃大滚水浸泡乘热蘸洗

北庭丹 治舌菌

人中白五分 番硇五分 溏鷄糞一錢 瓦上青苔一錢 瓦松一錢

右藥用傾銀罐兩箇將藥放於罐內用盐泥封固放在炭火上煅紅三炷香為度俟冷取出入冰片 射香各一分 共研細粉用針挑破舌菌以

丹少許點上再將蒲黃蓋之

〇陳氏方 蛤粉散 濕熱痛瘡以此摻之

蛤粉 輕粉 白芨 水片

〇〇〇鵝黃散大全 治坐板瘡

菉豆粉一兩 黄蘗三錢 輕粉三錢 滑石五錢

太乙膏 一切癰疽提膿生新神效

生地 土木鱉 元參 赤芍 大黃 白芷各一兩生

肉桂二錢五分 乳香 没藥各二錢 阿魏一錢 輕粉一錢五分 血餘一團

麻油一斤入藥熬枯濾去渣下血餘再熬枯又

去渣將炒過淨東丹六兩攪勻看老嫩適中方

下阿魏乳没輕粉攪勻攤貼

未抄 〇五寶丹

珍珠三分五厘 琥珀三分五厘甘草水煮 硃砂三分五厘 乳石四錢木香甘草水煮

氷片五厘 一掃花陳氏方見後

芥靈丹大全　　　疥瘡

枳殼　山梔　連喬　荊芥　當歸　羌活各七錢

白芷　白蘚皮炒　苦參糯米泔浸一日各一兩

右為末，煉蜜為丸，如桐子大，每服五十丸，立除根。

綉球丸

治一切乾濕疥瘡及膿窠爛瘡，瘙無度故。

樟冰　輕粉　川椒　枯凡　水銀　雄黃各二錢

楓子肉一百粒另研　共磨末，同楓子肉再研和勻，加

柏油一兩化開，和藥攪勻，丸作圓眼大，擦瘡上。

製柏散大全　治濕毒瘡

厚黃柏數觔，入糞坑內浸一百日，取出入黃土

內埋三日，取出晒干，研細，蜜水調搽，如瘡有水，

則乾摻之。

黃蠟膏　　治膁瘡

龍骨煆 赤石脂 血竭各三錢 研末用香油一兩
入血餘一小團煠枯去渣 再入黃蠟一兩 白膠
香三錢溶化 離火再入前藥末 攪勻 候冷 磁缾
貯之 用時捏作薄片貼瘡 間三日翻轉再貼

金黃散

滑石一兩 粉甘草五錢 敷天泡濕熱瘡
治濕熱肥瘡更妙 此方或加菉豆粉枯凡

陳氏 ○○○紅棉散 大全

治耳內生瘡流膿 乃肝經鬱火朗結
枯白礬二錢 胭脂棉一錢煆存性 研勻 先用棉杖子攪去
膿水 蘸藥摻入耳底 膿自干 又有加射香少許

藜蘆膏 治一切瘡疽 胬肉突出
藜蘆一味為末 以生猪油研為膏 塗患處 周日易

○普濟丹 大全 治疥癩等瘡

硫黄花椒（炒）潮腦（各一錢）生明礬（一錢五分）枯白礬（一錢五分）
猪板油（二兩）搗丸夏布包以火烘之温擦

紫霞膏

老人結毒穿潰不斂

嫩松葉（六兩，香枝）糠青（二兩，研）乳香 沒藥（各去油研）均（五錢）用麻油六兩熬至滴水成珠下松香煎二三十沸下糠青再熬自有紫色離火下乳沒二味

內傷膏

治內傷腰疼足痠寒濕流于筋絡流注鶴膝風痺等症

毛鹿角（二兩，切）烏藥（八兩）紅花（一兩）全當歸（一兩二錢，切）木爪（一兩）老鸛艸（二兩）離鄉艸（三兩）虎骨（二兩，酥炙）商陸（三兩）秦艽（二兩）上官桂（二兩）申姜（二兩，去毛，打）

用麻油十觔浸藥二十日煎枯濾去渣離火入淘淨飛丹六觔收老成膏入肉桂（去皮研末，二兩）乳香沒藥末各（二兩）射香（二錢）攪勻用紅布青布攤

△諸葛行軍散 丰抄

肚腹疼痛惡心嘔吐身體煩暈脹滿等

硃砂五錢 雄黄一兩 月石三錢 鎗硝三錢 寸香五分 氷片五分

西黄三分 飛金五十張 共為細末磁瓶收貯每逢

痧症用少許嗃鼻

△丰抄 大麻風方

鎮江丁参領染瘋疾得此秘傳治之全愈又医治多人無不取效如神但患此症者眉毛若盡脱落即属難治如眉毛未脱雖手足骨節有塌損皆可取效若初起未深之症百試百驗先服湯劑四帖每日一劑服完再服丸藥

煎方

陳皮 白芷 苦参 天麻 秦艽 川斷

防風 荆芥 羌活 風藤 米仁 牛膝

當歸　蒼朮　木香　桂枝　連翹　海桐皮
甘草各一錢　黑棗二个　生姜一片
水二盌煎至一碗服再煎再服

丸方

每丸藥一錢加楓子膏春秋八厘夏六厘冬下
大胡麻一觔四兩　小胡麻一觔四兩　牛膝四兩　白蒺一觔四兩　苦參一斤
防風　荊芥各八兩　當歸六兩　苡仁四兩　蒼朮六兩　川斷四兩
近加小生地八兩　共為末水泛丸每日早午晚三服
每服二三錢　照數加楓子膏撚圓攙和以毛尖茶送下

楓子膏方

大楓子去殼取仁銅鍋內炒至三分紅色七分
黑色為恰好如太過無力不及傷眼以後研成
細膏如紅沙糖一樣用銅杓盛向火上熬四五
滾濾例在紙上放于土地下以物蓋之待用如

上面有霉拭去依法用百日内切忌房事切忌
食盐犯之不效並忌食醬醋酒一切雞魚發風
動火等物

摘録廣筆記方

喉痺

雄黄一錢芒硝一錢研細鵞毛管吹少許数吹侯
其腫甚而吹更妙

吹喉方治雙单乳蛾

火硝一錢五分官硼砂五分片腦三厘雄黄一分不用亦可
吹三匙即吐痰涎而愈吹鼻孔亦可

纏喉風方即喉痺仲淳試過有驗

明礬三錢巴豆去殼七粒溶礬入巴豆燒至凡枯去巴
豆研細吹入喉中流出熱涎立開

治喉癬内熱[illegible]

川貝三錢去心　蒡子二錢酒炒研　玄參一錢五分　甘草二錢五分　連翹二錢
懷生地三錢　白姜蚕一錢略炒研　射干二錢不辣故是　括蔞根二錢
竹叶二十片　用水二鍾煎八分饑服

乳癖乳痛方
活鯽魚一丁　山藥一段如魚長　搗汁敷乳上以紙蓋之立愈

乳癖方　張王屋屠後江孟修兄驗過
白芷一錢　雄鼠糞一錢　二物晒乾為末用好酒調服醺睡而愈
一法用敗亀版一丁去肋塗黃臈炙透內服外敷　錫山保安寺僧秘訣也有奇效

治發背及腫毒圍藥
騰黃二錢五分研末　五棓子末二兩　用米醋調敷

○牙痛方
○經霜西瓜皮炙灰吹在患處牙縫內立效

擦牙方　章泰宇傳

煨石羔八两白蒺藜四两去刺為極細末每日擦牙漱口牙痛時頻頻擦之立愈

又方未刻

陳筠翁傳自江陰云旱蓮艸開紅花者與此地不類旱蓮艸以青盐醃三宿晒乾研細末置磁罐内擦牙以沸湯漱口烟下久久兼能烏鬚種子

治胃火牙疼

馬蘭豆葉放水溝内青苔擣爛以絲綿卷之左齒痛塞左耳

治耳中腫痛或出膿出水

金絲荷叶即虎耳艸擣汁滴入耳中如有膿加枯礬乹烟脂末各少許

治下疳

仲淳数有下疳用黃柏官粉膩粉杏仁珠末水

片敷之無不愈者後去黴粉杏仁加黄芩更以小大薊大薊地骨皮湯洗淨敷之效更神

又極秘神方

治一切極痛下疳仲淳屢用神效

鮮小薊鮮地骨皮各五兩煎濃汁浸之不三四日愈

疝气攻上作痛秘方 未抄 陳敬泉親驗

牛蒡子根有葉時用根叶打爛絞汁和好酒服之覆被出汗永不發

木腎方 未

用荳田中菟絲子艸一名黄絲艸煎濃湯洗之時以手搓之隨消

治鶴膝風

一人患此五年敷藥三日即愈 王心涵傳

乳香沒藥各一錢五分地骨皮三錢無名異五錢麝香一分

各為末用車前艸搗汁入老酒少許調敷患處

治膿瘡方 章泰宇傳 試驗

松香一兩 輕粉三錢 乳香五錢 細茶五錢 四味共打成膏

先將葱頭花椒煎濃湯洗淨用布攤膏厚貼患

處以布縛定黄水流盡爛肉生肌

〇（白）

眼藥露 治眼癬

白蜜 銅緑 靳艾 先將白蜜塗于大碗中。

後將研極細末摻于盌內蜜上。取瓦一塊。將燒

紅炭放上。放艾于炭上燒之。以盌合上。俟烟滅

開之。滚水洗下。澄清三日後去脚。點在眼上。

用黑梔熬膏拌敷

丸痧藥方

茅术末一兩 丁香七分 犀黄三分 雄黄二錢五分 蟬酥一錢五分

射香四分 大氷片四分 硃砂二錢為衣 共研末用陳酒

化蟬酥同搗和丸

散痧藥方

犀黃二分 雄黃一兩 月石四分 射香四分 火硝二分 硃砂五錢

金頁子一張 牙皁二分 氷片四分 酥末四分

又方

硃砂二錢 牙皁三分 酥末三分 火硝一分 丁香五分 雄黃四錢

沉香五分 月石三分 乾姜二分 木香五分 氷片二分 射香二分

共研細末

白痧藥方

射香五分 氷片五分 月石二錢五分 川欝金五錢 牙皁二錢五分

蟬酥一錢 滑石五錢 菖蒲五錢 半夏五錢 共晒烌研細末

上散痧藥

上藥珠二分 硃砂二錢 射香二分 乳香三分 木香三錢 西黃二分

雄黃三錢 氷片二分 沒藥三分 丁香半分 眞沉香

玉容粉散

治頭面遊風及肺風紅腫而痒者用此搽之

生菉豆粉一升 米片一錢 滑石五錢 蜜陀僧二錢 白附子五錢

白荷花瓣二兩 為粉用菊叶調搽蜜水亦可

。又方

菉豆粉二兩 白芨五錢 白术五錢 山奈五錢 白附子五錢

滑石一兩 白芷五錢 雲苓五錢 甘松香五錢 梅片一錢

退管方 狗藏丸

象牙屑四兩 猪脚殼去毛炙 刺蝟皮二張炙存性 女貞子三兩烘

生州四兩 青代四兩 陳松蘿四兩 共為末用狗藏二条

黄黒、皆可用不落水酒煮、爛搗丸每粒重三錢

每服一丸香附煎、湯送

膿窠瘡丸藥方

蕎麦一升 猪胆五个 大黄 黄連 研粉為丸

陳氏秘方

冰硼

○子字

治風热喉中腫痛乳鵞爛喉痧一切皆可

月石五錢 元明粉五錢 辰砂五分 梅片三分 生珠粉五錢

丑字

治一切腐爛不宜多用孕婦忌

飛雄黃一錢 梅片五厘 胆凡三兩煅

立馬疳神○○

寅字 口疳傷寒後口疳九佳 立馬疳

痘後立馬疳

飛中白五錢 飛青代一兩 山梔五錢 梅片一錢 松蘿茶一錢

厚朴五錢 以黑大棗三兩去核入厚朴切条煅研

卯字 治一切咽喉

梅片一錢 川連二錢 元明粉二錢 蜜炙黃柏二錢 雄黃二錢

枯凡一錢 靛花二錢 鹿角霜一兩 月石五錢 人中白三錢煅

生艸一錢 銅青五錢 鈔紙三張工寫某年某月某日合煅 雞內金一錢炙

〇辰字

治牙關緊閉口不能張用之即開

胆凡冬月取青魚胆汁和凡拌勻成塊必須陳至三四年為佳研極細

〇己字

治雙單乳蛾初起一二日用此開痰已潰不用

焰硝一兩五錢(煅) 梅片一錢 月石五錢 雄黃二錢(水飛) 姜蚕一錢(揀直者去石灰炒黃)

〇午字

治咽喉痰塞孕婦忌用

牙皂一錢 川連一錢 白凡一錢 以白凡同牙皂二味在瓦上焰枯同川連共研細末須令流出痰涎声如雷鳴以溫水嗽之

〇未字

治咽喉閉塞即將此藥吹入鼻內

明雄黃二錢 朴硝五錢 月石五錢

○○申字　斑痧瀫痰方

治一切喉症去痰消腫孕婦及虛弱人忌用

元明粉七兩　水飛雄黃三錢　共研末每藥三錢用萊

菔汁半飯盌漱口

酉字　治咽喉腐爛疼痛

鷄內金一錢不落水者瓦上炙　粉口兒茶二分　梅片一分

戌字　專治重舌蓮花舌

青凡一錢煅紅放地上以去火毒　硼砂三分　元明粉三分　梅片少許　射香少許

亥字

(白)一名回生丹治牙關閉塞能開關通竅降痰誠

起死回生之劑也

明礬一兩　巴豆廿一粒　溶凡入巴荳燒至凡枯去巴荳研細吹流涎即開

○○○玉鑰匙　治一切喉症探吐痰涎○

馬牙硝一兩五錢　白姜蚕二錢五分　月石五錢　片腦一匙　加麝香少許

條呂〇〇〇青金錠 治一切喉症昏閉

用杜牛膝打汁代水磨濃汁滴入鼻孔内

延胡索二錢 牙皂十四条脆晒 右藥為細末加入飛青代

六厘 射香五厘 清水調作錠子每重五分臨用

或井水將藥摩化用綿紙条蘸藥滴入鼻中少

頃痰响即吐出

〇一切口疳 口疳藥〇

治一切喉症走馬穿牙毒及口疳腐爛小兒胎

毒口疳 製黃柏一錢用荊芥為君甘姜為臣清水浸三次俟軟取起瓦上炙黃金色勿令焦再入蜜湯煎一次晒干研粉

白熱龍骨二分研粉 如痘後口疳不用此味

珠粉五厘 白芷二分 兒茶一錢五分 生丱粉五分 梅片三分

辰砂少許 蒲荷三分 人中白三分湯煮 三黃各研極細

紫金錠

山茨菇二兩去皮毛洗 川文蛤一兩焙洗 射香三錢 旱干金子一兩去油

紅芽大戟一兩 辰砂三錢 明雄黃三錢 各為細末 糯米漿調和作錠

○○○翠雲錠 治眼癬盤肛楊梅

銅綠五錢 胆凡五錢 輕粉一兩 煅石羔一兩 共為極細末

○枯瘤錠

白砒一錢 雄黃一錢 硇砂一錢 黃丹一錢 硼砂一錢 輕粉一錢

没藥一錢 班毛廿箇 乳香一錢

○一筆消

生軍四兩 生星一兩 生半夏一兩 白芨一兩 黃連一兩

右各切片晒脆 磨粉 用胆汁和勻作錠

8一掃光 治諸瘡血熱濕熱痒瘡者

苦參一斤 黃柏一斤 烟膠一升 木鱉肉三兩 楓子肉三兩

明凡三兩 枯凡三兩 蛇床子三兩 點紅椒三兩 硫黃三兩

樟冰三兩 輕粉三兩 白砒五錢 共研細末 磁瓶收貯 或用熱猪油二觔四兩化開入藥攪勻作丸龍眼大用時搽擦瘡上二次即愈

8 一粒珠

贾犀角三錢 蟾酥一錢二分 明雄黄六錢 廉珠三錢 冰片六錢
蘇合油一觔 射香六錢 辰砂六錢 全山甲一只 分作四股
一用麻油炙 一用藕合油炙 一用醋炙 一用武
叶茶炙 各研細末和匀 人乳為丸 如黄豆大小
臈丸貯好 每服一丸 用陳𠮷酒送

點藥 治結毒
白杏仁五錢研 輕粉三錢 雄黄二錢 共研細末

喉科 ○○○ 藥棗 治爛喉丹痧神方
白胡椒七粒 巴豆七粒 乹姜三分 射香一分 共研細末
丸如桐子大 用硃砂為衣 紅棗一枚 去核將藥
放在棗內 塞于鼻中 一週時 男左女右

○立消疔瘡神效方 揚云神效
松香二兩 先用桑柴灰汁鍋內同煮爛 取出納冷

水中少時再納灰水中煑以色白如玉為度

白蠟一兩研末 乳香三錢共研末明如乳頭者明透者良赤如櫻桃者為上黃白者次之用燈艸同研易細

黃蠟一兩研末 沒藥三錢共研末色赤如琥珀者良法同

乳香 銅綠五錢研細末 百草霜五錢研末鍋底須先刮淨後去燒茅柴用取烟煤即用如以別種柴燒烟煤入則不灵

麻油六觔

製法選吉方宋吉日淨室焚香齋戒虔誠修合忌婦人鷄犬及孝服人見用桑柴火煎先將麻油入鍋煎滚次下松香俟稍滚三下白蠟俟稍滚四下黃蠟俟稍滚五下乳香俟稍滚六下沒藥俟稍滚七下銅綠俟稍滚八下百艸霜滚過数次於鍋內冷透搓成条子藏于淨磁罏中蠟封口臨用時以桂圓肉核一圓呵軟貼于患處頃刻止痛次日即腫消而愈不拘極重及易走黃者無不應手疗瘡藥之至寶也貼後忌葷腥辛辣沸湯

大熱食豆腐生冷忌酒麵發物忌惱怒愁恨大
忌房事也

急慢驚風方

青蒿蠹虫其虫在秋前後取之用虫搗和硃砂
末粉各五分丸如粟粒大一歲一丸乳汁化下

臁瘡必效方　治已潰瘰癧亦效

萆麻子三百粒去皮　乳香四兩　銅綠八兩　沒藥二兩　杏仁三百粒去皮尖
松香八兩　先將萆麻杏仁石臼內搗如泥後將
下四味研極細末續入真麻油和勻搗成如膏
以扳成絲為度然後入水中扳洗如扳不成絲
再搗洗扳并洗去其火毒收貯用時以重水化
開攤藥油紙上貼患處即愈

神燈照

硃砂　雄黃　血竭　沒藥各三錢　射香四分

共為細末每用三分紅棉子裹藥搓撚長七寸
麻油浸透聽用

○○○離公錠　鎖口疔磨敷極效

治疔毒一切皮肉不變漫腫無頭搽之即效
血竭三錢硃砂二錢胆凡三錢蟾酥三錢射香一錢五分京墨一兩
共為末涼水調成錠涼水磨濃塗之

麻藥

川烏尖五錢艸烏尖五錢生南星五錢生半夏五錢胡椒一兩
蟾酥四錢蓽撥五錢細辛五錢研末滚水調敷

又方

蓽撥一錢生半夏一錢艸烏二錢生南星一錢風茄子三錢
肉桂一錢乳香一錢沒藥一錢丁香八分胡椒一錢川烏二錢
三七二錢射香少許花蕊石一錢五分蟬酥二錢共研細末

煉昇藥　名三仙丹

水銀一兩 明礬一兩 火硝一兩

玉容丸

甘松 荊芥 羌活 細辛 白斂 山柰
防風 姜蚕 山梔 枯凡 白芨 獨活
藁本 檀香 川椒 甘菊 白芷 天麻
以上各一錢 紅棗去核炙七枚 右藥切片晒脆
共磨細末加皂莢粉一觔同生蜜同搗和作丸

六神丸 治外症初起服之立消 此方陳革田處得來毋忽

犀角（是犀黃） 辰砂 廉珠 射香各一錢五分 蟬酥一分五厘燒酒化
各研細末用百草霜五分為衣白米漿為丸如
芥子大每服三丸陳倉酒送下

琥珀蠟礬丸

白礬一兩 雄黃 硃砂各錢二分 琥珀一錢用灯心全研 各為細末用
白蜜二錢 黃蠟一兩 溶化離火侯蠟四邊稍凝將前

前藥粉料入攪匀成塊衆人急丸如小豆大硃砂為衣每服二三十丸食後開水送

。蟬酥丸

治疔瘡發背腦疽乳癰附骨臀腿等一切惡症

蟬酥二錢酒化 輕粉五分 雄黄二錢 銅緑一錢 蝸牛念一个 硃砂三錢 乳香一錢 沒藥一錢油皆去 枯凡一錢 寒水石一錢煅 胆凡一錢 射香一錢 各為細末先將蝸牛打爛再入蟬酥和匀同前藥搗和為丸如菉豆大每服三丸陳酒送葱白湯亦可

閉管丸 治藏毒肛漏

胡黄連五錢 石决明五錢塩水煅 牙屑一两五錢 蚕繭殼廿丁夾于瓦中炙炭存性 炒槐米五錢 各研極細末搗和匀以熟蜜為丸如梧桐子大用塩湯送

玉液上清丸

治一切咽喉痰火腫痛

净薄荷叶七两 百藥煎 桔梗二两三錢 青代飛一錢五分
元明粉一錢 月石一錢 梅片一錢 甘草一两五錢 防風九錢
砂仁二錢三分 川貝九錢 柿霜二两三錢 各為末用煉蜜十
二两搥和作丸約重三分不拘時噙化
○○○踈肝清胃丸 治一切乳症
山茨菇 漏蘆 茜根 紫地丁 明乳香
瓜蔞仁 鮮橘叶 甘菊 銀花 大連喬
陳皮 白芷 鼠糞 甘草 沒藥 土貝
蒲公英 各研細末夏枯花煎湯代水泛丸
每服一二錢 橘叶陳皮鮮藕俱可送
六合定中丸與藿香正氣丸相類
蘓叶四两 霍香四两 香薷四两 木香一两 赤苓二两 木瓜二两
檀香一两 枳殼二两五錢 厚朴一两五錢 粉砂五錢 神曲 為丸
如桂圓大

陳了

三黄丸　治結毒

黑大豆　大黄　甘草各四兩水泛為丸用土茯苓湯送

清燥湯　治一切風症

萆薢艸梗二觔去硬陳酒拌蒸晒磨末水泛為丸每服二錢用甘菊湯送

陳了

養中丸　治下焦濕熱即二妙

茅术　黄柏　磨細粉水泛為丸米仁湯送

十全丸　調和營衛瘍後宜行

党参三兩　白芍一兩五錢酒炒　雲苓三兩晒　炙草五錢　冬术一兩五錢

生地三兩　歸身一兩五錢酒炒　川芎五錢酒炒　黄芪三兩　肉桂一錢五分

共為細末煉蜜為丸如椒子大每服一二錢用建蓮湯送

護心丸　開廊前服二丸

菉豆粉 乳香去油 甘草各三錢 為末米漿和丸辰
砂為丸衣開水下
冰梅丸 治十八種咽疾消痰利膈
生南星四兩 桔梗四兩 牙皂八兩 青盐八兩 生半夏四兩
明礬四兩 朴硝四兩 研粉用半熟大梅子一百只
略杵置大磁盆內以藥拌勻七日後將梅子取
出晒干入藥水再浸再晒以汁尽為度晒干收
貯每用一枚不拘時噙化
止痛丸 治外瘍疼痛腹堅硬而作痛
鴉片烟三錢 羌活粉一兩 二味調和作丸如細菉豆
大每服一二丸米飲湯下
大生丸 治癕疽初起腫硬
全山甲四兩沙炒 明雄黃四錢 二味研粉煉蜜為丸硃
砂為衣

○觧骨丸　治一切多骨

蜣螂研　雄黃研　象牙末　共為粉煉蜜為丸如米大納入瘡口或作末摻在患處

○蒼龍丸　治一切無名腫毒疔症忌用

蒼龍虫一兩即蒼耳子梗內之虫也入土貝一兩同搗爛晒干為末　錦地羅三錢以紅色者佳　草河車五錢　川棓五錢　血竭二錢　輕粉一錢五分　雄黃二錢　氷片一錢　射香　西牛黃二分　各為細末用蟬酥五錢人乳化爛共搗為丸如桐子大硃砂為衣蠟封固輕者五丸重者七丸陳酒儘量飲送

消堅宣絡丸　治疝氣

橘核三兩　海藻二兩　川楝子一兩五錢　製香附一錢五分　荔核二兩　昆布二兩　胡索一兩五錢　炒桃仁一兩五錢　厚朴一兩　枳實七錢　生木香五錢　小茴香一兩五錢　陳皮一兩　木通八兩　各為末

用乾姜五錢煎湯泛丸

小薊散　治牙衄

小薊五錢　百草霜五錢　炒蒲黃五錢　香附子五錢　右藥醋浸晒干研極細末搽牙上半刻時温茶漱之

珠黃散

真西黃一分　廉珠五分　冰片一分　川連粉三分　孩兒茶三分　研至無聲為度

通關散

青盐一錢　白凡一錢　月石五分　共研極細

孫方　柳青散

治一切風熱成疳口舌牙齦腫脹糜腐

川連四分　黃芩四分　梅片二分　甘草一分　青代五分　川柏八分　白芷二分　兒茶八分　薄荷一錢　右藥晒脆各研細末至無聲為度

海浮散　治臁瘡潰爛

明乳香一两去油 沒藥一两去油 各研極細摻

生肌散。

乳香三錢去油 沒藥三錢去油 熟石羔三錢 右藥研細入硃砂再研

芙蓉散

治天泡濕毒爛皮風爛脚了

東丹一两二錢 滑石三两 熟石羔三两

鐵箍散

花粉一两 川柏八錢 大黄六錢 五棓子三錢 官桂三两 土木鱉 生半夏 生南星各三錢 蟬酥三分 共研細粉敷之用葱汁蜜糖水調

三香散　治乳癤

射香一分 香附一两 蒲公英一两 共磨粉鮮首烏汁敷

以上均已

十全散　治流痰

白斂　白芥子　生半夏　土貝母　白芨

川烏　火硝　白附子　生南星　白芷各三兩

晒脆磨粉用鮮首烏汁敷

陳已　封臍散〔〕小兒臍爛

大艸紙灰一錢　枯凡一錢　龍骨煆一錢　射香一分　共研細粉

陳已○○麥錢散　治白禿瘡

小麥粉一升　硫黃四兩　白砒一兩　枯凡二兩　烟膠半觔

川椒三兩　生凡二兩　研粉陳燭油烊化調敷

○蛤粉散　肝火濕熱敷之

蛤粉一兩　石羔一兩　黃柏五錢　輕粉五錢　研粉猪胆汁麻

油調敷

8鵞黃散　濕毒敷之

菉豆粉一兩　滑石五錢　輕粉二錢　川柏三錢

○栢葉散　治天泡瘡赤遊風等症

側栢叶五錢炒　蚯蚓泥五錢　川栢五錢　赤豆三錢　輕粉三錢

大黃五錢　共為粉，用鮮側栢叶汁調敷

○○桃花散　生肌

陳石灰半升　大黃一兩五錢　同炒，俟灰冷變桃花色，去大黃，研粉

○翠雲散　治楊梅瘡

銅綠五錢　胆凡五錢　輕粉一兩　煆石羔一兩　研粉敷之

雄黃散

雄黃四兩　硫黃八兩　研粉

珍珠散

兒茶末五錢，米泔浸浄　胡黃連　乳香　定粉　輕粉

象牙屑　五棓子　沒藥　珍珠　黃柏各五錢，皆研粉

收痔散

五棓子一枚楝大者敲一小孔以陰干癩蝦蟆艸
揉碎填塞其中用紙塞孔濕紙包煨片時取出
待冷去紙研末每末一錢加輕粉三錢冰片五厘

鱉頭散　治痔
大鱉頭一个瓦上炙　木鱉子三枚切片焙　熊胆三分　梅片五錢　共研
末冰片田螺水調敷

清膈散未抄　治上焦風热大便實者宜之
薄荷一兩　連喬四兩　淡芩一兩　甘草二兩　製軍二兩　黑梔一兩
元明粉二兩　各研粉和勻每服一二錢用竹叶湯
菊花湯送

鍼頭散　治管漏　管漏之神方藥雖狠而功則大余閱江浙之人用之不可忽也
赤石脂五錢　射香五分　白丁香三錢　輕粉五分　乳香三錢
生砒一錢　黄丹一錢　蜈蚣一条在瓦上炙脆不枯有油难研炙　研極細末和勻
用牛安膠鎔化搥熟撚成條如線陰干聽用

黄連冰蓮散　小兒癩

黄連（一兩）蛇床子（五錢）川椒（一錢）黄蘗（五錢）冰片（一錢）枯凡（五錢）

輕粉（三錢）五棓子（一兩）研粉

。吹耳散

蛤粉（水飛）廣陳皮　冰片（各五錢）研末

。蜂房散　肥瘡

蜂房（一个）雄黄　白凡（等分）將凡納入蜂窠內後入

雄黄盖面瓦上炙存性研末收貯用麻油調塗

聖濟透關散　治一切咽喉急症

雄黄（一錢）皂莢（一錢）藜蘆（一錢）研細吹倫急如神

準繩一字散即白凡　蝎稍

療牙止痛散

、馬牙硝（三錢）月石（三錢）雄黄（二錢）冰片（分半）射香（五厘）研吹

東疔金箍散　治一切疔毒走黄

欝金四两 白芨四两 白歛四两 輕粉五錢 菉豆粉一两

白芷四两 大黄四两 黄栢二两 共細為末

吹耳紅綿散

枯凡三錢 炙烟脂灰三錢 研末和匀

頑癬必效散

土槿皮四两 輕粉四錢 雄黄四錢 百藥煎四大塊 金毛毛一錢

巴豆二錢五分去油 大黄二两 海桐皮二两

雌雄四黄散

石黄 硫黄 雌黄 雄黄 土槿皮

白附子各三两 研末

生肌補漏散 治漏瘡不歛

人牙三錢炙灰 油髮灰三錢 鷄内金三錢炙 射香三分 輕粉三分

用油調敷

神效瓜蔞散 治一切乳症未成者

廣皮 生草 當歸各五錢 乳香二錢去油 沒藥二錢去油
全瓜萎二丁約重每丁五錢去核焙 研粉和匀每服一錢或一錢半
用橘叶湯或廣陳皮湯送

內固清心散

治一切外瘍預防毒气內攻
黨參 辰砂 白豆蔻 甘艸 雄黃 乳香
元明粉 白茯苓各二錢 冰片一錢 菉豆粉二兩 研末
和匀每服一錢或一錢五分煎白蜜湯冲送

神香排气散

公丁香五錢 陳皮一兩五錢 霍香一兩五錢 香附二兩 澤瀉二兩
厚朴一兩 白豆蔻五錢 枳殼一兩五錢 烏藥二兩 木香七錢 共
研末每服二錢用砂仁湯送

芫花壁錢散

芫花五錢 壁錢二錢 用白色細絹線三錢水一碗

貯小磁罐内將芫花　壁錢　絹線放在水内慢火煎至湯乾為度取線陰干凡遇痔瘡瘿瘤舌菌蒂小頂大之症用線一根齊根紮緊兩頭餘線寸許日漸緊之其患自然紫黑冰冷不熱為度輕者七日重者半月漫漫枯落落後用月白珍珠散收口

玉紅膏　生肌

白芷五錢 甘艸一兩二錢 血竭四錢 研極細末調和油内紫艸二錢 真麻油乙觔先將前四味浸三日入鍋銅鍋内慢火熬至微枯夏布濾清將油復入鍋内煎濃再入血竭再加白蠟三兩用輕粉四錢攪匀入磁瓶收貯

冲和膏　治風毒

紫荊皮焙五錢 獨活炒二兩 赤芍炒二兩 白芷一兩 石菖蒲一兩五錢

研粉用葱汁蜜糖水調

狼毒膏

狼毒　檳榔　硫黄　五棓子　川椒　床子
楓子肉　各等分為末

琥珀膏　治流注。

大黄二兩　欝金一兩　南星一兩　白芷一兩　細葱蜜水調敷

陳氏合同類

。。清涼膏　治一切癰疽發背

此膏較舍用者似便

官桂　元参　白芷　赤芍　土木鱉　生軍
細生地　當歸各二斤三兩　阿魏二斤五兩　乳香一斤去油研後下
沒藥十兩去油研後下　輕粉十三兩研後下　頭髮十三兩洗淨　槐枝一百四十兩
柳枝一百四十兩　用陳麻油一百觔先浸藥三日然後
入鍋慢熬俟枯用布濾去渣再熬至滴水成珠
為度方入以上研細藥末并加炒黑緯每油壹
觔用丹四兩攪匀收膏

○○○巴膏　痰癧乳癧流痰

生梔子五斤　山甲廿六兩　杏枝廿四兩　頭髮十二兩洗淨　兒茶三兩研

乳香三兩去油研　番硇六兩研　血竭三兩研　桑枝廿四兩　桃枝廿四兩　槐枝廿一兩

用麻油四十觔煎法同上除去番硇加入象皮

即生肌膏每油一觔象皮五錢

○白玉膏　濕毒臁瘡

萆麻肉十二兩　巴豆廿八兩　鯽魚五个　槐枝廿四兩　柳枝廿四兩　麻油

二十觔熬膏用鉛粉收

消痰膏

升麻七斤十二兩　麻油廿觔熬膏緯丹收煎法同上

散膏　一切風痺寒濕結○核○作楚○（腿上結核）

麻黄七兩　獨活七兩　細辛七兩　艸烏七兩　羌活七兩　狗脊七兩

桂枝三兩五錢　當歸七兩　桑枝廿六兩五錢　桃枝廿六兩五錢　用麻油

念觔熬膏緯丹收煎法同前

硃砂膏 治瘰癧痰核

珠粉一錢 乳香一兩 沒藥一兩 川貝一兩去心 辰砂三兩 射香亏

樟腦二兩 氷片一錢 浮石二兩 各研細粉 蓖麻油四兩

入各藥粉打成膏勿經火青布冷攤

煎膏之法已詳于前矣至于膏之老嫩隨心所欲下丹汝膏時刻不能遲早須預備炭爐小鍋于側隨炒隨下為宜 黃連膏煎之太上則不黃白玉膏煎之太上則不白矣

貝葉膏 貼癰疽發背一切潰爛諸瘡

麻油一觔 血餘雞子大一團 白蠟二兩 右將血餘烊化去渣下白蠟鎔化俟溫用棉帋剪塊三張張于油蠟內蘸之貼于磁器帮上用時揭单張貼于患處日換八九次力能定痛去腐生肌其功甚速

化腐紫霞膏

善能穿透諸毒凡發背已成瘀肉不腐及不作膿者用之

金頂砒五分 潮腦一錢 輕粉三錢 血竭二錢 巴豆肉五分研 螺螄肉二兩晒干為末 共為末收貯磁瓶用時麻油調搽頑硬肉上以綿紙蓋之膏貼亦可

龍溪丹

治黑腐惡瘡唇口腫脹欲穿者

銅青一錢 文蛤七分炒黑 人中白五分飛 冰片一分 燈草灰五厘

共研細粉

壁錢丹

治時癘烟喉風爛頭乳蛾

壁喜窠七丁 活壁喜二丁 明凡七分 共研爛作一團放小銀罐內煅枯存性出火毒研極細吹之

八寶丹

生肌

象皮三錢 龍骨三錢 熟石羔三錢 血竭一錢五分 兒茶一錢五分 冰片分半

大八寶丹

珍珠七分 血珀一錢 象皮 龍骨 沒藥去油 兒茶

血竭 乳香去油各一錢 冰片少許

青芝丹 治濕毒

青代一兩 滑石五錢 黃柏末五錢 共研粉

○○○青雪丹 治結毒

爐甘石一兩湯製 三黃 飛青代一錢研

止血丹

血餘一兩 血竭五錢 輕粉一錢 白蠟五錢 珠粉一錢 研粉

七厘丹

姜黃一兩 川烏二錢五分泡去皮切晒 辰砂二錢五分 沒藥去油二錢五分 巴豆去油一兩

乳香去油二錢五分 雄黃三錢 各為末麵漿丸如芥子大每

服七厘陳旨酒送下

化毒丹

治小兒積熱毒實熱丹毒大小便結痘後餘毒
一切火盛胎毒
犀角尖　青代　朴硝　粉艸各三錢　白桔梗一两
連軺六錢　赤茯苓　牛蒡　生地各五錢　為末蜜丸
如菉豆大硃砂為衣每服一二丸人乳送或銀花露送

黑雪丹　治舌菌出血
氷片二厘　硃砂一分　牙硝一分　月石五分　海監一分　干姜一分
蒲黄五分　百艸霜五分　研細

煉降丹
水銀三錢　食盐二錢　硇砂二錢　火硝三錢　皁凡二錢　明凡三錢
白砒二錢　月石三錢　各研極細和匀先以烊城罐洗
净貯爐中四圍用旺炭火護燒罐有紅色將藥
均四五次下待乾青烟散盡白烟已起藥必結
盖預用潔净小脚盆一只揀一様厚磚頭約三寸高

品字勢置木盆内上架磁盆一只以清水護盆其水離瓷盆半寸許再用直口鉢頭一个中敲一孔要圓須配烊城鑵大小然後将鑵倒放勿令洩氣外以白棉紙条潮濕封固厚鉛粉塗䆟以鉢頭套于烊城鑵上下着于磚用旺炭火架於鑵之四圍其炭要直立徐徐架炭三次候三炷香為度忌婦人鷄犬

大八寶丹

青龍骨一錢 見茶 乳香 没藥去油 血竭

旱三七各三錢 射香二分 生珠五錢

小八寶丹

熟石羔一兩 血竭五錢 乳香五錢 氷片五分 龍骨一錢煆

白芷一錢 雞内金炙一錢 輕粉五分 研粉

梅花五氣丹

梅片五分 輕粉六分 乳香 沒藥去油 血竭各一錢 射香五分
辰砂六分 雄黃一錢 蟬酥三錢人乳化 各研粉蟬酥作丸如
黃豆大用川椒燈心同貯磁瓶黃蠟封固症輕
者每服兩丸重者三丸酒送

梅花點舌丹 治對口疔瘡癰疽發背
硃砂水飛 雄黃 蟬酥人乳化酒化亦可 乳香 葶藶 硼砂
沒藥各二錢去油 氷片 血竭 犀黃 沉香各一錢 射香
珍珠 熊胆各六分 各研粉蟬為丸如桐子大每
服輕者一丸重者二丸陳酒化送

靈寶如意丹 治一切癰疽初起能散
茅朮一兩五錢 辰砂三兩 射香二錢五分 蟬酥四錢五分 沉香三錢
甘草一兩 麻黃一兩 丁香三錢 月石五錢 天麻一兩 大黃一兩
雄黃一兩五錢 氷片五錢 各研細粉水泛作丸將方內
辰砂為衣

金液戊土丹　治肺癰已成

人中黃一兩　石菖蒲三錢　茯神一兩　辰砂三錢水飛　氷片一錢

五味子一兩　胡連一兩　犀黃一錢　遠志三錢　明雄黃三錢

火硝三錢水飛　烏梅肉一兩　研粉煉蜜為丸每重五分

金箔為衣每服一丸或人乳或童便化送

萬靈丹

茅朮炒　全蝎炙　川斛焙　當歸酒炒　天麻煨　荊芥炒

細辛焙　川烏炮去皮切片姜汁炒　草烏泡去皮切片姜汁炒　川芎酒炒　防風

製首烏切片　麻黃醋製　甘草炙　羌活炒　以上各一兩

雄黃六錢　共碾細煉蜜為丸辰砂為衣每丸一錢

每服一丸元酒葱湯送下

下洗藥方

陳辛田先生日用諸方

抄　魚腥草湯　肛漏痔漏

魚腥草　槐米　生草　銀花　皮硝各三錢

煎濃湯濾去渣洗淨

（炒）脫肛洗方

五棓子　朴硝　老葱頭（各三錢）煎濃湯先薰後熓

（炒）莃薟湯　治風濕

側柏叶　乾浮萍　苦參　赤苓　杜莃薟

夏枯花　地膚子　荊芥　川柏　歸尾（各三錢）

煎湯去渣淨

（炒）二礬湯　鵞掌風

皂凡（二兩）明凡（二兩）見茶（一錢五分）側柏叶（四兩）右藥煎濃湯先用桐油搽抹患處以粗艸紙蘸油燃着吹滅取烟薰薰候烟尽將前湯乘滾貯淨桶內令手架上薰之候温洗淨忌七日下生冷水

（炒）防風湯　治瘡疽對口發背

公猪蹄（一只）淡苓（三錢）蜂房（一錢五分）川羌活（三錢）白芷（一錢五分）

甘草三錢 赤芍三錢 當歸三錢 煎湯洗

炒葱艾甘草湯 洗癧瘡

青葱 艾 甘草 各三錢

炒海艾湯 治禿瘡蛀髮癬

海艾 甘菊花 防風 薄荷 甘松 藁本

霍香 荊芥 蔓荊子各三錢

炒大豆甘草湯 治下疳

黑大豆一合 赤皮葱三根 槐皮条六尺 生草一兩

却毒湯 治痔瘡

瓦松 馬齒莧 葱白 柏叶 川文蛤

皮硝 蒼术 甘草各五錢 防風 川椒 枳殼各三錢

蛇床子湯 治腎囊風

靈仙 土大王 苦參 蛇床子 歸尾各三錢

葱白頭七个 砂仁殼三錢

痓疿洗方

芫花　川椒　黄柏各三錢

大麻仁酒炒　治大麻風

麻仁一升水浸用除者佳晒干于銅罷中漸漸炒香入木臼内搗千杵待細如粉取粉六两用家上無灰酒十飯碗取粉用椒蘸入砂盆擂之濾去渣煎之減半每日服半飯盌

焗方　治筋寒濕气

桂枝一錢　桑枝一两切斷　當歸三錢　紅花二錢　香樟木一两劈細　蘸梗三錢　木瓜三錢　枸梢叶十只敲碎　先薰後焗

熨方　治脘腹作痛

香附五錢研　蘸梗二錢　枳殼三錢　青葱五錢打　研茴香三錢　桂枝二錢　生姜五錢打　麸皮一升　和匀炒熱絹色熨

奇授藿香丸　治鼻淵

藿香連枝葉八兩研細末雄猪胆汁和如桐子大
每服二錢五分食後用蒼耳子一錢五分煎湯送

狹郎秘製肺露

藥露 治瘰癧

大生地四兩切片 北沙参三兩切片 丹皮二兩 川貝二兩
十大功勞五兩 麦冬肉二兩 青蒿二兩 夏枯花五兩 橘紅一兩
鮮地骨皮五兩洗 雲苓三兩 甘艸五兩 鮮霍石斛五兩洗
用白荷花露八兩 鋪底將藥入甑内蒸露

秘方 極靈

雞肝散 治小兒一切疳積

雄鷄軟肝一具不落水用竹刀切片摻入醋煆
牡蠣粉七分 盖好加酒釀一茶匙飯鍋上蒸熟食之

退管丸

胎元三个瓦上焙干存性 陳棕七分燒灰存性 西黃三分 地榆三錢晒干 象皮四分酥炙
槐角子五分把大者瓦上焙干存性 刺猬皮三錢酥炙 右藥依法製度共
磨為末酥油為丸如芥子大若不成丸加糯米

漿少許即成碌瓶收貯每服二十一粒空心白滚湯送

水晶膏　治黑痣

礦子石灰用清水化開取末五錢又以濃盐水半茶鍾浸于石灰末内以醮水高石灰二指為度再以糯米五十粒撒于灰上如醮水滲下陸續添之泡一日一夜冬天兩日將米取出打爛成膏桃少許點于痣上不可着好肉上

清涼圓洗方　治眼胞菌毒

歸尾三錢石菖蒲三錢川連一錢羗活五分杏仁一錢赤芍五胆凡二分地膚子一錢共研末以紅紬色如櫻桃大甜滚水浸泡乘熱醮洗

國老膏　治懸癰肛癰

粉甘草四兩長流水浸透炭火上炙干再浸再炙如此三度切薄片全當歸三兩此二味用陰陽湯

煎水取二三汁瀘去渣文火漫汏熬至稠厚收

自然膏磁碗收貯陳酒冲服三四錢

珠黄散　治小兒胎毒

每门服

濂珠七分犀黄三分州中黄一錢各研粉每服三分銀

花露炖温送

五寶丹

濂珠二錢血珀二錢辰砂一錢氷片一錢乳石四分每藥一錢

加飛麵一錢

七寶丹　治梅瘡

西黄五分氷片五分血珀二錢乳石四分濂珠二錢辰砂一錢

州中黄四分加飛麵

喉痹口噤擦牙搐鼻方

草烏頭三分皂莢三分研細末入射香六厘將藥一

半擦牙一半用絲棉包扎塞鼻内

牙痛漱口擦牙方

香附三錢艾叶二錢煎湯去渣嗽口之後仍用香附擦牙齦

滴耳方　治耳疳

核桃仁將仁研爛擠出油去渣取油一錢加氷片二分用少許滴于耳内

骨槽風咬牙方

桔梗一錢研末棗肉一个二味搗和為丸如皂子大綿裹咬之用荆芥一錢五分煎湯嗽口

口舌糜爛塗藥方

地龍一錢吳茱萸五分共研末醋調入生麵二錢和塗足心

老幼口瘡塗藥方

烏頭尖一个南星一个共研末姜汁調和塗足心男左女右

木舌腫脹嗽口方

紅芍藥三錢生艸一錢五分煎湯嗽口

瘰癧潰爛洗方

車前 蘄艾 桑白皮 各三錢煎濃湯洗

○○清胃散 治骨槽

姜黄 白芷 細辛 川芎各三分 共研細末先

以藍湯嗽口擦牙痛處

神塞丸 治耳衂

射香一分生凡一錢沉香三分糯米五十粒磨末麪糊丸如

桐子綿裹如左出血塞右右塞左左鼻出血

塞右耳右塞左兩鼻出血塞兩耳兩耳出血者

即塞兩鼻也

梔子仁丸 治酒皶鼻

梔子仁研末黄蠟溶化為丸如彈子大每服一

丸茶清嚼下辛辣忌

荆芥湯　治牙癰

荆芥三錢　煎湯漱口

木香餅　治乳串結核

細地一两　木香五錢　青葱汁量加

搗爛作餅貼患處以炒藤升炭火上烘热覆盖

餅上熨之早晚二度

蜈蚣煎　治臁瘡黑腐不脱

蜈蚣　獨活　白芷　生艸各三錢　右藥用油煎

濃湯濾去渣將麵粉作条圍于瘡之四邊將藥

裝入爛皮内用油紙盖之扎緊一日一换换時

以銀花甘艸湯洗淨

薰方　治牙關緊閉

桂枝一錢　白芷一錢　青葱五錢　羌活三錢　荆芥三錢　蒺藜五錢

紫蘇三錢 防風三錢 川芎一錢 當歸三錢 煎湯先薰後熻

醫方撮要

鳳髓湯 治欬嗽潤肺氣 松子仁一两湯浸去皮 胡桃肉一两湯浸去皮 白蜜半

右藥研爛次入蜜和勻滾水沖服

小鮮不通方 舊麥草帽同木通煎湯一碗服之即便

遺精夢遺驗過方 用透明雄黃四兩研極細末攤紙作薦

包墊枕頭睡即止

下頦脫落方 用烏梅一個口含即上

止鼻血方 將韭菜放顖門上頂之立止永不再發

瘧疾二仙丹 川貝六分 生半夏四分

暴瀉方 車前子一味

治狐媚方 凡狐迷男女自日用口吸精夜間交媾者人用桐油搽陰

處自去或用珠蘭根搽之則獸自死即將獸肉晒乾

為末服之更好

治妊娠小便不禁方　用桑螵蛸十二個為末分作二服米飲下立止

治猪肥小便不通腹脹如臌數日垂死方　用猪脬吹脹以鵝毛管安上插陰孔捻脬氣吹入即大尿

回乳方　麦芽一兩　茯苓末　當歸末　牛膝三兩　水煎服奇效

治一切濕瘡方　老松香一兩　黄丹一兩煅　鉛粉朱以浄白留鉛氣　青黛一兩　白礬一兩入頭髮少許同煅以枯為度　右药同研細末用麻油調搽患處凡小兒胎瘡禿瘡并男女一應濕瘡敷上即效

牙消散　治發背如神至秘方也　用狗大牙以進里研為末好葱煎湯洗瘡用以牙摻上

刀瘡药單方　用桂圓核為細末敷之立能止血定痛

少林接指方　真正蘇木為細末摻于斷指間接定外用蠶繭包縛牢固數日即如故亦治刀矢所傷

丹田氣弱臍腹冷者以艾裝袋兜臍腹寒溼脚氣亦宜以此夾入襪内

人面瘡以貝母末摻之

治遍身瘔瘰作痒　紫背浮萍半碗　豨薟草一握　蛇床子　松　蒼耳子刃　防風米

治吐血粉紅色用鮮藕白糯米紅棗煎湯頻服此方係正白旗遲維職所授一榜出身三世明醫

偏頭痛用萊菔汁注鼻孔左者注左右者注右

摘讀外科要句

厥陰少陽多相火若發瘡疽最難平

少陽血少

厥陰太陽少氣多血太陰少陰少血多氣陽明
氣血俱多少陽氣多血少一惱。怒。動。火。瘡。口難
合相火易動者難斂
如鬚。疽。勇疽。之類二者皆少陽之分令如楊在之
病印此也目覘其年餘而尚未收口信斯言矣宜
柴胡清肝湯潰後宜避風忌水洗

柴胡清肝治怒症。宣血疏通解毒良。四物生
用柴喬蒡。黃芩梔粉草節防。

寒瘍或冬時用桑柴火烘甚妙

懸患上自四圍烘至瘡口或
知熱為度每日烘後再換敷
遇煖則生潰後烘法亦瘍科
以棗木燒作紅
炭以漏桕盛之
高或依總以瘡
貼之藥蓋肌肉
所不可缺也

膿出忌投寒涼膿出身熱治無功

嗔怒怫鬱肝木旺木旺　炙甘草湯去姜桂亦是滋養方

嗔怒怫鬱動肝火連梔丹皮青朴荷廣白勺與萊菔子木

土之鬱治無蹉

摘録衆方

歷節痛風 虎脛骨（酥炙）三両 畨没藥（玄油）五為末温酒下日三服

痧疹不透 猪尿湯服之良

元氣已亡病雖輕而人必死元氣尚存病雖重而猶可支持故診病決死生者不視病之輕重而視元氣之存亡則百不失一矣

凡外症須要胃口旺縱無大害又能任痛楚若瘡勢雖小而飲食杳不思忌刀針擠膿血以不任痛楚恐有虛脫之患其禍旋踵可不慎歟

陳莘田老先生診一人患伏兔

故經云諸腹脹大皆屬于熱，此指單脹言也。脹由乎氣，氣有餘便是火。又云諸濕腫滿皆屬於脾，則知腫滿皆屬于脾虚也。然亦有實症，則究竟虚多而實少，而單脹一語已破不必疑處。

摘葉案既效方　腫脹門

腫本乎水，脹由乎氣，氣有餘便是火。

嗔怒怫鬱無不動肝，肝木侮土而脾胃受傷，鬱久氣不轉舒，聚而為熱，乃壯火害氣，宜乎減食䐜脹矣。當作木土之鬱調治，桂附助熱，萸地滋滯，鬱熱益深，是速增其病矣。

川黃連　丹皮　紫厚朴（破肝之滯氣）　廣皮白　萊菔子

黑山梔　薄荷　小青皮　鈎藤鈎

服後脹勢已緩

馬刀瘰癧，都是肝胆為病，久延及脾胃，腹滿便濇，舌黃微渴，非溫補可服，泄木火以疎之，和脾胃以調之。

與其脹勢稍減

川黃連（用茱萸泡湯拌炒） 小青皮 生於朮 炒山查

黑山梔 川楝子 小川朴 川椒目

氣臌三年，近日跌仆嘔吐，因驚氣大更逆，胸臆填塞脹滿，二便皆通，自非質滯，喜凉飲，面起瘠痺瘰。從病能篇，驟○脹○屬○熱○。

川連 半夏 江枳實 生白芍（制肝）

淡芩（泄熱） 乾姜 鐵鏽汁（降）

暴腫氣急，小溲濇少，此外邪壅肺，氣分不通，治當從風水皮水，宣其經隧，以能食能寢為佳，勿以誅伐無過之地。

蜜炙麻黃 牛蒡 紫菀 茯苓皮

叭噠杏仁　前胡　廣皮　水姜皮

大凡経脉六腑之病総以宣通為是、内経云六腑以通為補今醫不分藏府経絡必曰參朮是補豈為明理

湿热脚氣上攻心胸脘中滿脹嘔逆乃湿上甚為热化興苦辛先平在上之滿脹用瀉心法

川黄連 瀉　半夏 治嘔　江枳實汁 降　白杏仁 降

淡黄芩　姜汁　尖檳榔汁

脚氣湿热為患也湿热以致胸脹不亦甚乎故徐氏加檳榔一味其意在下降況杉木節湯雞鳴散咸用檳榔加以黄連黄芩枳實苦寒下降而脘中之脹能不平乎乎在哉稀之

單脹之症虚中見症有實又或有鬱然初起可以消克可以蕩滌以正氣無傷也若中氣已虚而致四肢清冷餘月脘形再加便泄而再甚者斷無生理矣経云其腹大脹四末清脘形泄甚是逆也不及一時而死

中風

錢　偏枯在左，血虛不榮筋骨，内風襲絡，脉左緩大。

製首烏四兩烘　甘枸杞　明天麻　川石斛四兩煎汁

當歸身　黄甘菊旁水煎汁　三角胡麻　淮牛膝

料豆皮四兩煎汁　用三汁膏加蜜丸

肝為剛藏，非柔潤不能調和，與滋榮養液膏全意。肝為剛藏，剛藏内寄相火，故治宜凉肝，又兼養血，以肝屬木，木以血則安静而相火不起。古云：治風先治血，血行風自滅。又云：治宜補陰以御陽，養榮以潤燥。此方皆合。

首烏補真陰，當歸和血，料豆凉肝熄風，杞菊天麻去風，胡麻川斛亦養陰清潤血絡之品，方極平穩，無補塞之弊。

汪紅　左肢麻木，膝蓋中牽縱，忽如針刺，中年後精血内虛，虛風自動，乃陰中之陽損傷。

淡蓯蓉養血補精潤剂　杞子温補下元　當歸去風養血　生虎骨強筋壯骨

沙苑蒺藜　巴戟　天麻　桑寄生

补精血強筋壯骨並以養血驅風之方

精羊肉膠阿膠丸

劉三七

神傷思慮則肉脫意傷憂愁則肢廢皆痿象也緣高年陽明脈虛加以愁煩則厥陰風動木橫土衰培中可效若窮治風痰便是劫爍則謬

黃芪　當歸　天麻　菊花汁

於术　杞子　白蒺　加蜜丸

葯有相須者同類而不可離也如黃柏知母破故脂胡桃之類○大補陰丸喝起丸之屬

哮症宜瀉肺氣

補各種良葯訣　徐之才曰葯有宣通補瀉濇滑燥溼輕重是葯之大軆所謂十劑也

參山漆甘苦微温散血定痛吐衂胸悶宜求金瘡杖瘡須用　消瘀

紫地丁疔瘡要葯皆因瀉热解毒之功辛苦而寒咸云不利陰疽之症

蒲公英走陽明化热解毒消腫核耑治乳癰

白頭翁瀉热凉血热痢之神方苦味堅陰痔墜之仙丹

軟白薇即白前之短小者苦醎寒而陰虛火旺者宜之

廣茂者是莪蒁之青黑最大也與欝金不類真磨積之神藥

軟白薇即白前之短小者味苦醎而陰虛火旺者宜之

冬虫夏草

咸豐紀元續抄陳氏方

止痛丸　鴉片反半　羌活一兩　將鴉片爲丸，硃砂爲衣，如桐子大細菜豈大

每服一丸，米飲湯送下

象皮膏　臁瘡濕毒

爐甘石四兩研　赤石脂一兩研　白蠟一兩　猪油廿兩　麻油各用廿兩

夏用十六兩，熬膏入猪油溶化，入藥末攪勻，後下白占（放地上稍退熱）收，否則

乘熱下占，其色不白反黑，隔湯燉熱攤

珠黃散　西黃一下　珠子卅　川連三下　兒茶二下

生肌散

明乳香 炙去油研細 淨沒藥 去油研 煅石膏 㸦 少加硃砂

臁漏方

藿葉一味為丸 藿葉湯送下

治濕毒肥瘡 又方有去龜版 地膚子 滑石者

綠楊散

川柏 牙末 地膚子 㸦 寒水石 㸦 龜版 酥炙 㸦 青黛 㸦

飛滑石 㸦 煅石膏 㸦 甘草 㸦 麻油 膽汁調敷

黑虎丹 秘方不可輕傳 專治發背大癰疽不得膿洩以此着少許

掺上其痛更劇腐膿即暢矣

有云加黑結蛛五六个是名黑虎

射香、錢　冰片錢

公丁香（晒研）、錢　母丁香（晒研）、錢

穿山甲（炙研）七塊　靈磁石（火煅研細）兩

全蝎（漂炙灰）七个　蜈蚣（炙）七條

姜蚕（炙研）七條

修合日期

三月三　七月七　五月五　九月九

四期須要齋戒沐浴虔誠修合

甚則牛黃至寶而涼膈妙方相合而用

神識必昏昏如寐所謂内閉也牛黃丸亦可

與余治王子病不約而同古人先得我心矣嘆服

二段幼科云

金玉言

驚

痰热風驚驚因為七情内應乎肝肝病發驚駭木强火熾其病動不能静且火内寄相火肝胆

小兒倉卒驟然驚搐古曰陽癇從熱症治古人用涼膈散為主加

按急驚屬陽熱病用涼膈以清膈間無形之熱膈上邪熱逼近膻中絡閉則危殆矣此宣通乃一定之法然必詢病因察時候治之

金斛晴渡

驚為七情内應乎肝肝病發驚駭木强火熾其病動不能静且火内寄肝胆火病来必迅速後世龍膽芩連必加冰射硝黄取其苦寒直降鹹苦走下辛以通裏竅之閉也如牛黃丸至寶丹紫雪皆可選用

凡热邪竅塞昏迷昏憒者倣此

慢驚屬虛寒病火者居多故從中土立論

慢驚古稱陰癇其治法急培脾胃理中為主方

致病皆他病致變其因非一有過飢禁食氣傷有峻葯強灌傷胃有暴吐暴瀉脾胃兩敗其症面青晄白身無熱雖热不甚短氣骨軟昏倦如寐皆溫補治之惟嘔逆不受乳食溫補反佐姜連

連理湯　異功散

疳

稱年五疳猶大方之五勞腹大肢細名曰丁奚

千方易得一效難求余歷年始留意於丹方海上奇效者應不
隨手筆記今年屬的確欲廣傳自以爲天下之病必有對的之
方存焉假試年靈方秘授再得秘將付梨棗以傳佈於世間
不亦快乎對另秘而不宣以違吾志然紀一朝之所有皆收
拾四方之精粹也

咸豐貳年八月廿五日子安誌

嗚呼痛哉余衰長子兩年適值蘇城被災顛沛流離家家失散城鄉一
體所遺藏書等物盡行被擄事蒙 天恩厚賜得邀默相家
戶堂舊得延殘喘是乃上叨天庇下託 祖宗之積德也所存之稿十去
其八痛往昔之折本嘆今日之莫續現值病渴神疲乏力暗記數語
以俟太平再覩重游蘇臺之時再將餘日付殘編幸甚幸甚 咸豐十年九月望日記

重抄沈氏秘傳附錄自記

綠袍散　治骨槽腮腫牙齗疱及牙齗開合不利等症

荆芥穗一　薄荷一　青黛一　元明粉三　月石三

甘草粉三　百藥煎三　共研細末吹

○金丹　消腫去毒牙疱攙舌重舌骨槽穿牙疔牙齗疱

及一切牙関緊閉等症

月石三下　天虫一下　白芷一下　牙皂分半　梅片粉一下　月石或用元明粉

珠粉散　治咽喉腫痛

熟石羔一両　用荆芥薄荷元参桔梗山梔川連連喬象貝黄芩甘草煎濃汁煮乾為熟石羔

月石一錢与石羔合煮乾為末　西瓜霜一錢　冰片一卜　研細吹

○碧雪

蒲黄　青代　月石　牙硝　甘艸粉　各一両　研細吹

龍溪丹　治黑腐惡疳唇口腫脹欲穿者

銅綠乙　人中白卜　二味俱嵌入黑棗內濕帋包好炭煨白烟盡為度取起研　將棗去核二味嵌滿為止

五棓子煅存　灯草灰五厘　冰片下　原寸五厘

三仙丹　治走馬牙疳腐爛不堪者

人中白煅錢　銅綠三卜　原寸五厘　米泔水洗淨敷　秘訣

此味要託水匠最便
白狗屎內骨亦妙也
食難錢

一奇散　治痘疳耳爛　下疳

陳猫屎屋上者煅　一錢　冰片二分　吹

黄牛屎尖煅末錢　冰片一卜　專治痧痘後疳

獨聖散　治咽喉腫痛如神

製碧雪法

月石三錢　牙硝三錢　用犀角　羚角鎊　石羔　寒水石　元参各錢参用　生草　沉香屑　木香各末　水五碗煎剩一碗濾去渣將湯煎滚投月石牙硝煮待將凝時傾入碗內晒乾欲綠色下青代　蒲黄　欲紫色　雪入砵砂　冰片各三錢

金丹　治喉風喉痛一切喉症

月石〤 元明粉五分 雄黃一錢 殭蚕錢 冰片三分

清涼散 治喉癬 名天白蟻

月石一錢 人中白一錢煅 川連錢 薄荷八分 青代冰片各一分

椒氷散 治牙痛屬火風者

樟腦〤 川椒〤 薄荷葉〤 粗碗一只，椒鋪底，腦蓋面，薄荷合椒研和，覆碗一只，盐泥封固，火升兩炷香取药，研細入原寸少許，每用乙二厘

白玉帶膏 治牙疼，奇效異常

龍骨 黃柏 黃芩生用各〤 梔子仁生用一錢 先將上三味熬汁濾清，煮龍骨至乾，為末，再用鉛粉〤，原寸三分，仝龍骨粉研細，加黃蠟〤，坐滾湯中燉化，拌和用，凡連紙鋪火炉蓋上，將藥刷在紙上，臨卧漱口，貼在痛牙上，次早取下，有黑色可騐

龍骨散　治耳爛　有寒熱脹痛者不可用　兼治口疳臍濕

青龍骨米用黃柏米煎汁入龍骨煮乾　川連一錢　枯凡一錢　石羔一錢

射香一下　大芋紙灰一錢　研細吹搽

又方　治耳內脹痛欲作瘡者

陳皮灰一錢　灯草灰一錢　冰片一下

余恐濕毒肥瘡搽之亦驗他日得暇合以試之可也

○眼藥露　治眼癬

銅綠一分　白蚕　陳艾　先將白蚕塗於碗內將銅綠粉搽于蚕上取瓦一塊將燒紅炭放上放艾於炭上燒以碗合于瓦上俟烟盡敲碗如空碗殺取起蚕水洗下或川連煎湯洗下　須要熱洗　後將黃柏米生山梔米煎濃汁入碗中之藥在內熬熬膏羊毛筆搽下點眼　臥時搽眼上

○又方　爛眼皮

爐甘石三錢　用黃柏黃芩各一錢花粉三錢煎汁煮干　川連細粉研和搽

加木賊草錢穀精珠錢白蜜收膏點眸子眸能治虛人
翳障

此方效

○鶯黄散　治一切肥瘡濕瘡
生石羔一觔研細用生軍白芷黄柏苦参甘草各朱煎汁入石羔收乾聽用每石羔五錢配後藥如法
黄柏錢　蜜陀僧錢　炙甲末錢　或五棓子煅錢　輕粉錢
枯礬下

○清濕散　耑治月蝕燕窩肥瘡等症
黄柏錢　石羔五錢　赤石脂不　川連朱　冰片三卜　為末
麻油調敷或柏油鳳凰油菜油二五入鷄蛋兩三个熬滚蛋乳去蛋名鳳凰油海蜇油亦可

地榆散　治火丹流火火傷湯如神
地榆末不拘多少　伏龍肝炭火煅紅水飛晒乾潰爛不堪
者加用破損者但將榆末麻油調敷加以干藥摻上

○○○獨妙散　治臁瘡如神
臁瘡非此膏不可
此方效

又臁瘡方
盧甘石 滑石
川萆薢 黄版
獨妙散真神方也
余友人患足濕毒
以此敷之三日即愈
衆皆稱妙

煆過爐甘石不拘多少猪○骨○髓○油○調○敷○ 凡敷藥先以防風荊芥銀花甘草湯洗净然後敷之

鬎鬁頭瘡方 名緑雲散治禿瘡如神

肥皂 去核填入沙糖三分 巴豆三粒以髮扎緊鹽泥固煆

槟榔 粉米 輕粉三分 先洗净剃頭拭乾後以麻油調搽一週時洗去三次全愈

白禿瘡 應驗

白芷〤 金毛狗脊〤 黄柏末〤 血竭卜 共為末猪胆汁調搽將頭剃光帶血塗上

黄連膏 治鵞掌風荷葉癬桃花癬筆管等癬及臁瘡皮膚乾燥者

川連 黄柏 姜黄 各宋 細生地 細者好 丏 歸尾丏 麻油廿兩 熬枯去渣後入黄占四兩收

須要鮮生地其色始黄不合鮮者不可用

此膏愈久越變黑色須候妙用
以草滴入碗中可驗其色黑占下
後不可最益
不可改鮮

流火神方

海蚻皮貼扎好　又用金黄散用茶滷調敷

礬連散　治爛脚了蔆腫作痛滋水濕淋寸步難行者

蒼术ㄋ　枯凡卜　川連卜　生羊三卜焙乾研末加冰片

下　先以甘草湯洗净後撒

天蛇毒

雄黄二ㄋ　銀硃ㄋ　蜈蚣一条瓦上焙焦枯　土貝母　共研末

敷以萊菔一个挖空套指上

○○○禿瘡　蕨

紫甘草皮瓦上炙灰存性　銀硃ㄋ　銅綠ㄋ　松香卜

五棓子ㄋ煅　麻油調敷

山連散　治癰疽潰爛不堪与內府止隔一膜用此撒上奇效

大活鯽魚一个破腹去腸雜以山羊屎塞入魚腹醎泥

封固煅研末加原寸ㄋ敷

此方據云神效

友人試過

合掌散 治癩疥陰囊痒及一切乾痒等瘡
硫黄丹 鐵繡刀 紅砒不下 研粉取葱汁調勻塗入大先碗
內以盌覆于瓦上取艾置碗下熏藥：渴燻干敲盌聲如黑
盌為度取藥研細臨用以右手中指粘滿香油再在色內粘藥
塗于左手心合掌数摩止有藥氣不見藥形將兩掌擦
瘡每日早晚二次

金銀散 治惡瘡作痒
硫黄丹 入銅杓烊化 銀硃五錢攪和離火倒油紙上冷
定研細醋調敷如破爛痒極者白蜜調敷

月蝕瘡
地骨皮一味為末米泔水洗淨麻油調搽

絳雪散 治咽喉腫痛及重舌櫨舌
延胡粉木 月石刀 薄荷卜 硃砂〒 冰片下 西牛黄卜 吹

烏輕散 治翻花瘡
烏梅 煅灰一錢 輕粉半 為末撒藥在膏藥上

白玉散 治下疳
白螺絲殼 煅 三錢 爐甘石 童便淬七次 一錢 輕粉 一錢 隔紙炒
燈草灰一錢 鳳凰衣一錢 煅 冰片三分

紅絨散 下疳發痒
大紅絨一錢 鐵繡一分 鳳凰衣一分 煅 血竭一錢 冰片一分
研細敷

癬方 黃文佩傳 驗過
水銀一錢 倭鉛一錢 胡椒一錢 研末 先將銀鉛二味入銅杓
烊化入椒末同研用生姜一塊搽藥上即愈

此方想妙極余將合試
鉄線粉用醋搽亦妙

治頑癬妙方 盛用和傳 驗過
猪脊筋 三條去衣 輕粉一錢 共研爛塗之即愈

此方亦須試 ○○○

外治法

乳蛾仙方　黄秉六傳　試○驗○甚○灵○

巴豆一粒　細辛少許為末　共研爛將棗皮手紙裹葯在內如紙測樣切為兩段用丝棉封口左痛塞右鼻右痛塞左鼻双蛾兩鼻俱塞口○內○覺○甜○取○出○即○瘥○屢驗

雄黄解毒丸　治纏喉風乳蛾腫痛湯藥不能下咽者神效

雄黄一兩　巴豆十四粒去油　欝金一錢　共研細末醋和為丸如菉豆大温茶送下每服六丸吐出痰涎即醒如口噤不開者以箸撬開灌之無不活者　朱彦貞傳

急刺少商穴亦可

十指刺血亦可

指上疔瘡　名天蛇頭

雄黄七分　白芷三分　為末入雄猪胆內套指上立愈

○脫疽方　此症發於足趾漸上至膝色黑內痛不可忍逐節脫落而死亦有發於手者

土蜂窠研細醋調搽應手而愈　真○神○方

即突脚偶寒觸受

属虚人中气多

宜服十全大補湯

妻

考本手附方下　手足裝指　毒痛不可忍用壁間泥蜂窠為末入乳香少許研匀以醋調塗乾即以醋潤之

白玉膏　治臁瘡

乳香　没藥　象皮　白蠟　各錢　輕粉　分　蜜陀僧

鉛粉　黄蠟　各兩　以上除蠟俱為細末用麻油一觔

煎透去沫先入蜜陀僧末攪匀取起二占烊化攪匀俟油稍

溫方入細藥攪三百餘遍以舊傘油紙攤貼後毒水流

出膏藥遍黑再換新者貼之

濕瘡与臁瘡有别濕瘡有水窠頭不爛甚痒臁瘡必痒

而痛　凡治濕瘡切不可用冰片未必　凡遠年濕風瘡

痒甚諸藥不效必有虫在内須用藥引出其虫則敷藥有效

罌粟膏　止痛　御米殼十五朵有花更妙　香油　斤　熬枯濾清

入白占一两溶化待將凝時下輕粉一两攪匀成膏

凡治濕瘡先以鉛打薄片貼之扎住毒水自流〻盡然後用

藥方易見效

綠永散　治臁瘡癬瘡及癩疥等瘡

鉛粉五分　輕粉五分　廣錫五分　先將廣錫入杓内烊傾入

水銀五分　研碎和前二味用表黃紙十五張包裹鎔末煅

灰　麻油調敷　痒甚者甘蔗汁調敷

或將白蜜塗碗内將鉛粉研細撒上下置艾於瓦上燻乾

至綠色為度取下研細聽用　并治小兒黃水瘡不論頭面遍身俱有痒若虫行水流濕處即生者

若治禿瘡須与綠雲散相和合用

湯火傷方　生地榆末以油調敷破損者先敷加以乳菓搽上潰爛不堪者伏龍肝炭火燒紅水飛晒干加用人乳调敷

紫金散　掩金瘡上血　降香用磁瓦刮末敷

嬰合

○拔疔散　番硇　白丁香　輕粉　乳香　蜈蚣各一

血竭　射香各二　人言六分　均製爲末取

蟾酥一酒化和搗爲丸如芥子大

鍼頭散　治漏管

赤石脂一　射香一分　白丁香二　輕粉一分　乳香二

生砒五　黃丹五　蜈蚣一条炙脆不枯有油雜研　共研

極細末用牛皮膠溶化桯和撚成条如線陰乾臨

用量其淺深而椊入之

○治遠年臁瘡　親試百驗

白蘆甘石醋煅七次　麻油調敷

臁瘡一症爐甘石一味是君藥昔友人傳一方用上爐甘石一下　真蓽蘚二　滑石二　龜版四味各等分爲末或摻或拌皆可　驗過

○下疳神方

白螺絲壳煅二　炉甘石童便淬七次二　輕粉一　灯芯灰四

鳳凰衣煅　冰片三分

○月蝕瘡

地榆二　輕粉一分　薔薇根外

裙風瘡

豕皮煅　麻油調敷

方極好可合妙
以賣送可稱秘
方 極效試用
此方妙極，余已屢試多人，
皆云仙丹。服下須大便下
行二三次，如便溏稍飲冷
茶即止。後人勿忽，亦不可
輕易傳授，分兩不可差
誤，切記至囑至囑

胃痛六厘散

五灵脂　紅花　枳殼　各一兩　雄黃　巴豆霜 去油淨

木香　胡椒　丁香　各五　右除巴霜須澇油外，餘

勿見火，于烈日中晒燥，為極細末，同巴霜研和，磁瓶收貯。

凡遇患者，十六歲以上服六厘，切記；未滿十六歲服三厘，切記。皆將藥

末放舌上，用熱黃酒送下；不飲酒者，開水送。每藥末丏，

加人參卜，用鴉片和丸如椒子大，名鴉參丸，每服一二

丸更妙。

○○○

湊心不下方　乃兒捧母心急症

猪血心 一兩　乳香 水研　二味調勻，好酒送下，兒手遂開。

立下。兼治子死腹中及心口痛等症

即針亦可。西昌曾
經醫一女已蓋棺，光
眾水流出，云此人未絕，
一針乃下，子母俱活

胞衣不下　瓦油盞一只，烘熱仰放產婦臍上，令一人以脚抵住油盞，其胞即下

好方

產後血暈方　降香　沉香 各三分　共為細末，當歸煎服，可免沖心之患

炭醋淬之，閉焗
即醒

紫雲白癜汗瘢

密陀僧　硫黃　共為末以溫水洗拭乾以姜汁

調搽　有加護面粉　雄黃　白附子　南星

半夏　人言

消瘤點痣方　明凡　白砒　水蛭　俟枯為度　為末人乳調敷

此方極效不可入口切記々々　○○

○○香油方

甘松一兩　山柰一兩　洋草一兩　丁香三兩　白芷五錢　滑石一兩

紫草五錢　肉桂五錢　沒實子五錢

白菓菜油內浸三四年囫圇吞下　治肺癰如神　連殼亮

忌酸丸 不曰戒煙而稱忌酸者，盖以既用烟屎（即鴉片烟膠也）吞服之後，與醋及味酸之物全食，則令人腸斷而死，此語載在綱目，故以忌酸名

西洋參钱半 柴胡钱 黄芪三钱 當歸钱 木香钱
川黄連钱半 升麻五分 陳皮钱五 白术钱 沉香钱
明天麻钱 甘草钱

右為細末，加生附子钱半，米泔水浸透，放石臼内搗如泥，煙屎钱半，攪勻入藥，麵糊為丸，引一分者，核丸内有烟屎一厘二毫，以定分两。每服在念前，此丸三五日後可以漸減，如去一丸，加入補正丸二丸。

補正丸方

西洋參两 柴胡一钱 黄柏一钱 當歸身两 沉香钱半
川黄連一钱 升麻一钱 陳皮两 白术两半
明天麻钱半 甘草钱半

以上十一味煉蜜為丸如梧子大一丸減服一丸則加補正丸二丸同服忌酸丸以次遞減將補正丸以次遞加忌酸丸減盡仍服補正丸數日即不思食矣 此戒鴉片煙之神方云是廣東得来極爲神效奉勸世人如心中欲戒此方授之可也如心不欲戒徒服無益亦不必贈方

忌酸丸加藥法

夢遺加龍骨牡蠣 欬嗽紫苑款冬 水瀉車前茯苓

諸痛木香延胡 咳痰川貝瓜蔞 火盛陽舉川柏知母

嗆甚阿膠 寒痰半夏胆星 小便短猪苓 喘破故紙

紅白痢黄芩白芍 眼眩丹皮池菊 氣促蛤蚧尾 體虛人参

艮方東北角方也

治風火虫牙痛立止法

⿰火風

令患者咬緊牙関在土地平處向西南立行法者與患者背对背向艮方右手用釘書符於地念咒曰我家有一个柳秀才風霜雪月你家来風牙随風散火牙虫牙入地埋用小鐵釘三只釘風字乙中心次釘火字中心次釘虫字口内監之中心問患者尚痛否如尚痛各釘再敲一下念咒一遍其痛立止如無土地處起去方磚釘之過後補好

此符不靈照另有秘訣

收蚊法

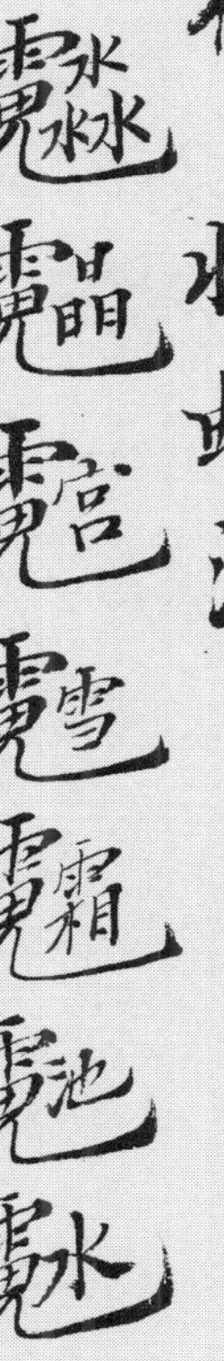

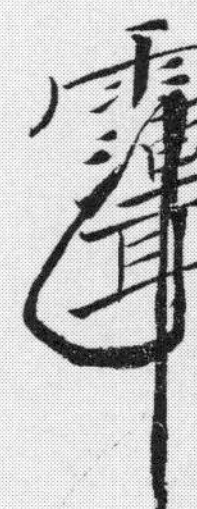

右手劍訣書符字十二道於水碗中再用左手執碗右手劍訣醮水書十二字於壁上　咒曰雪山郎雪山郎雪山童子降坛場五月五日落大雪六月六日降寒霜霜上又加雪雪上又加霜雪山雪海雪滿天海水茫茫繞四邊你是浙江賣針者我是神仙呂洞賓我進你出吾奉太上老君急急如律令勅

放符次日用

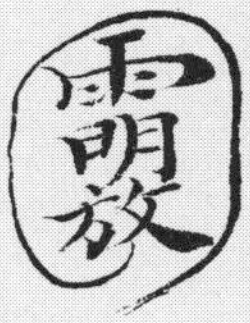

請仙符

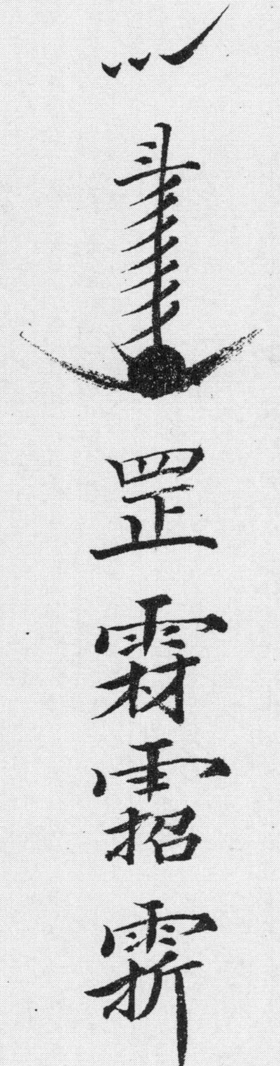

咒曰蓬萊大仙鶴舞翩翾祥雲扶輦清風蔽天聞我神咒速降坛前見我靈符乂步敞篇拔山移地金光輙神土地神祇侍奉之充如若不來霹靂聲喧吾奉太上老君急急如律令勅

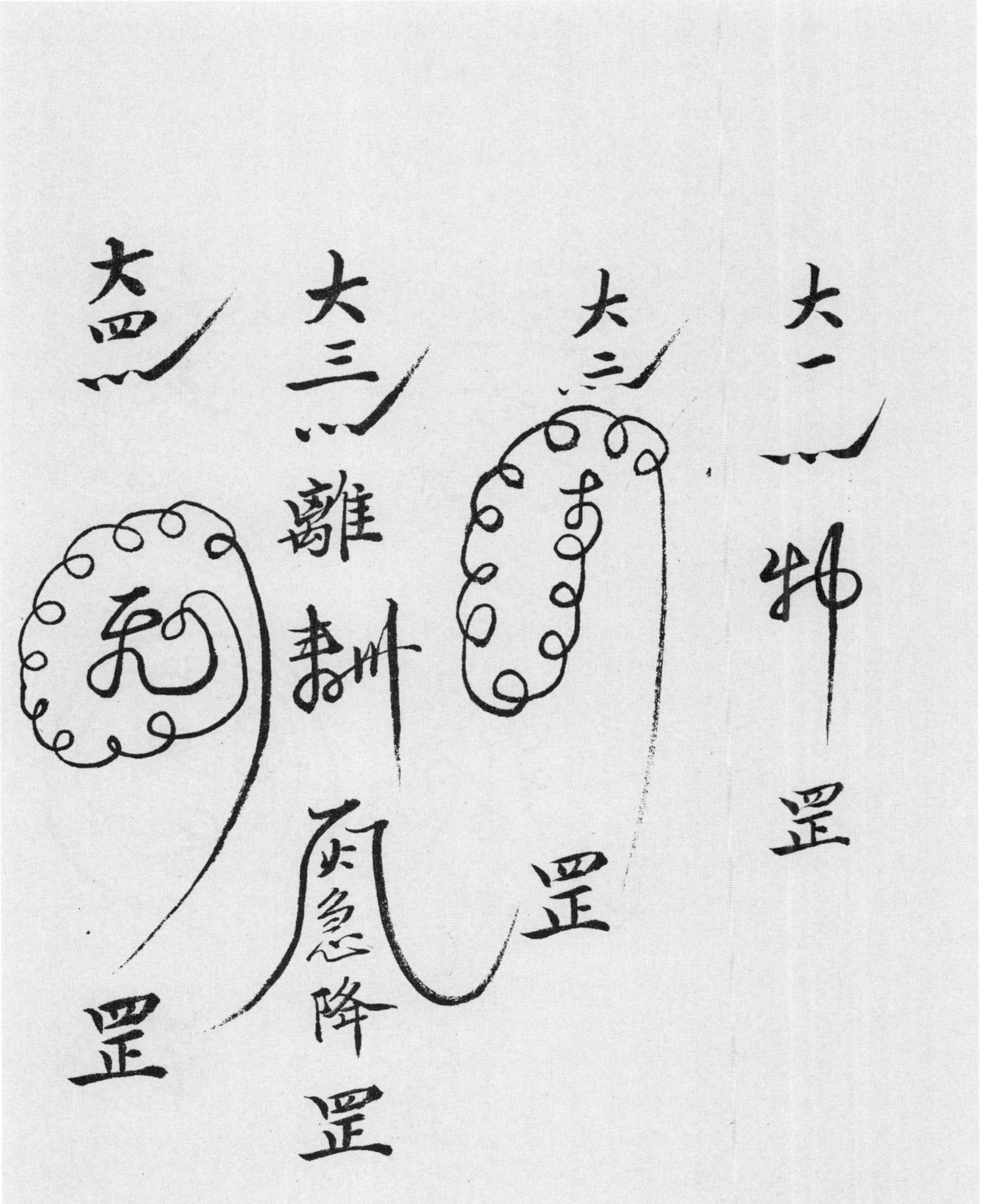
大一
罡
大二
罡
大三
離
急降
罡
大四
罡

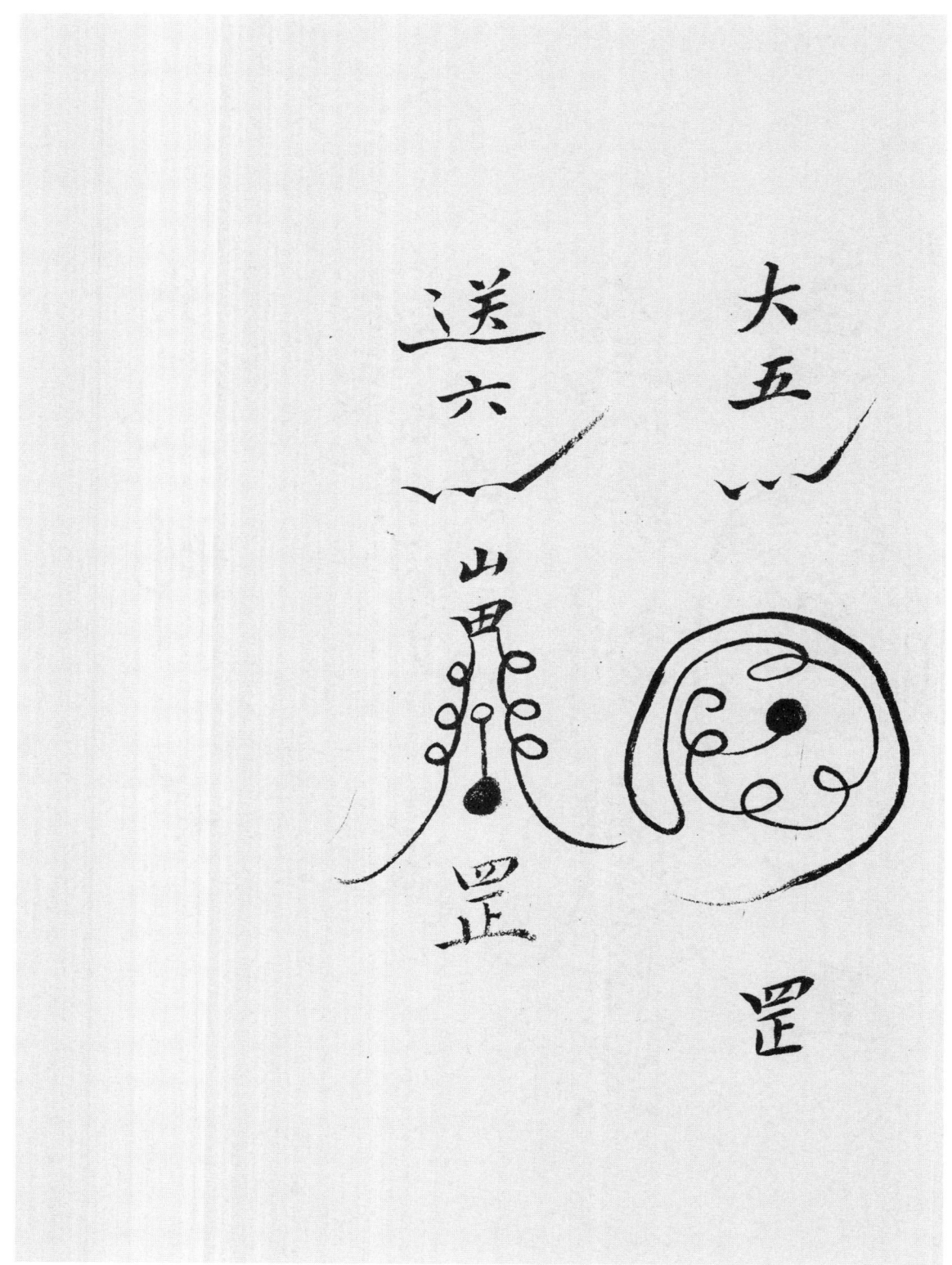

大五
罡

送六
罡

催生符咒　用表黄帋

咒曰速骨開速骨開是男是女速下來勿傷母命

骨髓如紫急〻謹

冬葵子　催生通乳腸痹咽。嗆。死此不可

癡方靈丹　余得友人韓采之處采得於友人者其友人之秘方也靈效非凡每丸一元先出

礞石滚痰丸打研碎　肆兩　辰飛水硃砂研　壹兩

巴荳去油研為細末　七粒　射香研　八分

犀牛黄研　半　上濂珠研　貳錢

文癡用陳福酒一茶杯噴濕拌和丸如龍眼核大每日早晚服二粒　壯實一粒　武痴用火酒如前法素壯嫌結多飲竹瀝如無血症每日服陳皮半夏湯不可吃茶忌肉食厚味

此名龍虎丸也對溪斜氏秘方　尚治陰癲陽狂不省人事登高棄衣笑歌不寐等象或神不靜妄言語不發皆痰迷色絡之患大概此症婦女易犯抑性靜而多鬱々則生火々藏生痰成狂安諸症作為患此者輕則用首一粒重則兩丸碎研半溫開水送下若不肯喫納首於粉餅之中使之不覺而食之服後約半時非吐即瀉若躁時不動接服半丸催之倘無神識漸清間可數日之後復發者痰火未清故也再服丸仍如前法戒食猪肉油膩以及更不發矣如年遠者須服數丸方可見效此首孕婦忌服體虛者不忌

又癡方
龍虎丸真方
蘆薈一兩
硃砂三錢
巴荳霜三分
竹瀝為丸如
龍眼核大
此係龍虎丸之
變法非真也

救自縊仙方

韓粲之試用神應非凡

未解下時先用疋布捆縛下身塞住便門然後解下
仰放打開頭髮一人鼓之（鼓撏鬆也）然後灌藥鼻中
韭菜汁一杯　射香一分　皂角一分
用筆管灌於鼻內雖血出無妨灌者為度
若火升頃刻不治須預備冰片少許放舌
上火升立退其人立甦此濟急之方不可秘私
秘以失贈方之善意也

欬嗽痰樴

用海蜇飯上蒸之數次有露出
矣露內再入枇杷露荷花露
冲服有效

喜神方訣

甲己居東北
乙庚西北傍
丙辛西南位
丁壬正南行
戊癸向何方
東南是喜神

飛九子法 乾兑艮離坎坤震巽訣在上也

上三白

白綠碧
白黑赤
白紫黃

赤碧黑
黃白白
紫白綠

白黑白
綠紫黃
白赤碧

中三白

黃白紫
碧白綠
赤白黑

綠紫白
黑赤碧
白黃白

碧白赤
白白黑
黃綠紫

下三白

黑赤白
紫黃白
綠碧白

白白黃
白綠紫
碧黑赤

紫黃綠
赤碧白
黑白白

乾兑艮離坎坤震
巽中宮〻中仍至乾
轉輾承上無形

三白合六色共爲九子飛法自乾宮至兑〻至艮〻至離〻至坎〻至坤〻至震〻至巽〻入中宮中宮仍至乾

○○○脆衣不下子腸不收神方 亦治乳也
用草蔴子两研爛塗右脚心如腸不收貼顖門如應驗
即當洗去勿遲切記

○○○濕熱爛皮風數方 此方神效非凡屢試屢驗陳麗天傳於王梧岡〻郎傳於余也
水飛青黛 三 川柏末 一半 龍衣 三 用甘草水洗 丸上炙存性
水飛滑石 三 川連片 半 東丹 卆
蚯蚓泥粉 一半
右藥共爲細末和勻用麻油猪胆汁調敷立刻見效

此方內加入蘆甘石末更妙此方不可乾摻須要麻油拌乾則要增痛耳

○齒痛方
熟石羔 两 旱蓮草 半 方書益 半 白芷 一半

擦牙散方

沒石子十斤　生石羔一兩
香青蒿一斤　白菊花二斤
白蒺藜十斤　黑山枝一斤
共研極細末每用
入青鹽少許擦
牙上　此方徐竹棠夫人
詩於公館

川椒一錢　升麻一錢　小茴香五分　沒石子一錢
共為細末每朝擦一次

瘡方

龍骨一錢　蛇床子一錢　輕粉一錢　大風子一錢
百草霜一錢　黄柏末一錢　胆礬一錢　銅青五分
川椒一錢　杏仁一錢　梅片一錢　雄黄一錢
共為末　乾用麻油調敷　溼者摻之

癬方

白芷、　檳榔　土槿皮　三味各四文
以上三味生搗細末絹篩之下用潔白糖四文仝搗
敷於患處或二三次或八九次始愈而止

吊脚腫瘆疼神効方 王藕蘭授

草麻子 四十九粒 桃仁 七粒

梔子 七粒 芥菜子 三

輕粉 二下

加雞子清一个 飛麵一文 全搗爛敷

刺毛傷人方 即以毛虫腸雜掩之疼痛立止 韓藝三傳

樹上毛虫多時以甘草水澆於樹根上其虫皆而下而死之極易

玉肌丸

玉肌丸最好余稍合以試之

白蔹 白薇 菉荳粉 甘松

山柰 白附子 天花粉

等分爲末 雞子清丸 用时化敷

毒门五寶丹方

滴乳石三錢 陳石灰三錢 腰黄錢 輕粉半

右藥共為細末生白蜜為丸硃砂錢為衣每丸約七八分每日清晨服一丸

生石羔粉

毒门珠粉散方

生石羔粉研極细兩 硃砂錢 冰片二下

右药共研極细末每服五分每日臨卧開水冲服

如服羔药用 土茯苓生軍為主

咽喉吹藥方

搐鼻取疫一字散

雄黃 半 生礬 半 藜蘆 半 牙皂 一枝 全蝎 一個

共五味爲末吹鼻中治牙關緊閉

開關玉鎖匙

用巴荳壓油於紙上取油紙撚成條點燈吹滅以烟薰入鼻中一時口鼻流涎牙關自開此治牙關緊閉秘法也

青金錠

治纏喉風喉痺中風小兒驚風等症

元胡索 二錢或一枚二枚 牙皂 十四条火上煨

共爲細末加青黛 六厘 射香 五厘 清水調作錠子五分臨用取新汲水磨化用棉紙条蘸藥滴入鼻内少頃痰響吐出即愈此秘方慎勿輕視

此方極效不可輕忽之不可出氣之出不靈耳

子字號　治一切喉症潰爛長肉生肌

製元明粉斗　硼砂斗　硃砂卜　冰片中

三品一条鎗

白砒　壹兩五錢　明礬　弍兩　二味共研細末入小罐內炭火煆紅青烟已盡疊起白烟片時約上下紅徹住火取罐安地上一宿取出約有砒礬淨末壹兩加雄黃二錢四分乳香末一錢共研極細厚糊（用糯米）搓成線條陰乾瘡有孔者插入孔內無孔者先用鍼通孔竅及疔毒瘰癧痔漏一切諸管上之自然落下

凡上化管藥後輕者須七日其管方脫重者須要十四日始脫脫去管後其厚膿自管而滿出俟出盡方可收斂此方極靈斷毋輕忽

靈砂散　專治外瘍疔毒欲潰之時圍之

白芨　土硃　四塊　井水調　有加人中黃

乳癧　葫蘆巴　蒲公英　麥芽　橘核

用酒調服

治凍瘡方

蘆甘石　野雞腰子　同搗爛加入燒酒拌敷神效

青霞散　治癱瘓潰爛膿多不斂先用豬葉豬蹄湯洗淨

青黛錢　海螵蛸五分　乳香五分　寒水石錢　沒藥五分

枯礬錢　鉛粉錢　白蘞錢　梅片三分　紅粉霜另升煎錢另研

杏仁去皮尖廿四個　有死肉加白丁香半　大癱瘓爛甚腐多加銅綠五分

白玉錠　專敷瘰核

南星兩　山慈菇半　半夏兩　草烏兩　川貝兩　橘白半

田末粉糊匀作錠子

龍虎丸有二方一方得於養順堂藥店據云嘗的真用

上黨參一两 硃砂一錢 巴豆霜六分 鮮竹瀝為丸如龍眼核大約三分重 嘗於咸豐九年得 即更衣丸加巴豆一味如下利不止稍飲冷水即止

麋啣草芽
乾葛花芽
雞距子炙 于

附沈氏方

酒客中虛濕欝氣滯
澤朮 麋啣 乾花 雞距 梔丹 金石斛
米仁 茄露

風水相搏一身悉腫面浮氣逆防增喘急
炙麻黃 炙桑皮 苓皮 米仁 麦粃
小川朴 木防己 冬瓜皮 通草 姜皮
白杏仁

鼻衄之後眩暈耳鳴心中悸宕先養肝陰
洋參 白芍 女貞 茯神 荷梗
阿膠 石决 旱蓮 炙草

暑毒內陷下痢血積腹痛後重宗潑火法

小川連　白芍　車前　銀花炭
地榆炭　麦皮　芋梢　薔薇露
勞傷脫力氣虛瘀阻而為脘腹䐜脹一月之间
臍平筋露理之棘手者
五苓用肉桂合五皮加藕節
中脘痞積已經四月日以益大腹形如箕漸成
臌症矣
水泛枳實消痞丸
營虛風襲茯鷲掌風不易除根
丸製　芐蓯丸　棗蘇丸

林文忠公傳戒烟第一神效方

明黨參 一兩 雲苓 一兩 文元黨 一兩 玉竹 一兩 炙黃耆 一兩
杜仲 一兩 罌粟花 三兩 姜炭 一兩 枸杞子 一兩 橘紅 一兩
絹包旋覆花 厶 炙甘草 厶 製半夏 厶 益智仁 厶 薏仁 〤

引用紅棗肉 一兩 如肚腹下墜加沉香 〤

右藥十七味用茶水煎煮熬汁加烟灰五錢加紅糖二兩砂糖六兩並好濾淨收膏每晨癮前服兩茶匙或三四匙用開水沖服二藥之後仍可照常吸烟毋庸截止果能不吸則尤易斷藥膏隨時可以減少第一劑用烟灰五錢以後每劑減去烟灰一錢至第六七劑灰可不用僅服藥味數劑此藥服久聞烟即要嘔吐癮即斷

絕乾淨屢試屢驗且不另生他病及四肢痠痛等毫無後患也

誠濟世之良方救生民之聖藥自視作尋常戒烟方是所至禱

治跌悶流而不醒神效方

昔有人騎馬傾跌不醒人事已經九日氣逆煩悶

面赤口渴夷館醫生麥姓者醫治將抓把掐之

無效後中國醫生服大黃地鱉蟲之類亦無效後

又請一楊姓者來云要羊一只小兒一人福酒一罈將羊殺之

取出血一碗酒一杯童便出冲一杯灌之一大碗少頃稍

能轉側是時業已九日不醒矣至明日始得就醒而開口

安然無事矣可稱神丹余友人向楊生何處
得此法據述伊之尊人之友傳來其友本為商
賈往山東山西貿易忽一日乘車々夫欲謀其財
因而將車傾翻在山谷之間連人和車一同跌於巖
穴之下半而人情尚未模糊其財未失而車正押在
胸部作痛難行因居途中飯店歇息自述如此
受傷店中授以此方遂將羚羊一只取血自便和酒
服之遂安後至年老從未復發居家戒子孫曰我
之錢性命易來用之不可不惜也楊生时在案頭

記之今遇此一試效驗如神亦其人之幸歟并標
味博古之學理也後之年輕好求焉者亦可以
此爲警戒

丁卯嘉平初二日子安識

存兩句用以備見識

金鎗丹　鴉片 五厘　蛤蚧 八下　海馬 半　紫梢花 下　射香 三厘　爲末搽

玉莖上即堅久若解嚼紅棗三四枚

玉女丹　石榴皮　青木香　茱萸肉　蛇床子　等分爲末

調入鴿中候其肉如膝以童女　若加象皮陽起石沉香八等分

更妙更窄

扶陽丹　蟾酥 下　鴉片 下　肉桂 下　母丁香 一粒　半夏 下　硃砂 半　用

以梅子數汁爲丸約二厘或一厘用時以燒酒浸化抹莖上

一時久溫水洗淨任意施之徹夜不瀉

楊妃丹　地龍　細辛　五味　蜂房　蛇床子　遠志

等分細末臨时將葯少許搽玉莖上入内久而發美可笑

丸方 熟地 天冬 茯神 沙蒺藜

戊戌春舍處甚行風痧一症有一鄧姓子甫四歲二月初出痧淹纏至三月初請余治見其神疲萎頓兩目閉而不開兩手之脈伏而不見身發紫斑形長寸許似已退象咳而不揚痰多不爽余甚難定方因勉擬一法為虛而痰並内閉以洋參麦冬三子居貝前胡牛蒡天竺黄牛黄丸等投之一劑而脈起二劑而日愈余甚快焉切記之

余堂舍妹年六四歲寒並欬嗽而起病兩日始召診而赤煩躁痰聲拽鋸喘而欬嗽是夜即逝用牛黄丸村居不能就日也 傷哉